年代別　男女別　症状別

家族みんなが病気にならない食べ方事典

子供・女性・男性・お年寄りに合わせた実践栄養学

杏林予防医学研究所 所長

山田　豊文

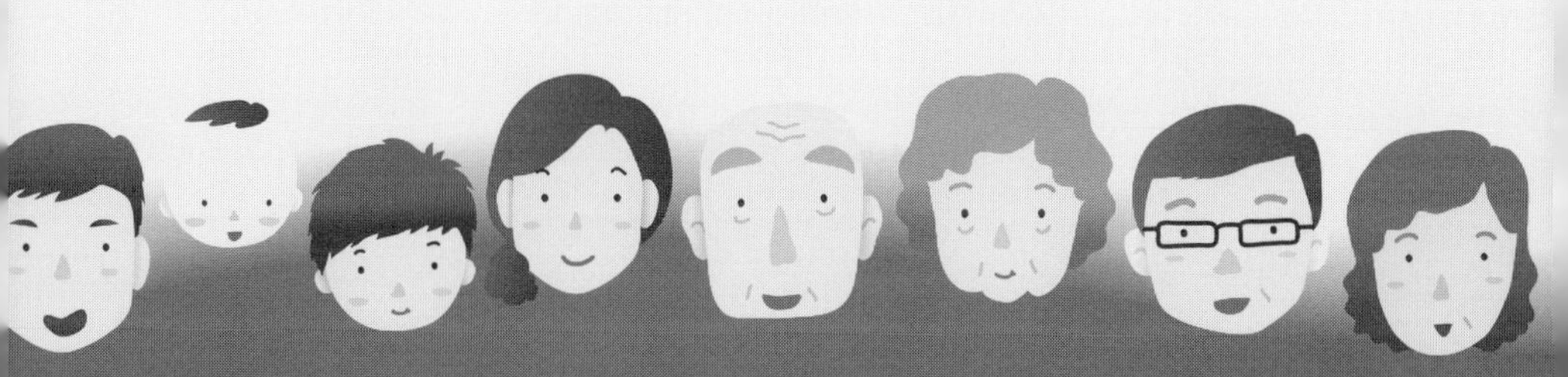

現代書林

家族みんなが
病気にならない
食べ方事典

目次

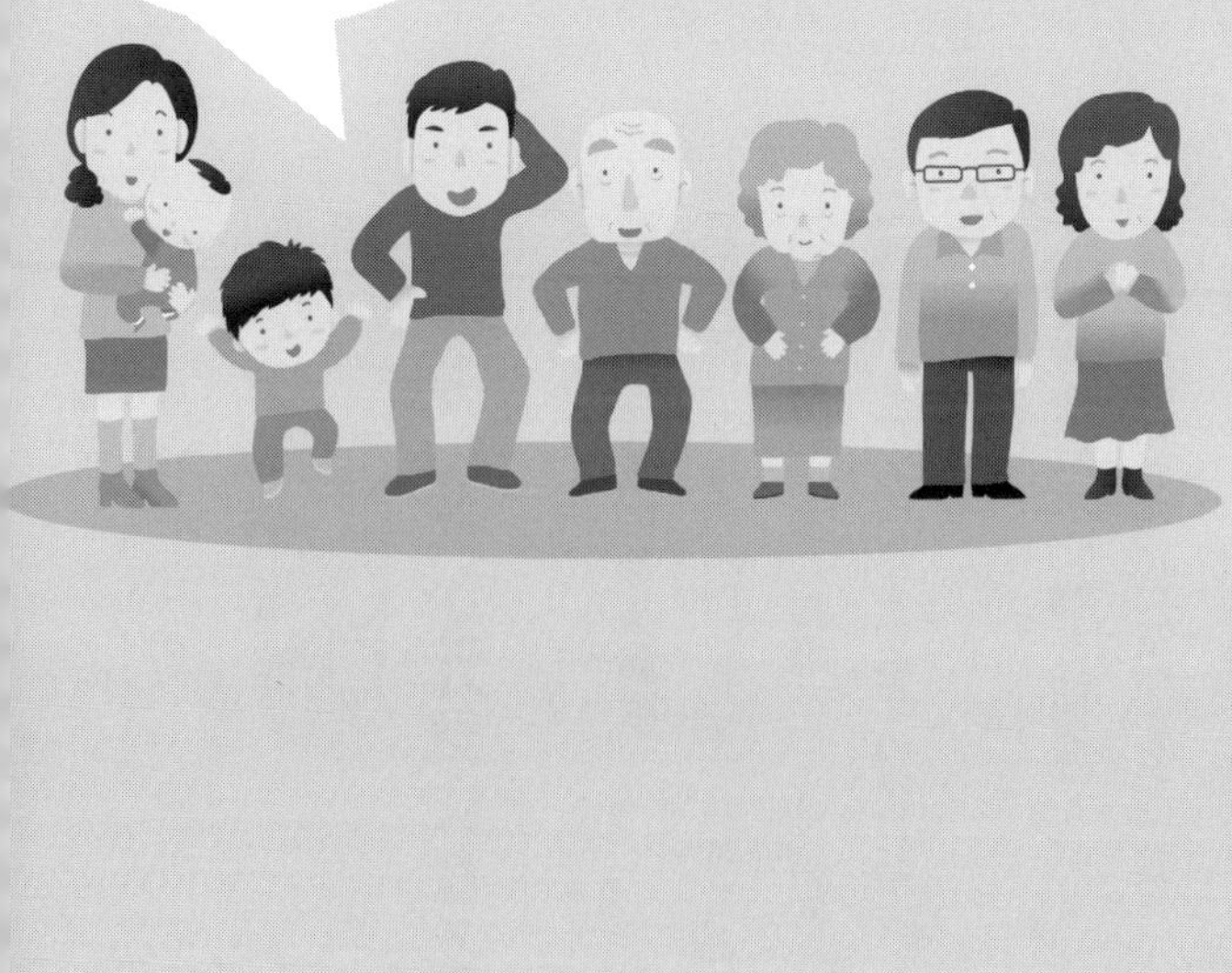

序章
栄養から守る明るい未来

第1章
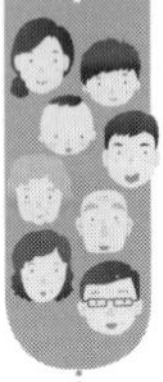

家族みんなが元気になる栄養学 基礎編

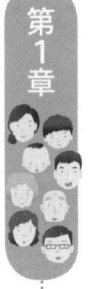

第2章 お子さんを健康に育てる栄養学 子供編

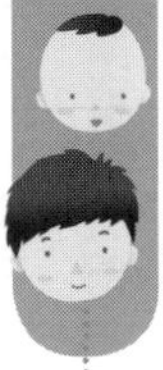

第3章 お母さんの健康を守る栄養学 女性編

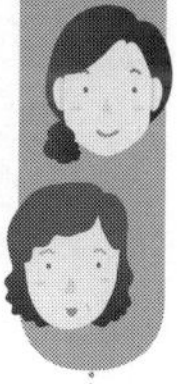

第4章 お父さんの健康を守る栄養学 男性編

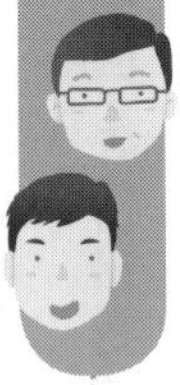

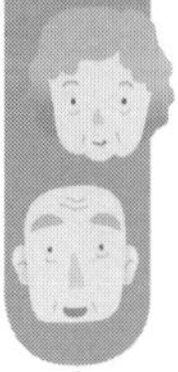

第5章 お年寄りが健康でいられる栄養学 高齢者編

終章 細胞から元気になる生活術

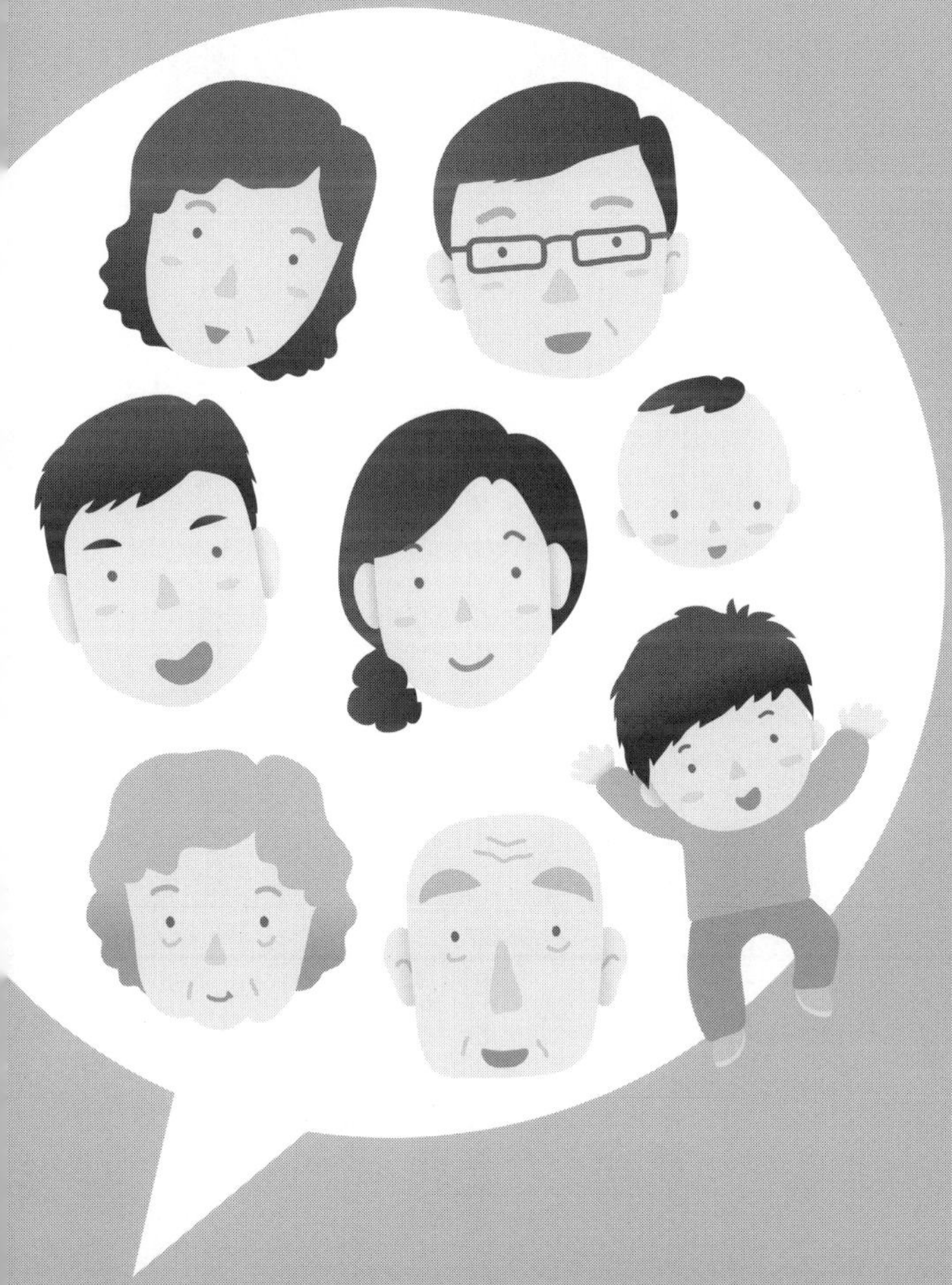

序章

栄養から守る明るい未来

世界から信用を失ってしまった日本

２０１２年の2月初旬、私は、来日中のリンダ・ポーリング氏と夕食を共にした後、京都の自宅にも招待する機会がありました。「ポーリング」の名前でピンと来た方もいらっしゃるかもしれませんが、そう、２つのノーベル賞（ノーベル化学賞とノーベル平和賞）を世界でただ一人受賞したアメリカの偉大な化学者、故ライナス・ポーリング博士の長女がリンダ・ポーリング氏です。

ポーリング博士は１９６８年、「orthomolecular medicine」＝分子整合医学（分子矯正医学）という言葉をつくり出し、体内にもともと存在する物質を使って、つまり栄養面からのアプローチによって、細胞レベルから体の機能を正しくすることで健康を維持増進していくべきだとする、新しい概念を発表しました。また、核実験の反対運動を率先して行うなど、国際平和にも尽力したことで知られています。

リンダ氏自身も、精神衛生に関する研究や国際平和のための活動を精力的に行っていて、父の遺志を受け継ぐべく、健康や平和に功績を収めた人の支援や表彰などを目的にライナス・ポーリング記念財団を設立し、財団の理事長として世界各国を飛び回っています。そんな中で、長い付き合いの私に「京都を訪れるので会いたい」と連絡が入ったため、久々の再会となったわけです。

80歳とは思えないほど若々しく快活なリンダ氏は、２０１１年3月の東日本大震災について非常に心を痛めていることを私に伝えた上で、「実は、アメリカの友人たちからは一様に『日本は危ないから行くな』と止められたのだ」と明かしました。それは、3・11に伴う原発事故の放射能汚染を憂慮してのものでした。

高濃度の汚染水が海に流出し続け、大気や土壌、河川や湖沼、そして山海の幸への汚染が全国各地で次々に発覚し、現在進行形で事態が刻一刻と変化している未曾有の出来事であり、世界中が震撼しているにもかかわらず、日本ではあたかも事故が解決したかのような風潮さえ感じられる……。

このため、訪問先が、被災地のある東日本ではなく西日本であることをリンダ氏が繰り返し説明しても、周囲は態度を変えなかったそうです。それでも、日本のことが好きだから、はるばるやってきたのだと笑ったリンダ氏に、私は救われるような思いでした。

3・11の後、放射能汚染に関してメディアから報じられる情報は、なぜか国内のものよりも海外からのもののほうが、より詳細で信憑性が高く、そしてより深刻な印象を受けました。もっといえば、海外からの情報を通じて初めて知るようなことも多々ありました。日本国内で起こっていることなのに、です。

震災直後、海外からはこんな声もよく耳にしました。「原発事故や放射能汚染の状況が、日本から全く伝わってこない」「情報がほしいと要求しているのに、なかなか提供してくれない」。日本政府のそんな対応に業を煮やした海外諸国は、独自に原発事故や放射能汚染の実態調査に乗り出し、それぞれに調査結果を報告しました。日本に住む私たちは、その情報を逆輸入のような形で入手し、「こんなことになっていたのか！」と驚くことも多かったわけですから、まさに皮肉としかいいようがありません。

日本は自国で起こっていることを隠そうとしている。「ただちに健康を害するものではない」と連呼しては、事態を軽く見せかけることに躍起になっている。「国民に余計な不安や誤解を与えないため」として、大切な情報を公開しようとしない。そんな日本では何が起こっているか分からないから、近づかないほうがいい――。

こうして、3・11の原発事故に対する政府の対応が「とどめ」となり、いよいよ日本は世界から信用を失ってしまったように思います。

原発も医療も栄養学も、問題の根っこは全て同じ

なぜここで「とどめ」という表現を使ったか。それは、海外諸国から不信感を抱かれたり、失笑を買ったりするようなことを、日本はこれまでに何度も何度も繰り返してきたからです。

1960年代、国民一人当たりの医療費が世界で最も高くなり、すでに生活習慣病の蔓延が深刻化していたアメリカでは、このままでは国家が破綻するのではないかと危惧されていました。そんな中、ポーリング博士の活動をきっかけに、アメリカ上院議員のジョージ・マクガバン氏が中心となって栄養問題特別委員会を発足し、世界中から何千人もの専門家を集めて食事と健康に関する調査を行いました。そして1977年、5000ページにも及ぶといわれる膨大な調査結果をまとめて発表したのが、『**マクガバン報告**』です。

この報告には、次のような驚くべき記載が見られます。

●今の医師は栄養素に関する本当の知識を持っていない。このため、患者は間違った食事療法を強いられた結果、病気が治らなかったり回復が遅れたりするケースが非常に多い。
●現代病は近代医学では治らない。これが近代医学の最大の弱点である。
●現代病は薬や手術などでは完治できない。完治を可能にするのは新たな医学と栄養学の知識だけである。

現代医療の問題点を痛烈に批判し、正しい食事の重要性を説いたこの報告は、アメリカだけでなくヨーロッパなどでも大きな衝撃をもたらしました。また同時に、アメリカ国内では医療業界や食品業界から大きな反発があったようです。しかしそれでも、食や栄養に関するさまざまな取り組みが積極的に行われ、現在ではアメリカの生活習慣病の患者数やがんによる死亡者数は着実に減少しています。

一方の日本はどうでしょうか。半世紀前（1950年代）に比べ、日本の人口は1・5倍ほどにしか増えていないのに、医療費は2300億円から36兆円へ、実に150倍にも激増するという異常事態に陥っています。これはまさに、現代医療が全く役に立っていないこと、日本の栄養学が間違っていること、病人をどんどん増やしてしまっていることを、如実に物語るものです。

そして、日本の医師の大半は、食や栄養のことに関して相変わらず門外漢で、せいぜい「何でもバランスよく食べなさい」というのが精一杯です。悲しいかな、マクガバン報告が発表された当時、日本国内ではほとんど反応がなかったともいわれています。食や栄養のことを患者にアドバイスしても、病院や製薬会社は儲からない。国民に健康になってもらっては困る……。そんな風潮さえ感じずにはいられません。

牛乳の問題もしかりです。第1章で詳しくふれますが、『スポック博士の育児書』で有名なベンジャミン・スポック博士が、これまでさんざん勧めてきた牛乳を「飲んではいけない」と急に方向転換し、1998年の第7版で自らの過ちを謝罪しています。「聖書の次に売れた」ともいわれ、世界40カ国以上で翻訳された本の売り上げを考えれば、その責任は重大極まりないものです。それでも、権威を省みずに過ちを素直に認めたことは評価に値します。そしてこのことは、牛乳の害を改めて裏付ける一件となったわけです。

それなのに、日本ではスポック博士が方向転換した事実さえ知られていません。実際、皆さんも初耳だという人が多いのではないでしょうか。これは、第7版以降、日本での翻訳がストップされているからです。牛乳や乳製品にかかわる業界を守るべく、意図的に翻訳されていないとしか考えられません。ここでも、国民の健康が後回しにされています。

2006年にニューヨーク市で始まった、マーガリンやショートニングなどに含まれる有害なトランス脂肪の規制を受け、世界各国で脱トランス脂肪の動きが活発化しています。特に北米やヨーロッパが「トランス脂肪対策先進国」として知られていますが、韓国や台湾といったアジアの国々、そして南米でも、トランス脂肪対策が積極的に行われています。

それは2009年、講演の依頼を受けてブラジルを訪れたときのことでした。飛行機で配られたクッキーの包装に、ポルトガル語で「トランス脂肪ゼロ」と大きく表示されていたのです。南米でもトランス脂肪に意識が向けられていることに感心したのですが、帰国後すぐに国内線に搭乗する機会があり、そこで配られていたのは、原材料に「植物油脂」としか書かれていない、日本で製造されたクッキーでした。この表示では、トランス脂肪がどのくらい含まれているか知るよしもありません。思わず苦笑いしてしまったのと同時に、ブラジルと日本のあまりの格差に恥ずかしささえ感じたことを覚えています。

トランス脂肪について、今なお一向に対策をとろうとしない日本。国民の健康などどうでもよく、食品加工業者を守ることが何よりも優先されている様子がうかがい知れます。

同じことは学校給食にもいえます。第2章でも述べますが、お隣の韓国では、健康的な学校給食を提供するための規則が設けられており、それに違反した場合は処罰の対象になります。そこには、未来ある子供たちの健康を守ろうとする姿勢が表れています。

また、韓国といえば、２００９年に開催された韓国食品研究院主催のシンポジウムに、メンタルヘルスと食事療法に関するテーマで講師として招かれたことがありました。そこでは、牛乳の害に関する質問が集中するなど、参加者が私の話を熱心に聴いてくれたのを今でも鮮明に覚えています。

以前、大阪市の橋下徹市長（２０１２年12月現在）が、福井県にある大飯原発の再稼動問題に関して「原発を止めて困るのは国民ではなくて、電力会社とそれを取り巻く利権団体だ」という趣旨の発言を行い、まさにいいえて妙だと思ったのを強く覚えています。これと全く同じで、学校給食で牛乳の提供がストップして困るのは、子供たちでは決してなく、牛乳業界と利権団体に違いありません。

全ては結局、原発をめぐる利権構造と全く同じであるように思います。莫大な利益を得るために一部の人たちが手を組み、残りの人たちが犠牲になる。メディアによって情報操作が行われ、事なかれ主義と拝金主義がはびこる。そして国民は、それが日常化して鈍感になり、ねじ曲げられた情報を何の疑いもなく信じ込んで、自分の頭で深く考えようとしない。

そんな国のどこが先進国なのだろう、どこが豊かな社会なのだろうと思ってしまいます。世界の中で日本だけが、何にも変わっていないように感じてしまいます。

こんなことを繰り返しているうちに世界の潮流からは大きく離され、ぽつんと取り残されてしまった日本。数ある「粗相《そそう》」をごまかしながら、これまでは何とかやり過ごしてきたものの、原発の件が「とどめ」となり、ついに化けの皮がはがれてしまったという印象です。世界からは「やっぱり日本はどうしようもない国だったんだ……」という目で見られていることでしょう。リンダ氏が周囲の反対を押し切ってまで来日してくれただけに、ことさら暗澹《あんたん》たる気持ちになります。

ポーリング博士の原点は抗被曝にも役立つ

私が分子整合医学に興味を持つようになったきっかけは、何を隠そう、ポーリング博士が著した1冊の本でした。そこには、「ビタミンCを大量にとれば20年も30年も寿命を延ばすことができる」という内容が書かれていて、分子整合医学の考え方の素晴らしさにどんどん引き込まれていったのです。

ポーリング博士自身、毎日5gのビタミンCをとっていたこと、風邪を引きそうなときはそれを8～10gにまで増やしていたことなど、リンダ氏は生前の父親に関するいろいろなエピソードを話してくれました。このような経緯を経た今、ポーリング博士を父に持つリンダ氏と交流を深めることができているのは、何ともいえない感慨があります。

ところで、ビタミンCが健康に役立つ大きな理由のひとつは、「活性酸素障害」から細胞を守ってくれることにあります。活性酸素と抗酸化については第5章で詳しくお話ししますが、活性酸素障害の代表例が、放射線被曝に伴うダメージです。

私たちの体は60兆個の細胞から成り立っていますが、ひとつひとつの細胞の中心には核があり、そこには大事な大事なDNAが詰まっています。DNAは、体の中で働いてくれるさまざまなタンパク質をつくり出すための「設計図」のようなものです。DNAの二重らせん構造は、誰もがどこかで一度は目にしたことがあるかと思いますが、これは、鎖状につながったDNAを2本でひとまとめにしてねじっておくことで、簡単に切断されないようになっているのです。

しかし、そこに放射線が当たると、この二重らせんが切り離されてしまう場合があります。一過性のアクシデントであれば、私たちの体にはこの切断を修復するメカニズムが備わっているのですが、放射線にさらされ続けていると修復が間に合わなくなり、切断されたままになってしまいます。つまりは設計図がところどころ破れていて、体の中で働くタンパク質が正しくつくれないことを意味します。その結果、細胞が正しく働くことができなくなり、がんなどの病気になってしまうのです。

通常の細胞にある核のDNAは、二重らせん構造に加えて何重にも折りたたまれていて、これによっても設計図の内容が守られています。しかし、細胞が分裂する際にはDNAも等分する必要がありますから、この折りたたみが一時的に広げられ、らせん状のねじれもまっすぐになります。実は、このときは非常にDNAが切断されやすい、何とも危うい状態なのです。そのため、放射線によるダメージを受けやすくなります。

大人の場合はすでに成長しきっているので、細胞分裂が盛んに行われているのは、骨髄や消化器官の粘膜、生殖器など、体の一部に限られます。ところが、成長途中の子供、そして胎児の場合は、全身のいたるところで細胞分裂がめまぐるしく行われています。これが、放射線被曝から特に子供たちを守らなければならない、大きな理由のひとつです。

1個の細胞はいくつもの「分子」でできていて、分子はさまざまな「原子」で構成されています。原子には中心部に陽子と中性子があり、その周りを電子が回っています。放射線は強いエネルギーと共にこの電子をはじき出し、原子や分子を不安定にさせます（有害な活性酸素の発生）。活性酸素は他の原子や分子から電子を奪い取る（酸化）と同時に、原子からはじき出された電子は、勢いそのままにほかの原子や分子に衝突することで、連鎖反応的にダメージが拡大していくのです。

このとき、ビタミンCは、電子をはじき出された活性酸素に対し、自分が持っている電子を分け与えることで、活性酸素を安定した原子や分子に戻し（還元）、ダメージを食い止める役割を持っています。つまり、ポーリング博士の原点ともいうべきビタミンCは、抗被曝の中核的存在だということです。

使命感と共に訪れた南相馬への思い

放射能の汚染が、女性、子供、胎児、あらゆる生命の遺伝子の危機につながること、そしてこうした事故は二度と起こしてはいけないことなど、リンダ氏といろいろな話をしているうちに、私は、何かもっと具体的に動かなければならないのではないか……という思いを強く抱くようになりました。

そんなとき、ある共通の知人を通じて、福島県南相馬市の桜井勝延市長（２０１２年12月現在）と電話でやりとりをさせて頂く機会がありました。その際、桜井市長は、放射能汚染の問題に立ち向かっていくためには、子供の免疫力を高めることが最も大切だと思っているということを私に伝え、そのために、放射能汚染から子供たちを守るべく、食や栄養に関する講義を行ってほしいという依頼を頂きました。

私は３・11後、講演依頼などを受けて全国各地を訪れる度に、ガイガーカウンターで放射線量を測定していたのですが、福島への移動中、ガイガーカウンターの数値がこれまでの訪問地では経験したことのないスピードで上昇し、また、やはりこれまでに経験したことのない数値に達するのを目の当たりにしました。そしてまた、津波に襲われた沿岸部の風景も自分の目で実際に確かめました。

どちらも、テレビなどを通じて知っているつもりになっていましたが、改めて現実を見せつけられた私は言葉を失い、ただただ呆然とするばかりでした。そして、そこで生活していかなければならない人たち、特に子供たちのことを思うと、不憫で仕方がありませんでした。

誤解を恐れずにいえば、まるで核兵器が落とされたのと同じようなことが、この東北という地で、私たちが暮らす日本という国で、本当に起こってしまったんだと実感せざるを得ませんでした。

南相馬での講義では、桜井市長をはじめ、栄養士の皆さんが大変熱心に私の話を聴いて下さいました。皆さんからは放射能汚染に対する不安や恐怖がひしひしと感じられると共に、特に妊婦や小さな子供に対して何かできないかという思いも伝わってきました。

この講義を受けて、私のアドバイスを学校給食などにも反映して頂きました。少しでも皆さんのお役に立てるよう、これからもサポートを続けていきたいと思っています。

放射性物質が「人工」と「天然」では全く異なる理由

さて、そんな危険な放射性物質が、もともと私たちの身の回りにも存在することは、皆さんもどこかで一度は見聞きしたことがあるでしょう。宇宙空間や太陽を通じて地球に降り注いでくる放射線や、岩石や土壌中に含まれる天然の放射性物質を通じて、私たちは無意識のうちに「被曝」しています。また、私たちの体からも、何種類かの放射線が発生していることが知られています。生命誕生の頃から、こういった放射線から受けたダメージを常に修復していくことが、生死を分かつ非常に重要なことでした。

そういった背景から、御用学者や専門家と称する人たちが「自然界の放射性物質も人工的な放射性物質も害があるのは同じ」、あるいは「微量の放射線被曝はむしろ健康によい」などと発言し、原発事故で放出された放射性物質はそんなに心配しなくても大丈夫だという論調を、何かにつけて世間に浸透させようとしています。

ずばり、これはとんでもない間違いです。なぜなら、「自然放射性核種」と「人工放射性核種」とでは、生物の対応メカニズムが全く異なるからです。

核種というのは少し難しい言葉ですが、例えば、すっかりおなじみになった放射性セシウムの場合、セシウム134やセシウム137など、名前の後に入っている数字が核種です。これは、同じ元素でも特徴や性質が異なることを意味します。放射性セシウムはいずれも人工放射性核種です。

一方で、自然放射性核種は生命誕生の頃からすでに地球上に存在していたもので、身近なものではカリウム40というものがあります。カリウムの核種にはカリウム39、カリウム40、カリウム41があり、このうち放射線を発するのはカリウム40だけです。

カリウムは人間を含めたあらゆる生物にとって欠くことのできない必須ミネラルのひとつで、体内でも非常に重要な働きを担っています。このため、私たちは毎日の食生活を通じて、これら全ての核種のカリウムを選り好みすることなく取り込んでいます。

この3つの核種のうち、地球上に存在するのは、放射性物質ではないカリウム39が93%以上で、7%弱がカリウム41、放射性物質であるカリウム40はその残りのごくわずか、0・01%ほどに過ぎません。それでも、私たちが毎日取り込んでいることは間違いなく、いつの間にか体内で放射線を発しています。

そんなカリウムに対し、私たちは進化の過程でうまく付き合っていく仕組みを獲得してきました。一度摂取したカリウムを溜め込むのではなく、出し入れを頻繁に行うことで、カリウム40による内部被曝を最小限に抑えながら体内のカリウム濃度を一定に保つというものです。

その反面、人工放射性核種は、生物の長い歴史の中でほんのつい最近、突如として出現したもので、体内で対応するメカニズムが備わっていません。その結果、何も知らない私たちの体は、役に立つミネラルだと勘違いして体内に取り込み、深刻な内部被曝をもたらしてしまいます。

例えば、セシウムは体内に入るとカリウムと同じように扱われる一方で、カリウムよりも体内に長くとどまる性質があるため、特に毒性の強いセシウム137は、内部被曝のリスクが非常に高い人工放射性核種です。

ヨウ素も同じです。核種の一部が放射線を放出するカリウムとは異なり、もともと自然界に存在するヨウ素は、放射線を全く発しません。ヨウ素も私たちに不可欠なミネラルのひとつですが、海産物に多く含まれるため、特に内陸部では得ることが難しい貴重なミネラルでもあります。日本は四方を海で囲まれた国であるため、比較的ヨウ素を得やすいのですが、世界に目を向けるとヨウ素欠乏に苦しむ国や地域は決して少なくありません。

そこで海から陸へと上がった生物は、カリウムとは異なり、いったん摂取したヨウ素を体内に濃縮・貯蓄することで、摂取する機会に乏しいヨウ素を大切に利用してきました。これも、必須ミネラルとしてのヨウ素には内部被曝のリスクが一切ないことを前提に獲得してきた仕組みです。

ところが、ここにきて別の核種の放射性ヨウ素が新たに出現しました。私たちの体がこれまでに経験したことのない物質です。だからこそ、これまでのミネラルのヨウ素と同様に「貴重なミネラルだから溜め込んでおかなければ……」と体が反応し、甲状腺に集約され、結果として内部被曝を生じるわけです。

メディアを通じては、主に放射性セシウムや放射性ヨウ素などのことしか報じられませんが、実際にはもっと数多くの、そしてもっと恐ろしい放射性物質が日本各地に拡散していると考えられます。さまざまな団体が放射性物質の拡散予測を発表しているとはいえ、いったい、どこにどんな放射性物質がどのくらい濃縮した「ホットスポット」が存在するか、もはや誰にも分かりません。

ひょっとすると、こういった人工放射性核種にも適応するメカニズムが、体内に新たに備わる日がいつしかやってくるかもしれませんが、おそらくそれは何千年、何万年も後のことでしょう。

さらにいえば、「内部被曝」と「外部被曝」を一緒に論じてはいけません。多くの場合、外部被曝は一時的なものであり、放射性物質から離れれば被曝を回避できるのに対し、内部被曝は1日24時間、体内に放射性物質がとどまっている限り、常に全身の細胞の至近距離で、大切なＤＮＡのすぐ真横で、放射線にさらされ続けます。

そして、内部被曝は何も放射性物質だけに限った話ではありません。水や空気、食べ物を通じて体内に侵入してくる数々の環境汚染物質や、加工食品などに含まれるさまざまな有害物質からの影響も、重大な「内部被曝」の一環として捉えるべきです。やはり、1日24時間、体内にとどまっている限り、私たちに悪影響を及ぼし続けるのですから。

しかし現実には、こういったことは全くといっていいほど世間で認識されていません。目に見えず、すぐさま健康状態に表れるものでもないため、現実に起きていることとして実感しにくいのでしょう。結局のところ、こういったところも放射能汚染がはらむ問題とそっくりです。

要するに、「生命科学」――私たちの体を構成する60兆個の細胞ひとつひとつで、どんなことが起こっているか――について、全く分かっていない、理解しようとしないのが、今の世の中なのです。

「生命の鎖」と共に、細胞の環境をデザインする

細胞ひとつひとつの生命活動を維持していくためには、20種類のミネラルと20種類のビタミン、8種類のアミノ酸、そして2種類の脂肪酸が全て揃った上で、お互いに協調しながら血液中に存在しなければなりません。

これらの栄養素は、いずれも体内で合成できず、必ず食べ物から得なければならない必須栄養素であり、必須栄養素同士の関係性は「生命の鎖」と呼ばれています。必須栄養素は鎖を形づくる1個1個の小さな輪であり、その輪の中で1ヶ所でも弱い部分があれば、生命の鎖はいとも簡単に切れてしまいます。

つまり、たったひとつの必須栄養素が不足したり役目を果たさなかったりするだけでも、細胞は正しく機能しなくなることを意味します。この「生命の鎖」の発見こそ、21世紀の栄養学の核ともいうべきものです。この事実に気がついていない人や、それほど重要なことだと思っていない人は、意外に多いのではないでしょうか。

私は、ポーリング博士が提唱した「分子整合医学」、そして必須栄養素で形づくられた「生命の鎖」をベースに、そこからさらに発展させた独自の理論を確立しました。

それが、「**細胞環境デザイン学**」です。

私たちの体が60兆個の細胞で成り立っている以上、健康の維持増進を図るためには、どんな場合で

あっても、常に細胞の立場になって考える必要があります。体を構成するシステムは、骨格系、筋肉系、神経系、循環器系、免疫系、内分泌系などに大別されますが、骨格系は骨細胞、筋肉系は筋肉細胞、神経系は神経細胞、循環器系や内分泌系は上皮細胞、免疫系は免疫細胞……といったように、それぞれのシステムを専門とする細胞の集まりでできています。それらの細胞は、形や大きさ、役割などは違っていても、基本的な構造や機能は共通しています。

1個の細胞は、それ自体が立派な生命体です。1個の細胞の中で生命活動が完結していて、それがたくさん集まることによって、骨や筋肉、神経、血管、内臓などがそれぞれの働きを全うできるわけです。それらの集合体である私たち人間は、それぞれの細胞が今この瞬間に、何を必要としているかを知りません。しかし、私たちを構成する1個1個の細胞自身は、それを分かっています。

だからこそ、**私たちの心身の不調を未然に防いだり、不調を治癒したりできるのは、「医師」ではなく「細胞」だけ**なのです。また、薬漬けの現代医療とは異なり、細胞は自分たちに今何が必要か、どうすれば正しい機能を取り戻せるのかを、細胞同士でお互いに語りかけ、話し合い、そして自分たちで解決策を導きます。とはいえ、一方の私たちも、そんな細胞たちを思いやり、寄り添うことは可能です。つまり、**細胞にとって最適な環境を整えるためのサポートを行う**ことこそが、細胞環境デザイン学の最も基本的なコンセプトなのです。

そして、**そのサポートの中核を担うのが、「生命の鎖」を提供する毎日の食事です。**

もっと「生命の神秘」に敬意を払うべし

ところが、残念ながら「食」の重要性は多分に軽視されがちです。これはひょっとすると、毎日当たり前のように行っていることであるがゆえの弊害かもしれません。

同時に、自分の体のことにもかかわらず、全てを病院任せ、あるいは医師任せにする風潮も、依然として根強く残っています。そして医師らは流れ作業のように薬を処方し、患者の体に負担のかかる検査や治療を平然と行い、患者側も甘んじてそれを受け入れる傾向があります。

体内では、60兆個もの細胞ひとつひとつの中でどのような生命活動が行われているか、それらが正しく行われるためにはどのような栄養素が不可欠であり、どのような食事をとるべきか——。このような考え方に基づいた「細胞環境デザイン学」の研究を続けてきた私には、現れる症状を押さえ込むことしか頭にない、慣習的な医療に徹する医師たち、そしてそんな医師たちが行う医療に何の疑いも持たない人たちが理解できません。

なぜなら、現代医療で用いられる薬や検査、治療の大半は、本来の生命活動を乱す〝異物〟に過ぎないからです。そんなものを、なぜ何のためらいもなく利用しようとするのか、不思議でたまらないのです。私の立場からすれば、こういったことが幅を利かせる現代医療は、細胞環境デザイン学ならぬ〝細胞環境ダメージ学〟とでもいうべきものです。

多くの医師は、病名さえ判明すれば、その病気を掌握・制圧したかのように思っているのではないでしょうか。また患者側も、「血液検査の結果、○○の数値が高かったから、お医者さんから□□と診断された。治療のために△△という薬を飲んでいる」といった感じで、血液検査の項目名や病名、処方された薬の名前などを覚えたりしただけで、あたかもその病気のことを理解したような気になってはいないでしょうか。

それは、先端医療の分野にも同じ空気を感じます。iPS細胞やES細胞をはじめとする万能細胞の研究、そして生殖医療技術などの進歩は、人間の力で生命を操作するという新たな時代の到来を予感させます。確かに、これらが一般的な医療にも活用されるようになれば、多くの人の苦しみを取り除いたり、夢がかなったりするという、計り知れないほどのメリットがあることでしょう。

しかしその一方で、生命を畏れる気持ちがいつの間にか失われているように思えてなりません。尊厳が無視され、命が軽く扱われているような感覚。何か、人間が向かってはいけないような領域に足を踏み入れようとしている感じさえするのです。

ここで倫理的な議論をするつもりはありませんが、体の中で、細胞の中で行われている「生命の神秘」に、もっと敬意を払うべきなのではないでしょうか。

「When diet is wrong medicine is of no use. When diet is correct medicine is of no need.」

食事が間違っているとき、薬は使う意味がない。食事が正しいとき、薬は必要ない――。これは、インドの伝統医学であるアーユルヴェーダの格言です。現代人は、この格言の持つ深い意味を、誰もがしっかり心に留めておかなければなりません。

本書を家族みんなの健康百科事典に

本書では、そんな生命の神秘――60兆個の細胞ひとつひとつで営まれている生命活動――に敬意を払いながら、3・11を経たこの日本という地で元気に明るく、希望を持って暮らしていくための、さまざまなノウハウをご紹介したいと思います。

第1章（基礎編）では、ご家族皆さんの基本となる「細胞から元気になる食事」について、柱となるポイントをじっくり説明していきます。第2章以降は、ご家族それぞれの世代が直面するであろう、あるいはすでに直面しているかもしれないような健康問題について、章ごとに各世代に分けて紹介し、その要因や特徴、体の中で起こっていること、そして、それを予防・改善するのに役立つ栄養面からの対策方法などについて、詳しくお伝えしていきます。

まず、第2章（子供編）では、大人に比べてさまざまな面でデリケートな子供たち、それ以上に注意すべき妊婦について、「プライマル・ヘルス」及び「脆弱性の窓」という言葉をキーワードに、身近な健康問題やその対処法を解説します。

第3章（女性編）では、そんな子供たちのお母さん世代を想定し、女性特有の健康問題について詳しく説明しながら、食事や栄養面のアプローチを伝授していきます。ここでは「ホルモンバランス」の正しい意味がよく分かるはずです。

メタボ世代のお父さんに起こりやすい心と体のトラブル、その対策法をまとめたのが、第4章（男性編）です。「代謝」に対する正しい知識を身につけ、メタボは決して「ポッコリお腹」を意味するものではないこと、お父さんに限らず、ご家族全員にかかわってくる重要な問題であることを、しっかり理解して下さい。

第5章（高齢者編）は、おじいさんとおばあさんのための内容です。世間では「老老介護」といった問題が深刻化していますが、「寝たきり長寿」ではなく「健康長寿」を目指して、高齢者はもちろんのこと、誰もが元気に年を重ねていくための秘訣を伝授します。

そして終章では、健康学提言編として、さまざまな社会問題と「食」との深いつながりについて考察した上で、毎日の食事以外にもぜひ知っておいて頂きたい、いくつかの「健康ツール」をご紹介します。それらを知った皆さんは、別の誰かに今すぐ教えたくなること請け合いです。

核家族化が進み、単身世帯も増加の一途をたどる昨今では、子供・親・祖父母・曽祖父母の4世代が頭をつき合わせて生活する風景がすっかり珍しくなりました。しかし、たとえ普段は離れ離れでも、また言葉や態度に表さなくても、血のつながった大切な家族の一員として、それぞれがお互いのことをいつも気にかけていることでしょう。

そんな皆さんに、本書を〝家族みんなの健康百科事典〟としてフル活用して頂きたいのです。健康面で何か気になることがあれば、「こういうときってどうしたらいいんだろう？」と本書を開いたり、「そういえば、あんなことが書いてあったな……」と何度も読み返したりしてみて下さい。そのつど内容を確認し、自分の生活に反映するのはもちろんのこと、ご家族や大切な人へのアドバイスの参考にしてもらうのが、まさに本書のコンセプトであり、存在意義というものです。

たとえみんなが一緒に住んでいなくても、お互いを思いやり、家族の「絆」をよりいっそう深めるきっかけが本書であれば、これほど嬉しいことはありません。

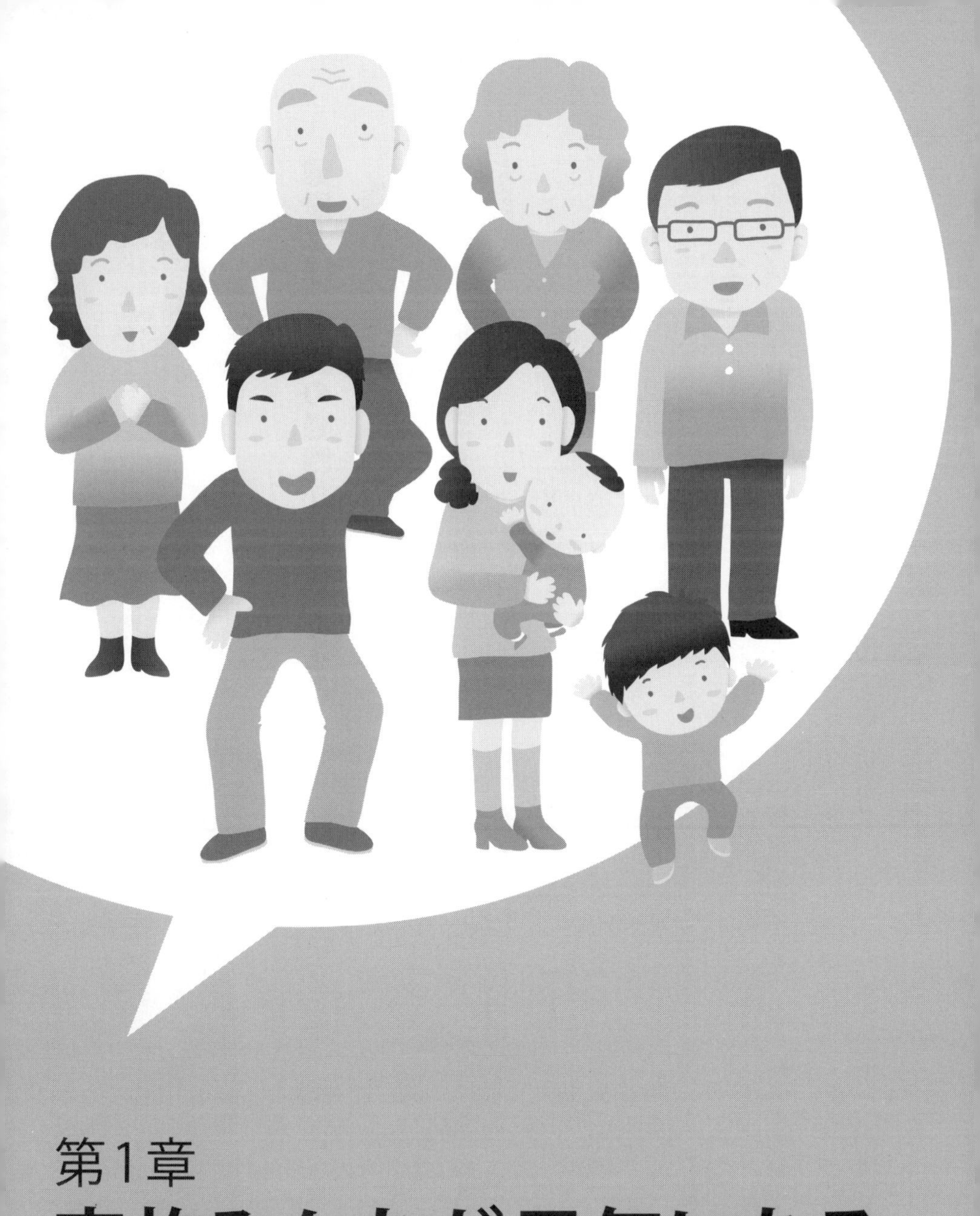

第1章
家族みんなが元気になる栄養学 基礎編

細胞から元気になる食事

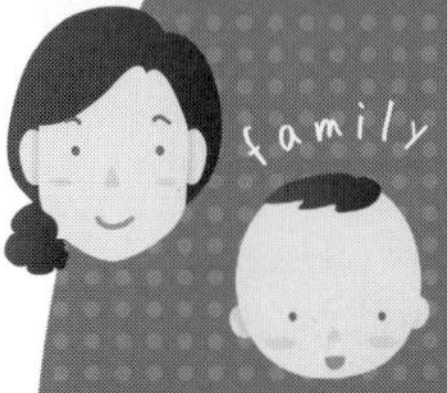

健康とは、全身の細胞が元気であること

皆さんは今、「健康」ですか？

自信満々に「健康そのもの！」と即答できる人は、果たしてどのくらいいるでしょうか？　しばらく考えてから、「う〜ん、まあまあ健康かな……」「最近ちょっと調子がイマイチだけど、病気というほどではないし……」などと答える人が多いのではないかと思います。

ではそもそも、健康とはいったい何でしょう？

１９４８年に世界保健機関（ＷＨＯ）が設立された際、その憲章の前文には、健康の定義について次のように記されました。

「Health is a state of complete physical, mental and social well-being and not merely the absence of disease or infirmity.」

健康とは、肉体的、精神的、そして社会的にも完全に安寧な状態であり、単に病気や虚弱でないというだけの意味ではない——。

普段、私たちが何の気なしに用いる「健康」という言葉について、とても客観的かつ的確に表現していると思います。しかしその一方で、ここでいう「完全に安寧な状態」とは、具体的にどのような状態を指すのでしょうか？　何をもって「完全」とするか、判断が難しいように思います。

私は、「全身60兆個の細胞ひとつひとつが元気であること」が「完全に安寧な状態」＝真の健康だと考えています。

私たち人間は、およそ60兆個もの細胞で構成された集合体です。最初はなかなかイメージしにくいかもしれませんが、これはまぎれもない事実です。単細胞生物という言葉があるように、1個の細胞は立派な生命体です。

ということは、人間の体はいわば、無数の生命体が共同生活を送りながら成り立っているようなものなのです。

細胞の大きさや形、性質、役割などは、体を構成する部位によってまちまちです。皮膚では皮膚専用の細胞、心臓では心臓独自の細胞、骨では骨ならではの細胞が、それぞれの部位の働きを全うすべく、与えられた役割をせっせとこなしています。つまり、それぞれの細胞が生命活動を正しく行いながら、全身の細胞同士がお互いに連携し合うことで、私たちは本当の意味で「健康」に生きていくことができるわけです。

皆さんは今、「健康」ですか？——冒頭のこの問いかけは、「皆さんは今、全身の細胞が元気な状態ですか？」という意味だったのです。

細胞にとって最適な環境をつくり出す

ライフスタイルに合わせ、工夫を凝らして設計された家の中では、快適な生活環境のもと、そこに住む家族一人ひとりが家庭での役割を分担しながら、それぞれ充実した人生を送ることができます。

細胞レベルに目を向けると、これと同じことがいえます。

私たち人間の体を構成する約60兆個の細胞ひとつひとつを「家」にたとえるなら、細胞内の小器官は「部屋」や「家具」であり、そこで働く数々の物質が「家族のメンバー」です。家族それぞれがさまざまな部屋で1日を過ごすことによって各家庭の暮らしが存在するように、各々の物質が有機的に作用し、小器官がエネルギーや体の部品を正しくつくり出すことによって、1個の細胞が成り立っています。その細胞が60兆個集まって、1人の人間が成り立っている……。

こうして改めて考えてみると、自分の体を形づくってくれている、目に見えない細胞ひとつひとつが、何とも愛おしい存在に思えてきませんか？

このように、細胞の環境を整え、細胞の働きを最大限に活性化することで、細胞レベルや分子レベルの異常を防いだり、改善したりすることに主眼を置いたのが、序章でもお伝えした「細胞環境デザイン学」です。

細胞環境デザイン学では、細胞の活性化を妨げるあらゆる事柄を「敵」であると考えます。間違った食事や有害物質、過剰なストレス、薬による対症療法といったことは全て、全身の細胞をことごとく不元気にする「敵」です。

逆にいえば、細胞を活性化させる数々の事柄を「味方」につけ、こういった「敵」を徹底的に追い出して細胞から元気になることが、細胞環境デザイン学のコンセプトです。このようなアプローチこそ、これからの日本で健康に暮らしていくための唯一無二の方法だと考えています。

「細胞から元気になる食事」の絶対条件

そんな「味方」の代表格は、何といっても食事です。

「私たちは食べたものからできている」(we are what we eat.) という言葉があります。当たり前のようでいて、意外に忘れがちなことかもしれません。また、同時に、「私たちは吸収したものからできている」(we are what we absorb.) ことも忘れてはいけません。食べたものがきちんと消化・吸収されて、初めて全身の細胞が利用できるからです。

これらは、いいものを食べ、いいものを吸収すれば、細胞にとってもいいことづくめである一方で、悪いものを食べ、悪いものが吸収されてしまうと、全身の細胞をことごとく不元気にさせることも意味します。どちらもシンプルではありながら、非常に奥深い言葉なのです。

細胞から元気になり、肉体的・精神的・社会的な健康を獲得するためには、私たちの体を成り立たせている細胞ひとつひとつがしっかり働けるように、絶対不可欠な栄養素を過不足なく摂取し、なおかつ、全身の細胞がそれらを適切に利用できるようにしなければなりません。

そのためのキーワードは「**細胞から元気になる食事**」です。

私たちが直面する健康上のトラブルのほとんどは、細菌やウイルスといった〝外敵〟の侵入による一時的な感染症などではなく、内発的なもの、つまり、自分自身の細胞の変性や機能低下に伴う「慢性疾患」と呼ばれるものです。そして、慢性疾患の大半が「生活習慣病」であり、読んで字のごとく、私たちのライフスタイルが大きく関係しています。その中でもやはり、最も大きな鍵を握るのは「食」にほかなりません。

外側からの影響ではなく、自分の内側の要因で体調を崩しているのに、外側から対応しようとするのはどう考えても不自然です。慣習的な現代医療が慢性疾患の治療を得意としていないのは、内側（細胞レベル）で起こっていることに目を向けようとせず、外側（現れている症状）しか見えていない上に、それを無理やり力ずくで見えなくする方法しか知らないからです。

要するに、現代社会に蔓延している健康問題の大半に、現代医療では太刀打ちできないということです。そして現代医療に携わる人たちは、おそらくこの事実――現代医療の限界――に気づいています。気づいてはいながらも、内側から目を向けて対処する術を知らない、あるいは身につけていないから、仕方なしに外側から見えなくして、その場をしのいでいくことしかできないのです。

序章でもお伝えしたように、１９７７年にアメリカで発表された『マクガバン報告』は、慣習的な現代医学では現代病を治せないこと、戦争などではなく病気や犯罪が増えていることこそが国家の危機であること、医師は緊急に新しい栄養学を身につけるべきであることを主張しました。

それにもかかわらず、「お薬を出しておきましょうね」という医師からの言葉に、「はい、お願いします」と応じていては、自分で自分の体を裏切ることになります。60兆個の細胞は、決してそんなものを望んでなんかいません。そうではなく、私たちは内側で起こっていることに自ら目を向け、「細胞から元気になる食事」を常に心掛けるべきなのです。

「細胞から元気になる食事」をつくるのは全く難しいことではありませんが、必ずクリアしておかなければならない条件があります。その最も基本的なポイントは次の5つです。

❶良質な炭水化物を知る（炭水化物を正しくとる）
❷マゴワヤサシイをまんべんなく（「生命の鎖」をつなぐ必須栄養素をバランスよくとる）
❸よい油をとり、悪い油を避ける（油の正しいとり方を身につける）
❹調理法に注意する（有害物質の発生や有用成分の損失を防ぐ）
❺牛乳や乳製品をとらない（食性に反するものは口にしない）

①〜⑤の各ポイントは、第2章以降でご紹介する、各世代に見られる健康上のトラブルを解決していく上で、絶対に欠かせない共通のものです。これからそれぞれの意味を詳しく説明していきますが、もしかすると、最初は少し難しく感じるようなところがあるかもしれません。しかし、とりあえずはざっと読み進めて頂くだけでも結構です。
この後、各章の内容をお読みになった際に、改めて照らし合わせてみれば、ここでまとめたポイントがいかに重要で深い意味を持つかということが、いやでもお分かりになるはずです。

それでは、5つのポイントをひとつずつ説明していきましょう。

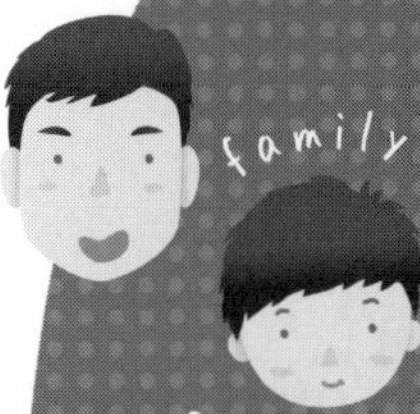

1「良質な炭水化物を知る」

家族全員で「炭水化物革命」を起こそう！

60兆個の細胞ひとつひとつが正しく機能するために、最も基本となるのがエネルギーをつくり出すことです。そのエネルギー源として、食事から炭水化物をしっかりとらなければならないことは間違いありませんが、そこでは炭水化物の「質」――どんな炭水化物食品をとるか――が極めて大きな鍵を握ります。

「炭水化物をとると太る」といったイメージから、炭水化物を悪者だと思っている人も相変わらず多いようですが、それは大きな誤りです。私たちは、今こそ本気で「炭水化物革命」を起こさなければなりません。

炭水化物は英語で「carbohydrate」といい、これは主に炭素（carbon）と水素（hydrogen）でできた化合物という意味です。炭水化物は「単純炭水化物」と「複合炭水化物」の2つに大きく分類されます。具体的には、砂糖などの簡単な構造の糖類が単純炭水化物で、穀物や豆類、イモ類などに含まれるデンプンが複合炭水化物です。

こうして比べてみれば、単純炭水化物が質のよい炭水化物ではないこと、複合炭水化物を選ぶべきであることは、すぐにお分かり頂けることでしょう。ただしそうかといって、複合炭水化物なら何でもいいというわけではありません。

なぜなら、ひとくちに複合炭水化物といっても、白米や精白小麦粉のように精製された食品が摂取源となるものもあれば、玄米や全粒小麦粉などのように未精製のものや精製度合いの低いものもあるからです。つまり、「単純炭水化物か複合炭水化物か」の次は「精製されたものか未精製のものか」を見極めないといけません。

私たちがとるべきはもちろん、後者の**「未精製の複合炭水化物」を含む食品です。玄米などの全粒穀物のほか、豆や野菜、イモ類など**もこれに該当します。これらには食物繊維が豊富に含まれていますし、ミネラルやビタミンなど「生命の鎖」の宝庫でもあります。

未精製の複合炭水化物が良質な炭水化物である最大の理由は、「**クリーンなエネルギー源**」であることにつきます。

体内でエネルギー源となるときに、余計な「スス」や「ゴミ」を伴い、燃焼効率が決してよいとはいえないタンパク質や脂肪に比べ、炭水化物は燃焼効率がよく、また燃焼時に汚い副産物を生じない、非常にクリーンな燃料となります。つまり、ブドウ糖として血液から全身の細胞に運ばれた後、「生命の鎖」の力を借りてエネルギーへと変身し、脳や筋肉、神経など、あらゆる器官や組織で直接的に働くのです。

前述のように、近年では炭水化物がやたらと悪者扱いされてきました。その背景には、単純炭水化物と複合炭水化物、さらには精製した複合炭水化物と未精製の複合炭水化物を全て一緒くたにしてきた、「間違った栄養学」の普及の歴史があります。

もっというなら、未精製の複合炭水化物、特に玄米などの全粒穀物には目もくれず、炭水化物といえば精製されたものという先入観が、炭水化物への偏見を生み出してきたのです。茶色い玄米ご飯ではなく、精米した「白いご飯」が主食の定番になっていることなど、まさにこれを物語るものですし、パンといえば精白小麦粉の白パン、麺といえば精白小麦粉でつくった麺が〝常識〟になっているのも、全く同じことです。

「悪質な炭水化物」だからこそ生じる3つの問題

炭水化物のメインの摂取源は主食＝米です。ただし、精製した白米を炊いた「白いご飯」ではなく、玄米や分つき米など、未精製もしくは精製度合いの低い米を軸に据えるべきです。

なぜなら、精米とは「栄養素を捨てる作業」だといっても過言ではないからです。

皆さんが普段の生活で食べている白いご飯には、ミネラルやビタミン、食物繊維といった貴重な栄養素や成分がほとんど含まれていません。これらは全て、精米時に取り除かれるぬかや胚芽の部分に集中しているからです。

要するに、白いご飯からはデンプンばかりを摂取していることになります。このことにより、大きく分けて3つの問題が発生します。

一つめは「血糖値の不安定」です。デンプンばかりの白米では、消化・吸収のプロセスが速やかに行われてしまいます。これは一見するといいことのようにも思えますが、実際には全く逆で、デンプンが消化されて生じたブドウ糖が吸収され、血液中にどんどん取り込まれることで、血糖値が急上昇します。すると、血糖値を調節するホルモンのインスリンが膵臓《すい》から一気に分泌され、今度は血糖値が急激に低下します。

このような血糖値の乱高下を繰り返していると、膵臓に大きな負担がかかり、血糖値のコントロール機能に支障をきたすばかりか、インスリンと連携しながら体内で働いている他のホルモンにも影響するため、結果として心身のさまざまなトラブルにつながるのです。

二つめは、「エネルギー生産効率の低下」です。炭水化物は、消化・吸収された後に血糖として全身に運ばれ、ミネラルやビタミンによる共同作業を通じて、60兆個に及ぶ細胞ひとつひとつの中でATPというエネルギー物質につくり変えられます。ところが白米を主食にしていると、炭水化物の摂取量に見合うだけのミネラルやビタミンが絶対的に不足してしまいます。これではATPが正しくつくられません。

また、エネルギー生産工場である細胞内のミトコンドリアでは、エネルギー生産の過程で必ず活性酸素が発生します。通常であれば、ミネラルやビタミンが活性酸素を適切に処理してくれるのですが、これらの栄養素を十分に摂取していないと活性酸素の処理が追いつかず、結果としてミトコンドリアがダメージを受けてしまいます。このようなダブルパンチでエネルギー生産効率が低下してしまうのです。

そして三つめが「糖化によるダメージ」です。これは一つめにも関連しますが、大量のブドウ糖が血液中に一気に取り込まれると、インスリンによる血糖値のコントロールが追いつかなくなります。

すると、血液中にあふれたままになったブドウ糖が、やがては血管や神経、血液中の成分と無秩序に結合し始めます。

これが**糖化**と呼ばれる現象で、糖化を受けた体内の組織や成分は、正しく働くことができなくなります。

こういった数々の問題が、第2章以降でご紹介する、各世代のさまざまな病気や症状に直結しているのです。

炭水化物の重要な働きは、エネルギー源だけではない！

さて、前述のように、炭水化物からつくり出されたATPが全身の細胞でエネルギーとして使われることで、ありとあらゆる生命活動が成り立っているわけですが、実は、体内での炭水化物の働きはほかにもあります。

ひとつは、「食物繊維」としての働きです。意外に思われるかもしれませんが、食物繊維はれっきとした炭水化物の仲間です。

食物繊維は、人間には消化できない炭水化物の総称で、水に溶けないもの（不溶性）と水に溶けるもの（水溶性）の2つに大きく分類されます。これらは腸に適度な刺激を与えたり、便のかさを増やしたり、腸内細菌の餌となったりすることで便通をサポートするだけでなく、腸内の有害物質を絡みとって排出しやすくする働きもあります。

とはいえ、食物繊維の働きそのものについては、比較的よく知られているように思います。それに対し、世間ではほとんど知られていない、炭水化物の持つ非常に重要な働きがあります。それは、細胞膜に存在する「**複合糖**」としての働きです。

複合糖とは、糖タンパク質や糖脂質など、糖と他の栄養素で構成された物質の総称です。後ほどポイント③でもお伝えするように、細胞膜は主に脂肪でできているのですが、そこでは部分的に複合糖が組み込まれています。実はこの複合糖が、隣り合う細胞同士の「コミュニケーションツール」になっているのです。

複合糖にはさまざまな種類があり、それぞれが固有の情報（意味）を持っています。細胞膜に組み込まれた複合糖からは、細胞の外側（表面）に向かって糖が連なったもの（糖鎖）が突き出ていて、この糖鎖を介して細胞同士の認識や接着、情報の共有などが行われています。

１９９０年代までに、この複合糖を体内で合成するために不可欠な８種類の「**必須単糖**」が発見されています。

単糖とは、それ以上は分解できない最小単位の糖のことで、自然界には約２００種類の単糖類が存在していますが、そのうちの８つのみが複合糖を構成していることが分かっています。

これらの必須単糖は、玄米のほか、豆類や野菜、果物、種実類、海藻類、キノコ類をまんべんなく食べることで、初めて得ることができます。炭水化物は決して穀物やイモ類だけに含まれているわけではないのです。

宮沢賢治の詩『雨ニモマケズ』の中にある「一日ニ玄米四合ト味噌ト少シノ野菜ヲタベ」というくだりにも象徴されるように、かつての日本人は炭水化物が自然と正しくとれていたと考えられます。

その結果、8つの必須単糖をしっかり摂取し、体内では複合糖がきちんと合成され、全身60兆個の細胞もスムーズに機能していたことでしょう。

農耕に適した恵まれた環境のもと、五穀豊穣の歴史を歩んできた日本がいかに素晴らしい国かということを、改めて感じさせられます。

来日した欧米人も認めた玄米パワー

白米に伴う数々のデメリットは、主食を玄米にし、この後に登場する「マゴワヤサシイ」の食材をまんべんなくとることで、全て解決します。ぬかや胚芽がついたままの玄米などであれば、食べてから消化・吸収されるまでに一定の時間を要します。

これは決してデメリットではなく、ブドウ糖が徐々に吸収されるために血糖値が急上昇することなく、全身の細胞にクリーンなエネルギー源が安定して供給されることを意味します。ミネラルやビタミンも豊富で、エネルギー生産がスムーズに行われます。そして、糖化のダメージをこうむるリスクも最小限にとどめることができるのです。

そもそも、白いご飯（白米）が日本の常識になってしまったのは、ごく最近のことです。すでに奈良時代には玄米を主食としていたという記録が残されていて、この食生活は平安時代から鎌倉時代、さらには明治時代まで続いていたことが分かっています。

そして、このような食生活が日本人のパワーの源であったことが、日本にやってきた2人の外国人の報告からもうかがい知れます。

戦国時代の武将たちは、40kg以上にも及ぶよろいやかぶとを身につけて何日も山野を駆け巡り、不眠不休で戦うことができたといいます。

ポルトガルから来日した宣教師のルイス・フロイスは、武将たちの食事が玄米や野菜を中心とした「質素な食事」であるにもかかわらず、このような強靭な体力を発揮していることに驚き、自国にも報告しました。

また、明治時代に、現在の東京大学医学部で医学や栄養学を教えたドイツ人医師のエルヴィン・ベルツは、人力車での長距離の移動を楽々とこなす車夫の体力に驚嘆し、車夫が食べていたという玄米、梅干、たくわんなどの「素食」の代わりに肉類中心の欧米型の食事を与えれば、さらに体力が増すだろうと考えました。

ところが、肉類の多い食事を与えられた車夫は、だんだん疲労して走れなくなり、挙句の果てには「普段の食事に戻してほしい」と申し出てきたというのです。そこで食事を元に戻したところ、車夫は再び1日何十kmもの距離を走れるようになったそうです。

ベルツは他にも、日本人女性は他の民族に比べて母乳がたくさん出ることにも注目しました。これらのことから、「日本人には日本の食事が最も適しているのだ」と確信したとのことです。

これが「魔法の玄米ご飯」だ！

とはいえ、玄米ご飯といえば「ボソボソしておいしくないもの」といったイメージを持っている人も少なくないでしょう。ここで皆さんに、玄米のパワーを最大限に引き出した「魔法の玄米ご飯」の炊き方を伝授しましょう。

それは、玄米を生米のまま、中華なべやフライパンで数分ほど乾煎《からい》りしてから水を加え、そこに乳酸菌玄米（乳酸菌で発酵させた発芽玄米）を適量混ぜて炊飯するという、一風変わった方法です（具体的なつくり方は次ページ参照）。

玄米のぬかの部分には、抗がん作用を持つ2つの成分が含まれているのですが、炊飯する前に玄米を煎ることによって、これらの成分が米粒の外側に溶け出してくることを、琉球大学名誉教授の伊藤悦男氏が発見しているのです。一方の成分は免疫力を高めてがんを縮小させる作用、もう一方の成分はがん細胞を自己死（アポトーシス）にいたらしめる作用を持つといわれています。これらが米粒から溶出することで体内に吸収されやすくなり、それぞれの抗がん作用の恩恵を存分に受けられるようになるものと思われます。

また、乳酸菌玄米を加えれば、毎回の食事でとても手軽に乳酸菌をとることができます。乳酸菌が腸の健康に役立つのは、皆さんもよくご存知でしょう。炊飯（加熱）によって乳酸菌は死んでしまいますが、乳酸菌の死菌を私たちが体内に取り込むと、腸内の善玉菌の餌になり、善玉菌がどんどん増えることで腸内環境の改善につながるのです。

ちなみに、玄米を煎ることは、他にも数々のポテンシャルを秘めているように私は思っています。つまり、これらの抗がん成分以外にも、玄米に含まれる数々の有用成分が吸収しやすくなるのではないかということです。

そしてそれは、先ほどもお伝えした「私たちは吸収したものからできている」（we are what we

「魔法の玄米ご飯」のつくり方

材料

玄米……………2合
水………………約200mℓ～300mℓ
（玄米がひたるくらい）
乳酸菌玄米……1袋（25g）

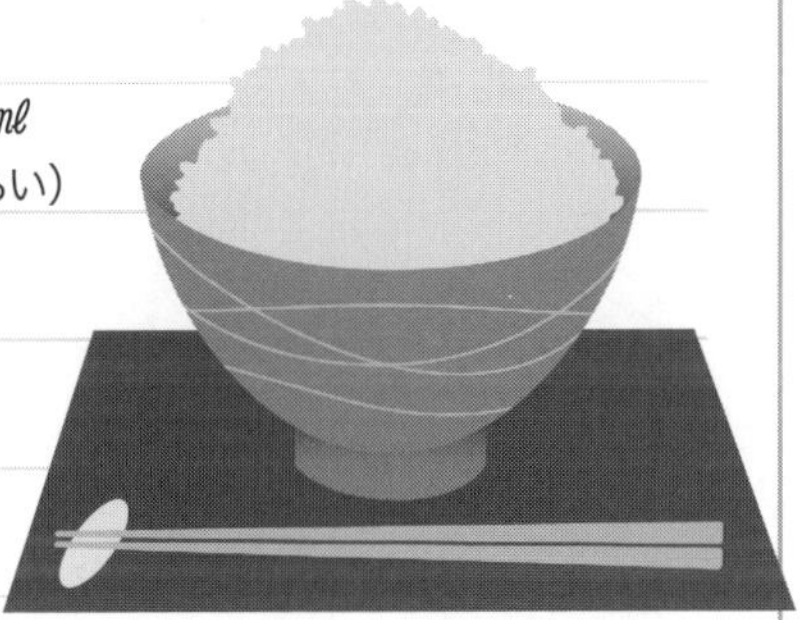

❶ ボールに玄米を入れ、洗います。

❷ 玄米をザルに移し、流水で軽く研ぎ洗いします。

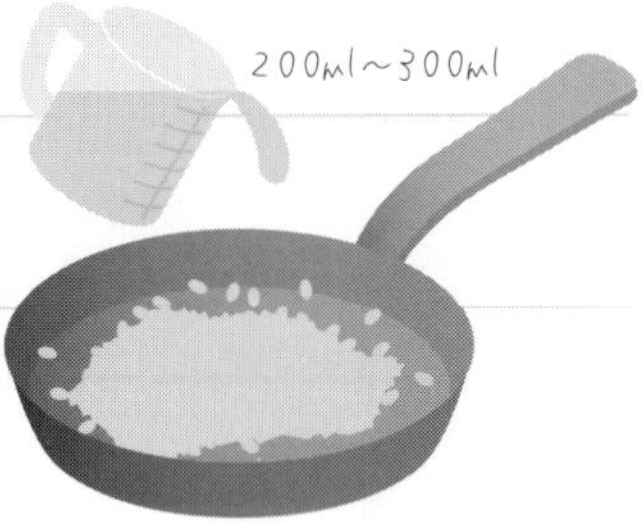

❸ 水気をきった玄米をぬれたままフライパンに移し、強火で乾煎りします。（約5分）

❹ 乾煎りできたら火を止め、フライパンに水約200mℓ～300mℓを加えます。
（余熱で沸騰状態になります）

❺ ❹を炊飯器（玄米炊飯モードのあるもの）に移します。

❻ ❺に水（分量外）を加えて、玄米2合分の目盛りに調整します。

❼ ❻に乳酸菌玄米を1袋加え、炊飯します。

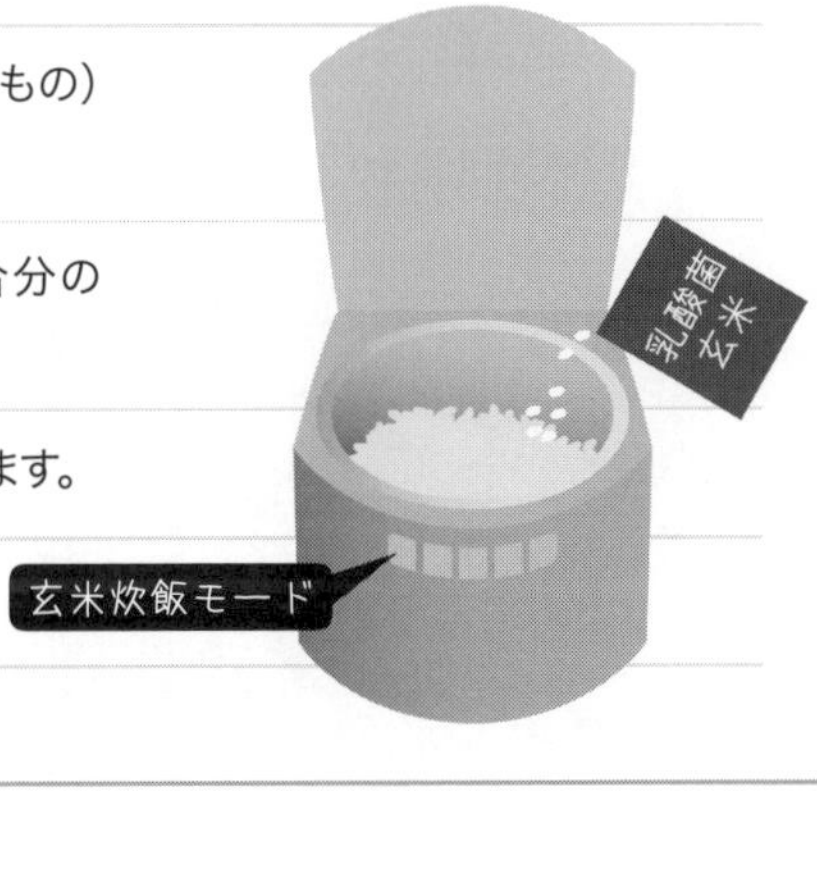

absorb.）の重要な鍵にもなると考えています。

例えば、同じ食べ物を摂取しても、効果が得られる人と得られない人がいます。これはおそらく、食べ物に問題があるのではなく、摂取する人間のほうに何らかの問題——吸収がうまくいかない——があるからです。

だからこそ、乳酸菌を摂取して腸の健康を高めていきつつ、玄米の持つ有用成分の恩恵をもれなく受けられるようにするという意味で、煎った玄米と乳酸菌玄米の組み合わせは実に理想的なのだということです。

いずれにせよ、この方法なら、ただでさえ栄養的価値の高い玄米の健康効果がさらに高まる上に、早く、しかもおいしく炊き上がります。

ポイント①の「**良質な炭水化物を知る**」。一石何鳥もの「魔法の玄米ご飯」を中心に、炭水化物を正しくとるということをぜひとも今日から意識してみて下さい。

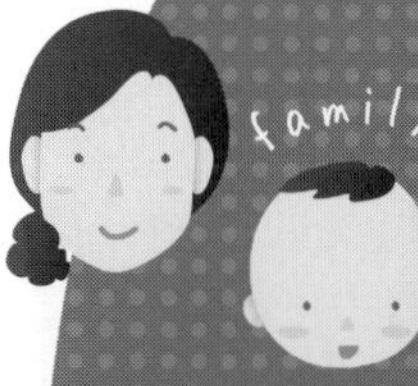

2「マゴワヤサシイをまんべんなく」

マゴワヤサシイならいくら食べても問題なし！

次のポイントは、「**マゴワヤサシイをまんべんなく**」です。豆類（マ）、ゴマなどの種実類（ゴ）、ワカメなどの海藻類（ワ）、野菜（ヤ）、魚（サ）、シイタケなどのキノコ類（シ）、そしてイモ類（イ）。これらの食材の頭文字を集めた「マゴワヤサシイ」の語呂合わせは、一度は見聞きしたことがあるという方も多いことでしょう。そして同時に、「どれも普段食べているものばかりだ」という声さえ聞こえてきそうです。確かに、マゴワヤサシイの中には特別な食材などは含まれておらず、いたってシンプルです。

しかし、ここで昨日1日の食事を思い出してみて下さい。例えば、朝・昼・晩の3食の組み合わせで、マゴワヤサシイの全てを網羅できていたでしょうか？　おそらくは、「〈サ〉が入っていなかった」「〈ゴ〉と〈シ〉が抜けていた」「そういえば〈ワ〉はすっかりご無沙汰」といった人がほとんどではないかと思います。マゴワヤサシイは意外にとれていないものなのです。

マゴワヤサシイの主な特徴については、次ページの一覧表を参考にして下さい。これらと玄米を上手に組み合わせていれば、自ずと「**栄養の濃い食事**」が実現できることでしょう。

「マゴワヤサシイ+玄米」の主な特徴

		マ	ゴ	ワ	ヤ	サ	シ	イ	玄米
		豆類 大豆加工品	ゴマ ナッツ類	海藻類	野菜類	魚介類	きのこ類	イモ類	
ミネラル	カリウム			○	◎			◎	
	カルシウム	○	◎	○	○	○			
	マグネシウム	◎	◎	○	○				◎
	リン	○				◎			○
	鉄		○	○	○	○			
	亜鉛	○	○			◎（特に牡蠣）			○
	銅	○	○			◎			
	マンガン	○	○	○	○				◎
	ヨウ素			◎		○			
	セレン		○			◎			
	クロム			◎		◎		○	
	モリブデン	◎							○
	ホウ素	○						○	
	バナジウム	○				○			
	リチウム					○			
	ストロンチウム					○			
ビタミン	ビタミンA					◎			
	βカロテン				◎				
	ビタミンD					○	◎		
	ビタミンE		◎		○	○			
	ビタミンK	○		○	◎				
	ビタミンB1	○				○			◎
	ビタミンB2	○				◎			
	ナイアシン（B3）					◎	○		○
	ビタミンB6		○			○		○	○
	ビタミンB12			○		◎			
	葉酸	○			◎			○	
	パントテン酸（B5）	○				○			
	ビタミンC				◎			○	

『五訂　増補食品成分表』を参考に作成

栄養の濃い食事の「栄養」とは、主にミネラルやビタミンのことを指します。

私たちは、どんなものを食べ、どんなものを吸収したかによって、心と体の状態が全く違ってきます。しかし、体内に取り込んだものがそのまま心や体を形づくるのではなく、それらを材料にしながら、それぞれの細胞の中で私たち専用の部品につくり替えていきます。いわば、そのつくり替えの作業に欠かせないのが、数々のミネラルやビタミンなのです。

ミネラルもビタミンも、私たちの体の中ではつくり出すことができません。食べ物から必ず得なければならない、「生命の鎖」を形づくる必須栄養素です。そして、どれひとつ不足しても細胞から元気になることはできませんし、また特定の栄養素ばかりが多すぎても、細胞を不元気にさせてしまう場合があります。

だからこそ、これらの栄養素がベストの比率で含まれた「栄養の濃い食事」が重要であるわけです。ここで、「栄養の濃い食事」をとってさえいれば、カロリーなど気にしなくてもよいという実例を紹介しておきましょう。

医師でもあり栄養学者でもある、元ハワイ州立大学教授のテリー・シンタニ氏は、極度の肥満に苦しむハワイの先住民に対し、食生活の改善によるダイエット法を考案し、普及に努めています。もともと、ハワイには肥満の人はほとんどいませんでしたが、アメリカに併合されて欧米型の食事が一気に広まった現在では、世界最悪の肥満率に達してしまっています。

そこでシンタニ氏は、先住民が昔から主食としてきたタロイモ（里芋の仲間）を中心に、野菜や果物が豊富な食事を準備し、「この食事なら好きなだけ食べてもよい」というルールのもとで、先住民から有志を募って3週間の実験を行いました。先住民が摂取したこの食事の1食分は、実に1000kcalを軽く超えており、普段食べている欧米型の食事とほとんど同じカロリーでした。

ところが3週間後、先住民たちの体には劇的な変化が起こっていました。体重は平均で7〜8kgも減ったほか、血圧や血糖値などの数値もことごとく改善していたのです。なかには、1年間で70kgもの減量に成功した人もいたといいますから、まさに驚くばかりです。

シンタニ氏が先住民に勧めた食事は、ミネラルやビタミン、食物繊維が豊富な「栄養の濃い食事」でした。しかも、炭水化物の摂取源となる主食も、精製した白米や小麦粉などではなく、伝統的に食べられてきたタロイモで、これも「良質な炭水化物」でした。これらを組み合わせた食事をとっていれば、「生命の鎖」を形づくるミネラルやビタミン、必須脂肪酸、さらには8つの必須単糖が体用の部品を正しくつくってくれるため、自然と健康な体を取り戻すことができるというわけです。

「肉にしかない栄養素」など存在しない！

ところで、「マゴワヤサシイに基づいた食事をしましょう」という話をすると、よく尋ねられるのが「肉も少しは食べたほうがいいんじゃないの？」という質問です。これも、「好き嫌いなく何でもバランスよく食べることが大切」などと、実にでたらめで無責任な食事指導が続けられてきた結果なのでしょうが、先に結論をいってしまえば、全く食べる必要はありません。どうしても食べたい人は、あくまでも嗜好品の一種だという認識のもとでとるようにして下さい。

世間では、肉といえばタンパク源として欠かせないというイメージが一般的です。確かに、タンパク質の「質」を決定付けるアミノ酸スコア（体内で合成できない必須アミノ酸の含有バランス）がよいのは事実です。

しかし、アミノ酸スコアを比較すると、肉と同等、あるいは肉より優れている食品があります。それは「魚」です。つまり、マゴワヤサシイの〈サ〉をしっかり食べていれば、肉を食べなくても何ら問題はないということです。

また、米と豆の組み合わせは、動物性食品に勝るとも劣らないタンパク源となります。米単独や豆単独のアミノ酸スコアでは動物性食品を下回りますが、米と豆にそれぞれ不足している特定の必須アミノ酸をお互いがうまくカバーし合うため、両者を一緒に食べるだけで問題は簡単に解決するのです。その他にも、世間では「肉に豊富」とされる亜鉛や鉄、ビタミンB1などの栄養素も、マゴワヤサシイ＋玄米でしっかりとることができます。肉からしか得られない必須栄養素など、ひとつもありません。

むしろ私たちは、肉食に伴う健康上のデメリットに注意すべきです。ちなみにそれは、「肉の脂身を避ける」というようなことだけではありません。

まず、動物性食品の多くは、抗生物質やウイルス、成長ホルモン剤、狂牛病の原因物質である異常プリオンなどの摂取源となるリスクを常にはらんでいます。つまり、こういったさまざまな「よからぬもの」を、動物性食品と一緒に取り込んでしまう恐れがあるわけです。これらはいずれも、動物であるがゆえに生じるデメリットなのですが、世間ではあまり認識されていないようです。

逆に、タンパク質の摂取源を植物性食品にシフトすれば、こういったデメリットをこうむる心配がほとんどありません。植物性食品であれば殺生を伴わないという倫理的な見方もできますが、それ以上に、植物性のタンパク質食品は、こういった「よからぬもの」が入っていないという意味でも「良質なタンパク源」であるといえます。

「肉食系」の人はスタミナ不足で骨も虚弱

また、肉と魚を比較した場合、肉は一度の食事でたくさん食べることが多く、タンパク質の過剰摂取になりがちです。タンパク質は私たちが生きていく上で絶対に必要な栄養素ではありますが、とりすぎるとさまざまな問題を生じます。

肉を食べるとスタミナがつく——。まずは、この幻想を今すぐ頭から追い出しましょう。

そもそも、スタミナという言葉自体、とても漠然としていてつかみどころがありません。一般的には持久力やパワー、場合によっては集中力などと同じ意味で用いられていますが、この意味でいうなら実際は全く逆で、肉のとりすぎは「スタミナ切れ」に直結します。なぜなら、肝臓や腎臓に大きな負担をかけることになるからです。

食べ物から得たタンパク質からは、老廃物としてアンモニアが発生します。アンモニアは毒性が強いため、肝臓の中で、毒性の低い尿素という物質に変えられます。この尿素は血液を介して腎臓でろ過され、最終的には尿として体の外に排出されます。つまり、体内でのこういった作業に余計なエネルギーを費やすことになるわけです。

その結果、エネルギーを本当に必要としている筋肉や脳ではエネルギーが足りず、疲労や集中力低下にもつながりかねません。

そしてもうひとつ、高タンパク食の害として絶対に知っておかなければならないのは、「脱灰《だっかい》を促進する」ことです。

タンパク質をとりすぎると、体内で大量の酸を生み出し、血液が酸性に傾きます。私たちの体は酸性を嫌うため、アルカリ性の物質を使って中和します。このとき使われるのが体内のカルシウムです。しかし、血液中にはカルシウムがわずかしか存在しないため、中和には追いつきません。そのため、カルシウムを大量に貯蓄している骨がターゲットになります。

血液が酸性に傾くと、骨からカルシウムが溶け出して血液を中和し（脱灰）、もとの弱アルカリ性に戻します。役目を終えたカルシウムは、本来であれば再び骨に戻されます（再石灰化）。脱灰と再石灰化によって血液のpHを一定に保つこのような仕組みを恒常性（ホメオスタシス）といいます。

しかし、タンパク質をとりすぎた状態が続くと、血液が常に酸性に傾いたままになり、脱灰が異常に促進されます。つまり、骨からおびただしい量のカルシウムが溶け出すわけです。こうなると、溶け出したカルシウムが骨にきちんと戻らなくなってしまいます。その結果、骨がもろくなるのです。

異常な脱灰が骨を弱くするだけでも十分に恐ろしいのですが、やっかいなのは、その問題が骨だけにとどまらないことです。実際には全身の細胞に悪影響を及ぼし、心身の健康をあらゆる面から脅かすことにつながります。これについては後ほどお話しすることにしましょう。

いずれにせよ、よかれと思って毎日のように食卓に並べた肉料理が、家族をどんどん不健康にしている恐れがあるのだということを頭に入れておいて下さい。

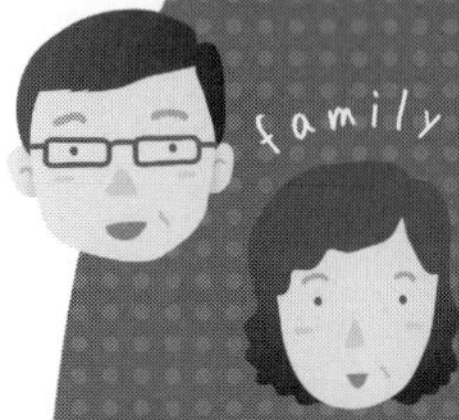

3「よい油をとり、悪い油を避ける」

体内でつくれる油とつくれない油がある

ポイント③は、「**よい油をとり、悪い油を避ける**」です。普段の生活では、油のとり方については深く考えたことはないという方がほとんどではないでしょうか？　むしろ、油＝太るというイメージから、徹底的に控えるべきものとして完全な悪者扱いを受けているかもしれません。

しかし実際には、体によい油と悪い油があります。もっと過激な表現をすると、「家族を生かす油」があれば、「家族を殺す油」もあるのです。このため、どのような油を使うかによって、家族の健康を増進するか、あるいは病気に陥れるかが決定付けられるといっても過言ではありません。

どんな油脂でも、脂肪酸という物質が主な成分であるのは同じなのですが、その種類と比率は油脂ごとに大きく異なります。つまり、どんな脂肪酸がどのくらいの割合で含まれているかによって、「よい油」と「悪い油」に分かれるということです。

脂肪酸には**飽和脂肪酸**と**不飽和脂肪酸**があります。飽和脂肪酸はヘット（牛脂）やラード（豚脂）など、動物の脂に多く含まれるものです。常温で固体であることからもイメージできるように、とりすぎれば「血液ドロドロ」に直結することから、飽和脂肪酸は悪玉に分類できます。

一方の不飽和脂肪酸は、植物油に多く含まれています。世間では、飽和脂肪酸の「血液ドロドロ」のイメージが強いことから、動物の脂に比べて植物油はヘルシーだと思っている人が大半だと思います。実はこの考え方こそが、現代人をさまざまな健康上のトラブルに巻き込んでしまっているようなものなのです。

不飽和脂肪酸はその化学的構造により、オメガ3、オメガ6、オメガ9の3つに大別されます。このうち、**オメガ3**と**オメガ6**は体の中でつくり出すことができない（食べ物から必ずとらなければならない）「必須脂肪酸」です。オメガ9や先ほどの飽和脂肪酸は体の中で合成できるため、食べ物から全くとらなくても特に問題ありませんが、オメガ3とオメガ6に関しては、食事で得なければ生きていくことができません。

ここでやっかいなのは、オメガ3は善玉であるのに対し、オメガ6は「半悪玉」的な存在だということです。

油がないと細胞膜が成り立たない！

油は、エネルギー源としてだけでなく、細胞を成り立たせ、機能させるために絶対不可欠な栄養素です。「細胞環境デザイン学」の中でも極めて重要な柱のひとつです。

私たちの体は、頭のてっぺんから足のつま先まで、約60兆個もの細胞でつくられています。それぞれの細胞は、体の部位によって働きや形、特徴などがまちまちですが、全てに共通しているのは「油の膜に包まれている」ということです。

細胞膜のイメージ

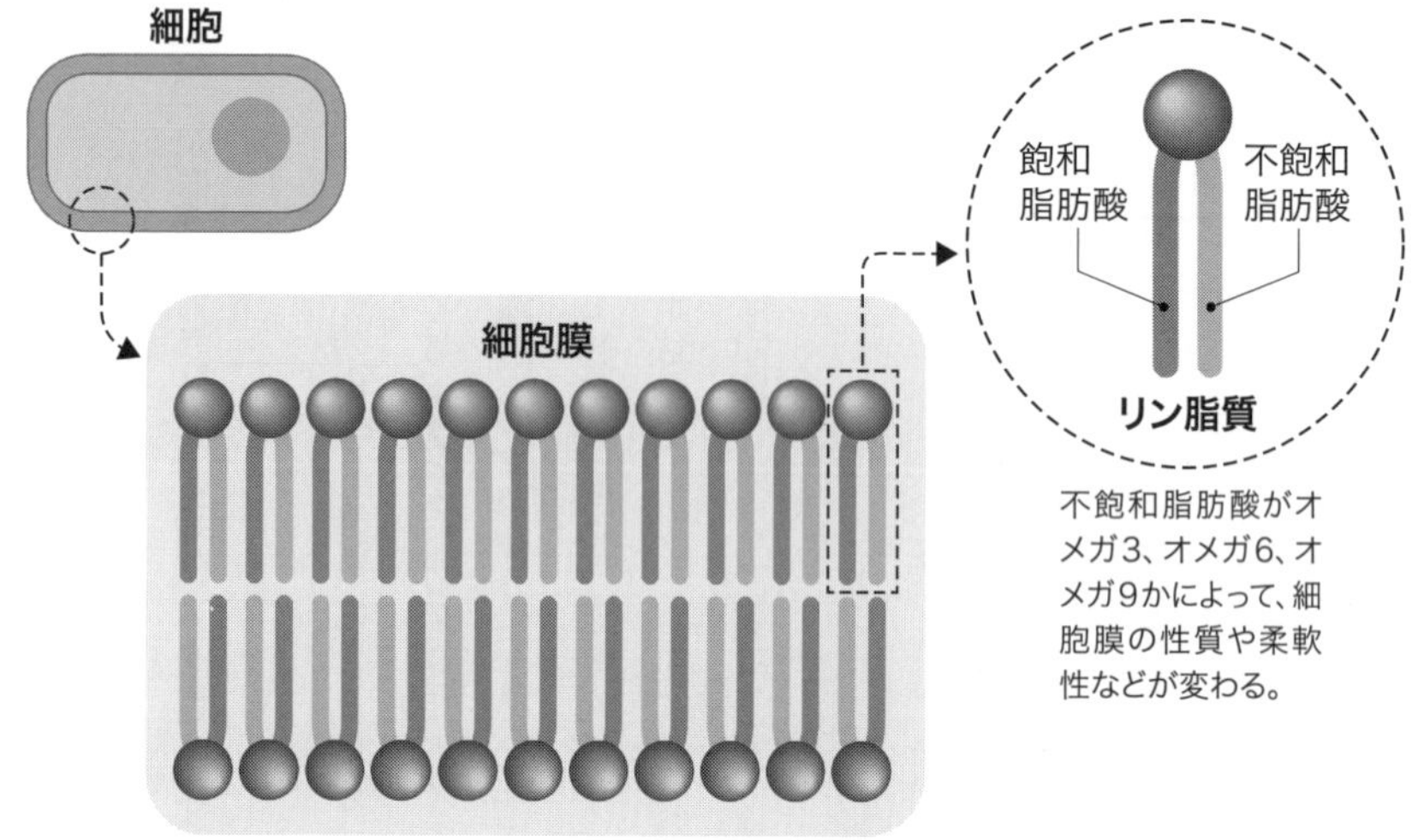

不飽和脂肪酸がオメガ3、オメガ6、オメガ9かによって、細胞膜の性質や柔軟性などが変わる。

細胞膜は、主にリン脂質という成分が細胞を取り囲むようにできています（上のイメージ図参照）。リン脂質には2つの脂肪酸がつながっていて、一方は飽和脂肪酸、もう一方は不飽和脂肪酸です。飽和脂肪酸が細胞膜をしっかりと支える役割であるのに対し、不飽和脂肪酸は細胞膜の柔軟性に関与しています。

細胞膜の役割は大きく2つに分けることができます。ひとつは、細胞内外で物質のやりとりを行うことですが、物質が出入りする際、細胞膜がそれに応じてうまく変形する必要があります。オメガ3、オメガ6、オメガ9の不飽和脂肪酸は、それぞれに少しずつ形や柔軟性が違うので、これらがリン脂質にバランスよく組み込まれることにより、細胞膜の変形がスムーズに行われるというわけです。

もうひとつの役割は「体内環境の管理」です。体のどこかがダメージを受けたり出血したりすると、細胞膜に組み込まれているオメガ6が切り離されて、炎症反応を促進して異常事態を体に伝えたり、血液を固まりやすくして出血を止めようとします。ダメージが回復したり、止血がうまくいけば、今度は細胞膜からオメガ3が切り離され、状況に応じて炎症を調節したり、血液を固まりにくい状態に戻したりします。

つまり、オメガ3とオメガ6は、お互いに協力しながら体を守ってくれているわけで、本当は両方とも善玉であるはずなのですが、なぜオメガ6は「半悪玉」なのでしょうか？

問題は、オメガ3が食事でなかなかとりにくい（摂取源が限られている）のに比べ、オメガ6は逆に食生活の中にあふれ返っていて、簡単にとりすぎてしまうということにあります。そのせいで、特に意識せずに食事をしていると、細胞膜のリン脂質ではオメガ3が極端に少なく、オメガ6が多すぎる状態になります。

これでは、細胞膜の2つの役割が正しく行われません。柔軟性の絶妙なバランスが失われるため、細胞膜がうまく変形できず、細胞内外での物質のやりとりに支障をきたします。また、いつまでたっても炎症が治まることなく、血液も常に固まりやすい状態が続いてしまいます。

実は、オメガ3過少とオメガ6過多のアンバランスがもたらすこれらの弊害が、第2章以降でご紹介する、各世代のありとあらゆる健康上の問題に、そして数々の社会問題にも、極めて深く関与しているのです。

これこそ、オメガ6が「半悪玉」である理由です。この後の各章で、オメガ6過多がもたらしている悪影響の範囲とその深刻度合いを目の当たりにすれば、皆さんは「半悪玉どころではないじゃないか!?」とさえ思われるかもしれません。

医学を大きく変えたプロスタグランジンの研究

細胞膜から切り離されたオメガ3やオメガ6からつくられ、さまざまな体内環境の管理を行う物質は総称して、「**局所ホルモン（エイコサノイド）**」と呼ばれます。その代表例が「**プロスタグランジン**」です。

1962年、スウェーデンにあるカロリンスカ研究所のスネ・ベリストロームは、ヒツジの精嚢腺《せいのう》の抽出物からプロスタグランジンの構造を特定しました。ベリストロームはこの功績により、後にプロスタグランジンの研究を通じて画期的な発見を行った、ベンクト・サミュエルソン及びジョン・ベーンらと共に、1982年にノーベル生理学・医学賞を受賞しています。

彼らが行った局所ホルモンの研究によって、肥満や心臓病、糖尿病、がん、そしてうつなどの精神疾患など、あらゆる病気に局所ホルモンの異常が関係していることが分かりました。そして、これらの病気に立ち向かうためには、局所ホルモンの正常化が重要であるという新しい医学の考え方が確立したのです。

どんな人でも「DNA」や「ホルモン」といった言葉を知っているように、プロスタグランジンも、健康にとって極めて重要な、無視できないキーワードのひとつです。もともとはヤギの前立腺から発見されたもので、英語で前立腺を意味する「prostate gland」がその語源となっていますが、現在では、全ての生物の組織や細胞に存在することが分かっています。

プロスタグランジンなどの局所ホルモンが体内で果たしている役割は、実に多彩です。主なものだけでも、次のようなコントロール機能を持っています。

●炎症を起こす／炎症を止める
●痛みを起こす／痛みを止める
●血圧を上げる／血圧を下げる
●妊娠や出産など女性ホルモンの働きのコントロール
●細胞におけるカルシウムの出入りのコントロール
●利尿や発汗（水分と塩分）のコントロール
●血液を固める／血液を溶かす
●神経伝達のコントロール
●細胞分裂のコントロール

どれも非常に重要な役割なのですが、なかでも、「カルシウムの出入りのコントロール」＝カルシウム代謝にかかわっているという点は見逃せません。なぜなら、この後のポイント⑤でも述べますが、カルシウムの働きはありとあらゆる生命活動の中核をなすものだからです。

事実、細胞におけるカルシウムの出入りは、ここであげた炎症反応や血圧、ホルモン分泌、水分調節、血液凝固、神経伝達、細胞分裂の全てにかかわっています。まさに「生命活動の源」というべきものです。

こういったコントロール機能が、全てオメガ6の〝アクセル〟とオメガ3の〝ブレーキ〟による絶妙なバランスによって成り立っています。具体的には、先ほどもお伝えしたように、オメガ6由来の局所ホルモンが炎症を促進し、オメガ3由来の局所ホルモンが炎症を鎮めるといったものです。

そして、これらの必須脂肪酸の摂取比率が適切でないと、つまりオメガ6過多－オメガ3過少になると、いわばブレーキが効かずにアクセル全開の暴走状態になり、プロスタグランジンをはじめとする局所ホルモンの合成障害や機能障害を招くことになります。そしてこのことが、その人の一生をも左右しかねないような重大な結果を引き起こしてしまうのです。

食事を高オメガ3－低オメガ6にするコツとは？

オメガ6は、市販されている植物油（コーン油やサラダ油、ゴマ油など）の大半に多く含まれていますが、オメガ3の豊富な食品となると一気に限られてきます。イワシやサバといった背の青い魚のほか、比較的入手しやすい植物油では亜麻仁《あまに》油（フラックスオイル）やエゴマ油くらいです（次ページの表参照）。

現代の欧米型の食生活では、青魚の登場回数が極端に少ない上に、亜麻仁油やエゴマ油などにいたっては名前すら知らないという人も少なくないはずです。このため、相当に気をつけていないと、すぐに低オメガ3－高オメガ6になってしまうというわけです。

健康の維持増進のためには、オメガ3とオメガ6を最低でも1対4、できれば1対1くらいの比率になるようにとるべきです。とはいえ、普段の食生活でこれらの比率を正確に測ることは不可能ですので、油のとり方に関する基本的なポイントとして、外食では揚げ物を食べない、自宅では揚げ物や

オメガ3・オメガ6を多く含む植物油と食品

オメガ3	オメガ6
亜麻仁油（フラックスオイル）	コーン油
エゴマ油	サラダ油
シソ油	ゴマ油
青背の魚	ベニバナ油
	大豆油
など	など

炒め物の登場頻度を下げる、加熱調理には良質なオリーブオイルを適量だけ用いる……というのを徹底した上で、週に2〜3回は青魚を食べる、亜麻仁油を積極的に活用する。こうすれば、おのずと理想的な比率に近づくことでしょう。

魚があまり好きではないという人にとって、亜麻仁油はオメガ3の摂取源として不可欠です。ドレッシングにしたり、納豆にかけたり、スプーンでそのまま飲んで頂いても結構です。ただし、亜麻仁油は熱に弱いので、加熱調理には絶対に用いずに、常に生のままでとるようにして下さい。でき上がった温かい料理にかける程度であれば問題ありません。

油を購入するときは、「農薬の心配がない原料」「低温圧搾（コールドプレス）」「光を通さない容器」という3つの条件を必ずクリアした製品を選びましょう。こういった製品は、大量生産の安価な油に比べてかなり高額ですが、もともと油は貴重な食品であり、安価で手に入るほうがおかしいのです。また、高額であるがゆえに「大事に使おう」という意識が働き、自然に油控えめの食生活になることでしょう。

なお、亜麻仁油は傷みやすい（酸化しやすい）ため、開封後は1～2ヶ月程度で早めに使い切る必要がありますが、冷凍庫で保存すれば比較的長持ちします。

あとは、「私は普段から油に気をつけている」という人でも、目に見えない油――飲食店で使われている油や、菓子類に含まれている油、加工食品の材料になっている油など――にも十分に気をつける必要があります。なかでも、人工的な**トランス型脂肪酸（トランス脂肪）**の問題は本当に深刻です。

あらゆる生物が口にすべきでない「トランス脂肪」

最初に知っておいて頂きたいのは、脂肪という名前こそついていているものの、問題になっているトランス脂肪は「栄養素」ではなく「有害物質」だということです。

オメガ6過多が私たちの健康を害するのはまぎれもない事実ですが、そうはいっても必須脂肪酸である限り、適量のオメガ6は体に欠かせない栄養素です。それに対し、トランス脂肪は体に全く必要ないばかりか、微量でも健康に害をもたらす超悪玉の物質なのです。

トランス脂肪は、いわば必須脂肪酸の欠陥品（できそこない）のような物質で、必須脂肪酸（主にオメガ6）が人為的な化学変化を受けて生じたものです。特に、マーガリンやショートニングなどの製造過程で大量に発生しやすいことが知られています。

先ほど、細胞膜の構造と機能を成り立たせる上でオメガ3とオメガ6が不可欠であることを述べましたが、トランス脂肪はこれら必須脂肪酸の働きをことごとく阻害するほか、細胞膜に取り込まれるとオメガ3やオメガ6のような働きを全くしないことが知られています。こんなことが全身60兆個もの細胞で起こっていると想像してみて下さい。背筋がゾッとしてきませんか？

日本では、新聞などでトランス脂肪が取り上げられる際、判で押したように「心臓病のリスクを高めるとされる」といった表現が用いられます。確かに、トランス脂肪の研究が海外で始まった当初は、心臓や血管のトラブルとの関連性が注目されていましたが、現在では心臓のみならず、私たちの心と体をあらゆる方向から蝕む最悪な物質であることが、次々に明らかになってきています。

今は「そんな大げさな……」と半信半疑の方もいらっしゃるかもしれません。しかし、この後の章を次々に読み進んで頂ければ、なぜ私が「あらゆる生物が口にすべきでない」などという表現を使うか、皆さんも理解できるはずです。油をめぐる問題は本当に根深いだけに、油のとり方を徹底的に是正するだけでも、数々の健康問題が驚くほどスムーズに解決へと向かうことでしょう。

トランス脂肪から家族を守るために

だからこそ私たち消費者は、どんな食品にトランス脂肪が含まれているかという情報を知る権利があります。

欧米各国では、飲食店でのトランス脂肪の規制がいち早く始まっていたり、加工食品におけるトランス脂肪の含有量表示を積極的に行ったりしています。例えばニューヨーク市では、「Clear Your Kitchen of Trans Fat」（キッチンからトランス脂肪を追放しよう）というポスターが配られているほどです。その結果、アメリカでは、トランス脂肪の血中濃度が以前に比べて6割近くも低下したという報告さえあるのです。また、近年では韓国や台湾、中国でもトランス脂肪の食品表示が導入されています。

これだけでも、トランス脂肪が有害物質であることを世界が認めているという十分な証拠になるのですが、日本ではなぜか、いまだに遅々として進んでいません。その主たる理由は「日本人のトランス脂肪摂取量は概して少ないから、健康に影響しない」というものです。

同じような表現に、どこかで聞き覚えがありませんか？　そう、３・11に伴う原発事故の放射能漏れで「識者」と称する人たちが異口同音に叫んだ「ただちに健康を害する恐れはない」というコメントです。結果として国民の不信感は最高潮に達し、自分たちの安全は自力で守らなければ……という気運が高まりました。

トランス脂肪の問題に対する国の姿勢も、放射能汚染に対するそれと何ら変わりません。欧米諸国はまだしも、アジアの近隣諸国でも国をあげてトランス脂肪対策に取り組んでいる中で、日本だけ「摂取量が少ないから問題ない」というのは極めて不自然ですし、そもそも、トランス脂肪は微量でも健康を脅かす、れっきとした有害物質です。少量だから気にしなくてよいというようなものではないのです。

特に、小さな子供や妊婦は絶対に食べてはいけません。第２章でもご紹介するように、成長過程にある子供は大人に比べて有害物質の悪影響が甚大であり、特に脳の神経細胞の発達や機能をダイレクトに妨害するからです。

ある大手パンメーカーの社長は「自社製のパンは食べない」と公言しているそうです。そのパンに、トランス脂肪をはじめとする有害物質が含まれているからにほかなりませんが、そんな製品を今なおつくり続けているこの社長の感性を疑うと共に、そんな製品が世間に広く流通しているのだという事実を、改めて目の当たりにさせられます。

そういう意味でも、日本では見送られたままになっているトランス脂肪の表示義務化を、緊急に実施すべきです。どんな理由であれ、食品産業がこれからもトランス脂肪を使い続けるのであれば、せめて、どんな製品にどのくらいのトランス脂肪が含まれているかを分かるようにして、少なくとも私たち消費者が、各自で取捨選択を行えるような判断材料が提供されるべきです。

ここで、表示義務化が実施されるまでにも、私たちが個人でできるトランス脂肪対策を皆さんにお伝えしておきましょう。

まず、マーガリンやショートニング、及びこれらを使った食品を徹底的に避けることです。次に、包装されている製品については必ず原材料表示をチェックし、**「加工油脂」「植物性油脂」「ファッ**

トランス脂肪の摂取源になりやすい食品

フライドポテト	アイスクリーム	サンドイッチ
ドーナツ	菓子パン	スナック菓子
クッキー	マーガリン	カップラーメン
ケーキ	ピザ	
	冷凍食品	

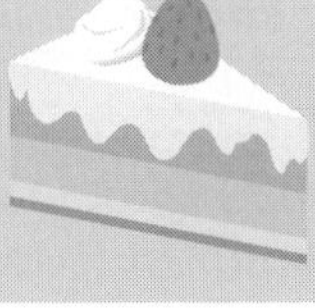
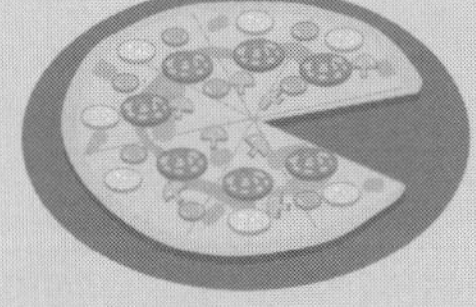

トスプレッド」といった名前を見つけた場合は買わないようにしましょう。これらにもトランス脂肪が含まれている可能性が非常に高いからです。

あとは、包装されずに売られていて、なおかつ高リスクな商品への対応です。具体的には、フライドポテトやドーナツ、クッキー、パンなどがあげられます（前ページの表参照）。マーガリンやショートニングを使っていないかどうか、店に尋ねるのもひとつの手ですが、正確な情報が得られるかどうかも分かりません。いずれにせよ、もともと不健康なものばかりですから、トランス脂肪の有無にかかわらず控えるべきでしょう。

このような対策をとっていると、すぐに気づくはずです。

「これじゃあ、何も買えなくなる」と。

でも、その認識で正解です。そのくらい、現代の食生活がトランス脂肪に満ちあふれているのだということです。ここで、「みんな食べてるから大丈夫」と意に介さないか、あるいは、自分のため、そして家族のために自主的なトランス脂肪対策に取り組むかは、皆さんの自由です。ただし、人工的なトランス脂肪が栄養素ではなくれっきとした有害物質であること、そしてそれが食品中にどのくらい含まれているのか、今の日本では知る術がないことを、それぞれよく覚えておいて下さい。

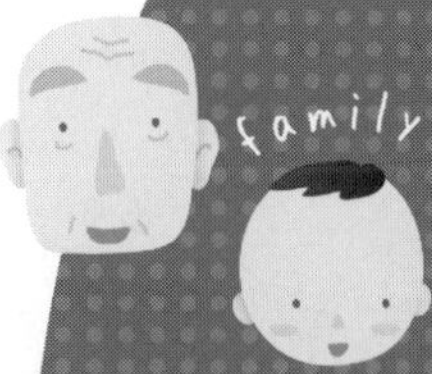

4「調理法に注意する」

その調理法が有害物質を増やしている！

食事には気をつけているという人でも、意外に見落としがちなこと――それは、「どのように調理するか」ということではないかと思います。たとえ主食を玄米にし、マゴワヤサシイをしっかりとりながら、油のとり方にまで注意していても、ポイント④に「**調理法に注意する**」とあるように、調理法に無頓着なままでは、残念ながら「細胞が不元気になる食事」にさえなりかねません。

なぜなら、揚げる、焼く、炒めるといったような、100℃を超える高温で加熱調理すると、食品中の成分が化学反応を起こし、さまざまな種類の有害物質が発生しやすいからです。食べ物に含まれるタンパク質（アミノ酸）、脂肪、炭水化物（糖）からは、高温加熱を通じてそれぞれに特徴的な有害物質が生じ、体内に取り込まれると私たちの健康を害することが知られています。

終末糖化産物（ＡＧＥ）やヘテロサイクリックアミン（ＨＣＡ）、多環芳香族炭化水素（ＰＡＨ）、アクリルアミド、そして過酸化脂質……。何やら難しそうな名前が並んでいますが、これらは全て、食品の高温調理で生じる有害物質の仲間です。ＡＧＥは、ポイント①でもお伝えした「糖化」を促進することが知られていますし、ＨＣＡやＰＡＨ、アクリルアミドは、いずれも発がん性が強く疑われている物質です。過酸化脂質は体内で酸化ダメージを促進します。

これらの害を防ぐためには、揚げ物、焼き物、炒め物といった料理ばかりに偏らないようにする必要があります。例えばAGEの場合、同じ食材でも調理法によって含有量に大きな違いが出ることが確かめられています（下のグラフ参照）。つまり、煮たりゆでたり、蒸したりしたもの、そして生のものといったように、多様な調理法を心がけておけば、これらの「調理由来の有害物質」を最小限にとどめることができるでしょう。

消化酵素のロスにもつながる加熱調理

加熱調理した食べ物には欠点がもうひとつあります。それは、「消化酵素を無駄遣いする」ということです。

どんな食べ物にも、タンパク質や脂肪、炭水化物を分解する酵素が含まれています。もともとは、そ

調理法によるAGE含有量の比較（鶏胸肉1食分90gの場合）

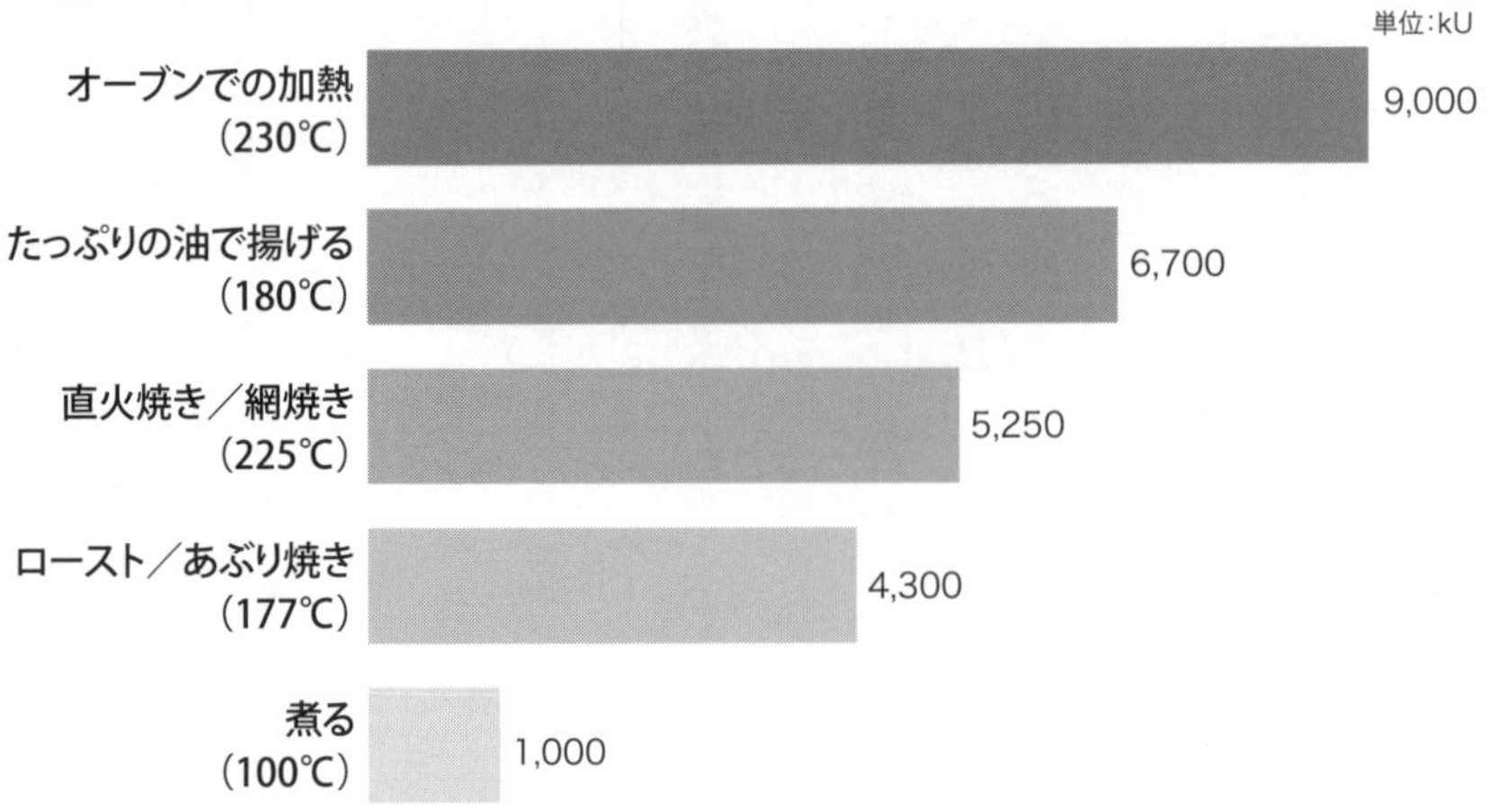

マウントサイナイ医科大学（アメリカ）の研究チームの論文『一般的に消費される食品中の終末糖化産物』（2005年）を参考に作成

れぞれの食べ物が生物として命をつないでいくためにつくり出したもので、総称して**食物酵素**と呼ばれています。

これらの食物酵素は、実は人間の体でもそのまま同じように働きます。私たちが食べたものに含まれるタンパク質や脂肪、炭水化物を分解してくれるのです。つまり、食べ物の消化作業を手伝ってくれるわけですが、これには「消化酵素を節約できる」という、非常に大きなメリットがあります。

人の体内では何千種類もの酵素がつくられていて、そのひとつひとつが、人が生きていくために欠かせない多種多様な生命活動にかかわっています。また、人が一生のうちにつくり出すことのできる酵素の総量は決まっていて、「酵素がなくなったとき＝命の終わり」を意味すると考えられています。

酵素の総量が決まっているということは、特定の酵素ばかりを使っていると、他の酵素が少なくなってしまいます。その「特定の酵素」に該当するのが、まさに消化酵素なのです。

暴飲暴食によって消化酵素が大量に消費されるというのは、誰でも想像できると思いますが、そうでなくても消化酵素の無駄遣いにつながる場合があります。それが、加熱調理したものばかりの食事です。

なぜなら、加熱調理を行うと、食べ物に含まれる食物酵素が役に立たなくなってしまうからです。

食物酵素の多くは、50℃にもなると変性し、酵素としての機能を失うことが知られています。煮炊きのほか、焼く、揚げるといった調理法では、いずれも100℃もしくはそれ以上の高温に達するため、食物酵素は〝全滅〟しています。このため、こういった調理法ばかりでつくられた食事では、食物酵素の恩恵は全く期待できないということです。

旬の果物と和の発酵食品で「高酵素食」を

その反面、生野菜のサラダや刺身のほか、大根おろし、長芋の短冊やとろろ、ネギやショウガといった薬味などは、調理の際に火を使わないため、いずれも食物酵素を得ることができます。ただし、これだけではなかなか「食物酵素たっぷりの食事」というわけにはいきません。そこで、毎日の食事の「食物酵素率」をアップするための簡単な方法を2つ、ご紹介しておきましょう。

ひとつは、旬の果物をたくさん食べること。マゴワヤサシイに含まれていないからか、果物の存在は意外に忘れられがちですが、お菓子やジャムなどを除けば、果物を加熱して食べることはほとんどないように思います。そのくらい、意識しなくても自然と生で食べているはずです。

春夏秋冬それぞれの時期に旬を迎える果物があるため、この方法は1年を通じて行えますし、果物を意識して食べるようにしていれば、砂糖を使った菓子類の摂取量や摂取頻度を減らすことにも役立ちます。

もうひとつは、日本伝統の発酵食品をフル活用すること。具体的には、漬物や味噌、納豆などです。味噌や納豆は、大豆などの原料をいったん加熱して用いるものの、微生物の活動＝発酵によって食物酵素が大量につくり出されています。

実は、大豆にはもともと酵素の働きを阻害する物質が多く含まれていて、たくさん食べると消化に悪影響を及ぼすことが知られています。これは、食物酵素がその食べ物自体の生命活動のためにつくられているのと同様に、大豆が「種子」として休眠状態の間は自分の酵素が働いてしまわないように、いわば酵素にロックをかけておく物質だからです。しかもやっかいなことに、加熱や加工を行ってもこの物質の酵素阻害作用は残ったままです。

ところが「発酵」というプロセスを経ると、酵素阻害物質はものの見事に失活してしまいます。こうして完成した発酵食品は、食物酵素の宝庫です。日本伝統の発酵食品は、まさに「先人の知恵」が結集しているといえます。

なお、発酵食品というと、ヨーグルトなどの乳製品を真っ先に思い浮かべる人が多いかもしれませんが、牛乳や乳製品はとらないようにして下さい。その理由は後ほど説明しますので、あくまでも日本伝統の発酵食品（特に植物性発酵食品）を上手に活用するようにして下さい。

乳酸菌の摂取源としても、動物性食品より植物性食品のほうが優れています。なぜなら、動物性の発酵食品に含まれる乳酸菌は胃酸で死んでしまうのに対し、植物性食品の乳酸菌は胃酸にも強く、生きたまま大腸まで届いて私たちに有用な働きをしてくれるといわれているからです。そもそも、日本人が長らくとってきたのは、味噌や漬物などの植物性乳酸発酵食品であり、食性にも見合ったものだと考えられます。

ただし漬物でも、食品添加物だらけの調味液に漬けただけで発酵していない、「漬物もどき」のようなものもたくさん売られていますので、本物の漬物や味噌を選ぶようにしたいものです。

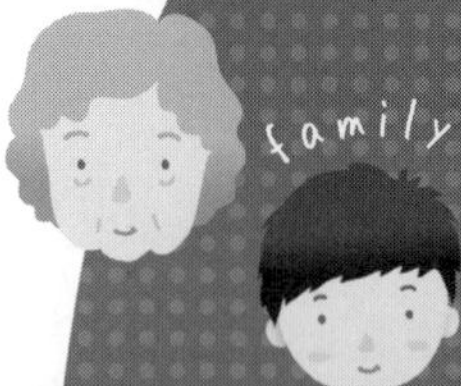

5「牛乳や乳製品をとらない」

スポック博士も批判に転じた「致命的な毒物」

さて、最後のポイント⑤に「**牛乳や乳製品をとらない**」とあるように、これらが体によくないということは、どこかで一度は見聞きしたことがあるという人も多いのではないかと思います。ただ、その理由として認識されているのは、「食物アレルギーの原因になるから」「高脂肪だから」といったところではないでしょうか。

しかし実際には、そういう次元をはるかに上回る、数々の深刻な問題を抱えたものなのです。

現にアメリカでは、牛乳に対して「the deadly poison」、つまり、人を死にいたらしめる毒物だと警告するという、一見するとかなり過激な本まで出版されています。しかもそこには、日本でも知られているような名だたる栄養学者らが、本の内容に賛同するコメントを寄せているのです。

例えばその中にはこんなコメントがあります。

「牛乳はかつて、完全栄養食品として常に過剰に販売されてきたが、断じて完全栄養食品とはいえず、アメリカ政府はこの事実の告知において、いかなる努力も絶対に怠ってはならない」

このコメントの主が、世界的ベストセラーを誇る『スポック博士の育児書』で有名なアメリカの小児科医、ベンジャミン・スポック博士だということを知ったら、皆さんは果たしてどう思われるでしょうか?

『スポック博士の育児書』では当初、牛乳や乳製品を積極的に推奨していました。体に必要な成分がほとんど全て含まれている、カルシウムを豊富に含む唯一の食品、料理にも使うなどして子供にはたくさん食べさせるべき……といったタッチです。このようなアドバイスに従って子供を育ててきたという方は、皆さんの中にも少なからずいらっしゃることと思います。

ところが、1946年の初版から改訂が繰り返された同書の第7版(1998年)では、まるで別人が書いたのではないかと思えるほど、牛乳をことごとく批判しているのです。それは、植物性食品のほうがカルシウムの摂取源としてふさわしい、アメリカの食生活の中で最悪の食品は牛乳や乳製品、医師も「牛乳信仰」を見直すべき……といった内容です。

このような正反対の主張をするようになった背景には、自身の健康問題がかかわっていたようです。というのも、もともと心臓に持病を抱えていたスポック博士は、85歳のときに脳梗塞で倒れ、麻痺のせいで体が不自由になってしまったことがありました。その後、自力で何とかしようと自分の生活習慣を見直した際、牛乳や乳製品などをとらない食生活に切り替えたのです。

すると、治らないと医師からいわれた麻痺が和らいで、一人で歩けるようになったほか、20kgもの減量に成功し、体調もずいぶんよくなったというのです。

スポック博士の遺志を無視する日本

結局、スポック博士は94歳で天寿を全うしましたが、それまでに続けられた『スポック博士の育児書』の改訂作業は第8版（２００４年）に達しました。

ところが、第7版でこれほどまでに記載内容が大きく修正されたにもかかわらず、なぜか日本では、肝心の第7版以降がいつまでたっても翻訳されていません。その代わりに、スポック博士が〝牛乳推進派〟であった頃の第6版が、〝最新版〟として今なお出回り続けているのです。

第7版が出版されたのは、もう10年以上も前の話です。しかも、スポック博士が大幅な軌道修正をかけたのだからこそ、少しでも早く翻訳して世に知らしめるのが物事の道理というものではないでしょうか。

間違った健康情報が流れっぱなしになるのは、私たちに悪影響しかもたらさないのはもちろんのこと、亡くなったスポック博士自身にとっても決して本望ではないはずです。いったい、どうしてこんなことになっているのでしょうか。

私はそこに、何か意図的な情報操作を感じずにはいられません。まるで、「スポック博士の軌道修正を日本で知られてなるものか」とばかりに。

そもそも、牛乳や乳製品が日本で普及し始めたのは、ＧＨＱによる戦後の日本統治の方針がきっかけです。戦争中に小麦や牛乳などの食料生産が過剰になっていた当時のアメリカでは、その使い道に頭を悩ませていました。そこで白羽の矢が立ったのが、敗戦国である日本への提供でした。

「栄養失調」の子供をはじめ、「欧米人に比べて背が低く体格も劣る」日本人には、「完全栄養食品」である牛乳を飲ませて〝肉体改造〟を行う必要がある。そのためには、小学校に給食を導入し、パンと牛乳を必ず出すように——。

このようなGHQの方針に従わざるを得なかった当時の日本政府は、国民に対して妙な劣等感や先入観を植え付けながら、「改善」のための切り札として、牛乳がいかに優れた食品であるかという啓蒙活動に力を入れ、パンと牛乳のセットを大前提にした学校給食制度を開始しました。こうして「牛乳神話」が着々と日本に根付いていったのです。

牛乳が「特別扱い」を受ける裏事情

そういったからくりの一端を担っているように思えてならないのが、「日本人の栄養所要量」です。現在では「日本人の食事摂取基準」に名称が変わり、所要量という表現は使われていません。しかし、カルシウムの摂取量として設定されている数値は大きく変わってはおらず、どの世代でも男女とも、だいたい1日600mg前後です。

実は、この数値は異常に高く設定されています。どのくらい異常かというと、他の栄養素は牛乳や乳製品抜きの食事で十分に摂取できるにもかかわらず、カルシウムだけは、牛乳や乳製品のような高カルシウムのものをとらなければとても到達できない……といった具合なのです。

だからこそ、「普段の食事では不足しがちだから、牛乳を飲んでカルシウムを補おう」となるわけです。日本で長らく取り入れられてきた数々の食品ではなく、牛乳や乳製品といった〝新参者〟に頼らなければ摂取基準を満たすことができないなんて、実に奇妙なことではないでしょうか？　まさに、「牛乳を日本中に浸透させるためにつくった数値」だといいたいところです。

ここまで周到に「牛乳普及キャンペーン」が繰り広げられていれば、医師や管理栄養士など、お国が定めた資格を持つ人たちが「牛乳でカルシウムをとりましょう」と異口同音に叫ぶのも、ある意味では無理もないのかもしれません。

以前、あるプロ野球チームに専属する管理栄養士の女性が、選手やスタッフに牛乳の害を説く私に対して猛烈に抗議してきたのをよく覚えています。当人にしてみれば、これまで再三にわたって「牛乳や乳製品をとりましょう」とアドバイスし続け、国家資格者としてプロのアスリートのコンディショニングを支えてきたという自負や正義感があるだけに、プライドをひどく傷つけられたのでしょう。

いくら説明しても一向に聞き入れようとしない彼女を見ていると、国家による〝洗脳〟の恐ろしさや罪の大きさを改めて痛感しました。また一方で、牛乳の害をよく理解し、摂取しないようにアドバイスしている医師や管理栄養士の方々もたくさん知っているだけに、〝洗脳〟の被害者ともいえる彼女が気の毒にさえ思えてきました。

牛乳や乳製品を今ほどとっていなかった時代、果たして骨粗鬆症がこれほどまでに蔓延していたでしょうか？　「当時よりも高齢化が進んでいるから」というなら、骨粗鬆症患者の若年化はどう理解すればよいのでしょうか？　なぜ、主食でもないような特定の食品が、これほどまでに特別扱いを受けるのでしょうか？――こうした現状も、戦後の「キャンペーン」がもたらした結果だといっても過言ではありません。

日本ではスポック博士の知名度が非常に高いため、牛乳反対派に方向転換していたことが全国各地に知れ渡れば、そのインパクトは相当なものになるはずです。不買運動が起こり、乳業メーカーは相次いで廃業に追いやられ、政府や企業を相手取った健康被害の集団訴訟が次々に行われるようなことにもなりかねません。

このような事態を防ぐべく、さまざまな方面から圧力がかかった結果、『スポック博士の育児書』の翻訳がわざと止められているように思えてならないのです。

牛乳でお腹がゴロゴロしないほうがおかしい⁉

とはいえ、社会批判に終始していても仕方ありません。牛乳の何がどのように体によくないのかということを理解すれば、誰もが自然と口にしたくなくなるはずです。

例えば、比較的よく知られているのが「**乳糖不耐症**」ではないでしょうか。いわゆる、牛乳を飲むとお腹がゴロゴロするといった症状のことで、これは牛乳に含まれる乳糖（ラクトース）という物質を分解するための消化酵素（ラクターゼ）が、体内でほとんど、あるいは全くつくられないために、未消化の乳糖が腸に余計な負担をかけることが原因です。

牛乳を飲むとお腹がゴロゴロする人は、まるでそれが悪いこと（欠点であること）であるかのようにいわれることもありますが、いたって自然な反応ですので安心して下さい。

むしろ、お腹がゴロゴロしない人のほうが〝不自然〟なのです。なぜなら、人間はもともと、成長と共にラクターゼが合成できなくなるからです。

生まれてしばらくは母乳で育つ赤ん坊にとって、ラクターゼは絶対に欠かせません。母乳の成分にも乳糖が含まれていて、母乳を適切に消化・吸収することで、生きていくために必要な全ての栄養素を得なければならないからです。しかし離乳の時期を迎えて、母乳を必要としなくなるにつれて、ラクターゼの合成能力が低下していきます。

欧米人は、古くから酪農を営み、牛乳や乳製品に大きく依存した食生活を長らく続けていく中で、大人になってもラクターゼが合成できる体を徐々に獲得していきました。それに比べれば、日本人の食生活に牛乳や乳製品が入ってきたのはつい最近のことです。たとえお腹がゴロゴロしない人でも、牛乳にうまく対応できているはずがありません。

そもそも、大人になってから、しかも他の動物の乳を飲むなどということを行っているのは、哺乳類の中で人間だけです。これだけでも十分に〝不自然〟だと思いませんか？

骨以外のカルシウムのほうが重要！

牛乳や乳製品にカルシウムが多く含まれること自体は間違いありません。また、カルシウムが体内で極めて重要な働きをしていることも、まぎれもない事実です。

しかし、だからといって「牛乳でカルシウムをたくさんとろう！」となるのはあまりに浅はかです。カルシウムに対する一般的なイメージは、「丈夫な骨をつくる」といったものでしょう。確かに、体内に存在するカルシウムの実に99％が骨や歯に集まっています。しかしどちらかといえば、骨のカルシウムはそこで働いているというよりも、構造の一部として埋められているだけに過ぎません。カルシウムの働きということでいえば、むしろ残りの1％のほうが非常に重要なのです。

なぜなら、この1％のカルシウムが、全身の細胞でさまざまな生命活動が行われる際、アクションを起こすための各種スイッチとして働いているからです。例えばそれは、筋肉の伸び縮みであったり、脳内での情報伝達であったり、ホルモンの合成であったりといった各場面で、絶対に欠かせない働きなのです。これらはいずれも、血液中に存在するたった1％のカルシウムが、細胞内に一時的に入り込むことが刺激となって、それぞれの生命活動が開始されます。

ここで注意しなければならないのは、あくまでも「一時的に入り込むこと」が重要なのであって、「入りっぱなし」ではだめだということです。スイッチを入れるという役目を終えたカルシウムは、速やかに細胞の外に戻らなければなりません。さもないと、筋肉が縮んだままになったり、脳がいつまでも特定の情報であふれ返ったり、ホルモンが余計に分泌されたりしてしまいます。

この現象は、先ほどタンパク質のところでもお話しした「脱灰」によっても促されます。骨から溶け出したカルシウムが血液中にあふれ出すと、全身の細胞内にもたまりやすくなります。つまり、細胞にとってはカルシウムによるスイッチが入りっぱなしになってしまうわけです。まさに、カルシウムが本来の居場所を間違え、正しく働いていない状態です。

また最近では、「カルシウムの吸収を助ける」などとして、ビタミンDの重要性にも注目が集まっています。ビタミンDは魚やキノコ類から得ることができるほか、日光を浴びれば体内で合成されることも知られていますが、これらにはいずれも、腎臓で必要に応じて「**活性型ビタミンD**」に変換される必要があります。

活性型ビタミンDは、カルシウムの吸収や排泄、骨への蓄積量などのコントロール役として働いていて、全身のわずか1％というごく微量の範囲内で血液中のカルシウムが機能するよう、常に厳しく監視しています。血中カルシウムが増加すれば活性型ビタミンDの働きは弱まり、カルシウム濃度が低下すれば活発に働き出す……といった具合です。

ところが、高タンパク食などで血液が酸性に傾くと、腎臓でビタミンDを活性型に変換する作業が大幅に抑制されてしまうことが知られています。さらに、血液中のカルシウム濃度が極端に高くなると、活性型ビタミンDへの変換作業と活性型ビタミンDの活動の両方が低下し、結果としてカルシウムの吸収や骨への蓄積が抑えられてしまうのです。

つまりは、「タンパク質やカルシウムの豊富な食事」を頻繁にとっていると、何重の意味でも骨からカルシウムを失うことにつながります。タンパク質やカルシウムの豊富な食事とは——そう、それはまさに、牛乳をたくさん飲むような食事です。ずばり、「牛乳は骨を弱くする」のです！

高タンパク質の害のところでもお話ししましたが、私たちの体は酸性の環境を好みません。そこで、血液が酸性に傾くとそれを元に戻そうとします。このとき、酸を効果的に中和するアルカリ物質として働くのがカルシウムなのですが、前述の通り、カルシウムは血液中にはわずかしか存在しません。だからこそ、カルシウムのたくさんある場所、つまり「骨」から調達され、結果として骨がスカスカになり、骨折のリスクが高まるというわけです。

血液中のカルシウムの働きや、体内の恒常性（ホメオスタシス）の仕組みは、生化学の基本中の基本です。栄養学の専門家を自称する人たちが、こういった基本的な知識もなしに「牛乳でカルシウムをとりましょう」などという危険なアドバイスを行うなど、本来なら断じてあってはならないのです。

マグネシウムあってこそのカルシウム

このように、現代人が苦しんでいる心身の健康問題の大半に、カルシウムが正しく働かないことで起こる「**カルシウム生理作用不全症候群**」が関与しています（下の表参照）。表をざっと見ただけでも、カルシウムが決して骨のためだけに存在しているわけではないのは一目瞭然だと思います。

実は、こういった数々の健康問題を未然に防ぐべく、体内のカルシウムの働きをコントロールしているのが「マグネシウム」というミネラルです。

マグネシウムは、スイッチとして細胞内に入り込んだカルシウムを、再び細胞の外へくみ出す役割を担っています。このようなマグネシウムの役割があるからこそ、縮んだ筋肉が伸びたり、脳内の情報が整理されたり、ホルモン分泌の必要がなくなればス

「カルシウム生理作用不全症候群」に伴うさまざまな病気や症状

骨格系	骨折、骨粗鬆症、腰痛
筋肉系	便秘、運動失調、筋肉のけいれん、肉離れ、視力低下
神経系	めまい、てんかん、多動症、自閉症、うつ、不眠症、学習能力減退、月経前症候群（PMS）
免疫系	風邪、アレルギー、がん、リウマチなど自己免疫疾患（免疫反応異常）
循環器系	突然死、心筋梗塞、脳卒中、高血圧
内分泌系	糖尿病、低血糖症、脱毛症、前立腺肥大、子宮内膜症、生理不順

トップしたりできるのだということです。

マグネシウムなくしてカルシウムが正しく働くことはできません。それにもかかわらず、牛乳にはカルシウムばかり多くて、マグネシウムはほとんど含まれていないのです。また、牛乳は高タンパクでもあるため脱灰促進のリスクも高く、体内でカルシウムの働きを乱す要素が満載です。

さらに、マゴワヤサシイ＋玄米からかけ離れ、砂糖や小麦粉にまみれた現代人の食生活では、マグネシウムを十分に摂取することができません。そんな中、カルシウムの働きやマグネシウムとの関係性を無視して「カルシウムをどんどんとりましょう」などと一辺倒に論じる世間の風潮は、もはやナンセンスを通り越して非常に危険なレベルです。

カルシウムは、「いかにたくさんとるか」ではなく「いかに正しく働かせるか」にかかっています。そしてこれは、カルシウム以外のあらゆる栄養素にも全く同じことがいえます。

栄養素をとりさえすればよいという「ニセモノの栄養学」から、いち早く脱却すべきです。

牛乳中の不気味な物質が体を蝕む！

牛乳が健康を害する理由はまだまだありますが、中でもふれておかなければならないのは、「気味の悪い物質」を多く含んでいるということでしょう。これは、カルシウムの誤作動と同じくらい、あるいはそれよりも深刻な状況をつくり出す恐れがあります。

皆さんは「牛乳を飲むと背が伸びる／体が大きくなる」という話を一度はどこかで見聞きしたことがあると思います。この話はあながち間違いではないのですが、それは「牛乳の豊富なタンパク質やカルシウムのおかげ」だと、漠然と思っているのではないでしょうか。

でも、ここでよく考えてみて下さい。タンパク質やカルシウムを多く含む特定の食品を口にするだけで、背が伸びたり体が大きくなったりするなんて、少し変だと思いませんか？　なぜ他の食品では同様の話が出てこないのでしょうか？

もともと牛乳の中には、子牛の発育に必要な成長ホルモンや、子牛の成長促進にかかわるホルモンに似た物質が高濃度に含まれています。また、一度にとれる牛乳の量を増やすために、人工的な成長ホルモンが乳牛に投与されて、最終的に牛乳の中にもそれが含まれることになります。

さらに、本来は子牛を出産した牛から搾乳するのですが、やはり牛乳の生産量を増やすべく、餌や機械の力を利用して、妊娠中の牛からも無理やり搾乳が行われています。人間でも同じですが、妊娠中の牛は血液中の女性ホルモンの濃度が上昇しているため、血液からつくられる乳にもそれが必然的に反映されることになります。

これらの要因が合わさった結果、大量生産されている市販の牛乳は、いわば「各種ホルモン濃縮液」のような状態になっているのです。

牛乳を飲むと、こういったホルモン類は全て人間の体内でも同じように作用したり、成長促進物質を多くつくり出したりすることが分かっています。それで子供の体が大きくなったり、背が伸びたりするんだったら、やっぱりいいことなんじゃないの？——ひょっとするとこんなふうに思われるかもしれません。しかし、そのせいでがんを発症しやすくなるとしても、果たしてそれは本当に〝いいこと〟なのでしょうか？

というのも、世界の複数の研究によって、前立腺がんや乳がん、卵巣がんといった性ホルモン系のがんと、牛乳との関連性が指摘されているのです。その中には日本で行われた研究も含まれます。厚生労働省が４３０００人の日本人男性を対象に行った調査では、牛乳や乳製品の摂取が最も多いグループ（１日約３３０ｇ）は、最も少ないグループ（１日約12ｇ）に比べ、前立腺がんの発症率がおよそ１・６倍であったことが示されました。また、牛乳や乳製品の摂取量が多ければ多いほど、このリスクが高まる傾向があったとのことです。

「成長促進」といえば聞こえはいいかもしれませんが、「組織の細胞を異常に増殖させる」と考えれば、その作用が実に不自然で不気味なものかが分かるはずです。

家族を守るために、牛乳なしの生活を定着させよう！

牛乳に含まれるカゼインは、適切に消化されないまま腸から取り込まれると、体内で麻薬に似た性質を持つ物質に変わり、脳に重大なダメージをもたらすことも指摘されています。また、１歳までの乳幼児の多くがカゼインを適切に消化できず、結果としてアレルギー症状などを頻繁に引き起こしていることが、欧米各国の研究によって報告されています。本当に、どこを切っても問題ばかり出てくる様子からは、牛乳に対する「カルシウムたっぷりの白い飲み物」という認識が、どれだけ恐ろしいものかを実感させられます。

牛乳の欠点として、一般的には高脂肪であることがよく取りざたされますが、「低脂肪乳ならＯＫ」という判断は大きな誤りです。ここまで読んで下さった皆さんであれば、もはやそういう次元の問題ではないことはよくお分かりでしょう。

そしてこれは、チーズやヨーグルト、生クリームといった乳製品にも同じことがいえます。特に、乳製品の中で見落とされがちなのが「バター」です。何となく動物性の脂だということは認識していても、ヘット（牛脂）などと混同しがちであるように思います。実際にはれっきとした乳製品であり、牛乳や他の乳製品と同様の健康リスクを伴うことを、決して忘れないようにして下さい。

原発はトイレのないマンションにたとえられます。こんなに地震の多い国で、極めて有害な核燃料をつくり出し、しかも使用済みの核燃料を処理する方法を考えていませんでした。これは、国家としての計画性や想像力の欠落を如実に物語っており、非常に恥ずかしいことです。

原子力のイロハを考慮すれば、今の日本に脱原発の道しかないのは明白です。ドイツが脱原発を決めたのは、まさに「勝負がついているから」であり、原発を新しくつくることなど、恥の上に恥を塗り重ねていくようなものです。

話が少しずれましたが、日本にはびこる牛乳の問題は、原発をめぐるこのような時流とも一致します。ここまでお伝えしてきたように、牛乳が体に悪いことはもはや事実であり、すでに結論が出ていることです。それにもかかわらず、国をあげての牛乳の普及活動はとどまることを知らず、その結果、牛乳に伴う健康被害は今後も続いていくことになります。現に、全国で2000以上も存在する小学校の中で、「うちでは給食で牛乳を出すのをやめた」という話を一度も聞いたことがありません。

先ほど、牛乳が前立腺がんのリスクを高めるという厚生労働省の研究結果をご紹介しました。当の厚生労働省は、「しかし、牛乳にはいい点もあるから」という理由で、牛乳の危険性を世間に広く警告しようとはしません。よかれと思って誰もが毎日のように口にしているものが、がんに関連しているというのに！

これは、例えば受動喫煙の問題などでよく見聞きする、「タバコが体に悪いのは確か。でも、タバコにはリラックス効果があるし、吸うのは個人の自由だから……」といった類の論点のすり替えと、何ら変わらないように思います。

皆さんはそれでもまだ、「みんな飲んでるから大丈夫」と安心し、子供や家族に牛乳を飲ませ続けますか？　牛乳嫌いの子供には、無理にでもヨーグルトやチーズを与えるのでしょうか？　そんな子供たちが大人になったとき、果たしてどんな健康問題を抱えることになるか、一度想像してみてはいかがでしょうか？

これからは少なくとも、タバコやお酒、菓子類といった「嗜好品」＝基本的に体によくないもの、とる必要のないものという認識を持って下さい。牛乳や乳製品なしでは生きていけないほど大好物だという人は、ご紹介したようなリスクを覚悟の上で、「自己責任」でとるようにすべきでしょう。

いずれにせよ、皆さんが家族の健康を本気で守りたいと思っているなら、冷蔵庫に牛乳パックが必ずストックされているのが当たり前になった生活を、今日で終わりにしましょう。

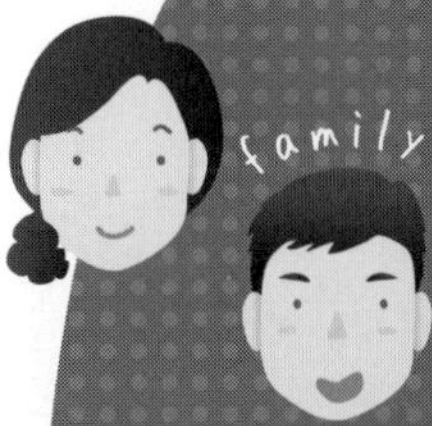

健康への意識改革

食事はもとより、生活全体を「オーガニック」に

これまでに「細胞から元気になる食事」に関する5つのポイントをお話ししてきました。ここでは、さらにそれ以外のポイントにもふれておきます。

5つのポイントの中には入れませんでしたが、毎日の食生活はできる限り農薬の心配がない、自然に栽培された食品を中心に据えるべきでしょう。

近年ではオーガニックへの関心が世界的にも高まっており、ヨーロッパやオーストラリアでは、有機農産物を生産する農家が全体の5〜10％を占めるまでになっています。もしかすると、「たったそれだけ？」という声さえ聞こえてきそうですが、実は日本では、さらにその10分の1から20分の1、わずか0・5％程度に過ぎないのです。逆にいえば、普通に売られている野菜や果物のほぼ全てが、農薬と化学肥料を大量に用いて栽培・生産されているということになります。

また、野菜や果物はもちろんですが、肉や卵を食べる際にも特に注意すべきです。「マゴワヤサシイに含まれていないのだから一切食べるな！」とまではいいませんが、献立のメインにするのではなく、やはりあくまでも「嗜好品」として位置付けるのが賢明でしょう。さらには、その「質」にも十分に気をつける必要があります。

例えば、イスラエルのテルアビブ大学で行われた研究では、ニワトリの餌の種類が卵の脂肪酸組成に影響し、これによって、食べる側の人間にとって「健康的な卵」になるか「不健康な卵」になるかが決定付けられることを明らかにしています。具体的には、大量生産の安価な卵では、ニワトリにオメガ6の多い餌が与えられがちであるため、そのニワトリが産んだ卵もオメガ6過多になり、最終的にこの卵を食べた人の健康を害することにつながるというのです。

また、米メリーランド大学が養鶏場の調査を行ったところ、オーガニックの養鶏場では慣習的な養鶏場に比べ、抗生物質に耐性を持つ細菌の数が大幅に少なかったことが確かめられています。養鶏などの畜産業には、必ずといっていいほど抗生物質の問題がついて回ります。感染症の蔓延を防ぐべく、餌などを通じて家畜や家禽《かきん》の体内に取り込まれた抗生物質、そしてそこで生じた強力な耐性菌は、家畜や家禽はもちろんのこと、その肉や卵を消費した私たちの健康にも悪影響を及ぼします。

畜産物を通じた耐性菌の被害は、まさに不自然が新たな不自然を生み出すという悪循環の典型例です。私たちは、農産物だけでなく畜産物も含めた食生活全体のオーガニック化を、本格的に検討すべき時代に直面しているのです。

できる限り自然に則した農業や畜産業には、往々にしてコストがかかります。しかも大量生産が難しいため、一定の供給量が確保できず、必然的に市場価格も高くなりがちです。自然を相手にしているだけに、農産物の場合は形や大きさ、味といった面で品質が安定しないケースも少なくありません。その結果、安定供給と画一的な品質、そして低価格を求める消費者からは敬遠され、いつまでも生産規模が大きくならず、価格も下がらない……という状況が続いているのです。

これが先ほどの「0・5%」の実体です。

例えば、卵ひとつとっても、一昔前までは非常に貴重で高価な食品でした。「自然」な状態であれば、そう簡単に得られるものではないからです。つまり、安価に大量生産され、まるで工業製品のようになってしまった現代のほうが異常なのだという認識が世間に根付けば、適正な価格の「健康な卵」が自然と市場に出回るはずです。

そして、決して安価ではない食品を購入する消費者側も、むやみやたらと食卓に並べることはおのずとなくなるでしょう。もちろんこれは、卵だけではなく、安価に大量生産されている全ての食品にいえることです。このような有機的なサイクルの実現に欠かせないものこそ、私たち消費者の意識改革なのだということです。

また、こういった農産物や畜産物を積極的に選択することは、日本の第一次産業を守ることにもつながります。さらに、3・11の原発事故に伴う放射能汚染が日本全土に拡大していると想定して、体に害をもたらす物質の取り込みを可能な限り回避するという点でも、非常に有意義なことではないでしょうか。

つまりは、私たちの価値観や生き方そのものを「オーガニック」に変換すべき時代がやってきたのです。

今こそ、今度こそ、本気で変わろう！

アメリカでは、健康であれば何百万ドルもの財産を持っているのと同じだといわれます。健康とはそのくらい価値のあることなのだという意味です。勉強や仕事に励んだり、趣味に没頭したり、家族や仲間と心休まる時間を過ごしたり……。何を行うにも、まずは健康でなくてはなしえません。

そういう意味でも、安心・安全な食品に対価を払うこと、「食」にお金をかけることは、健康の維持増進を図る上で、これ以上ないほど、ノーリスク&ハイリターンの先行投資だといえます。

「これまでそれなりの食生活を続けてきたけど、体の悪いところは特にないし、これからも大丈夫だろう」とたかをくくり、「病気になればお医者さんに治してもらえばいい」と楽観視している人は、そのうち痛い目にあうときがやってきます。

アメリカの研究では、現代医療全体で役に立つのは1割に過ぎず、残りの9割はやってもやらなくても同じか、むしろ状態を悪くするという報告さえあります。自分の健康を病院任せ、医者任せにするのは、そろそろやめにしませんか？

若い人や、これまで心身の不調とは縁のなかった人ほど、自分や家族の健康を過信しがちです。また、痛い目にあった人でも、「喉元過ぎれば熱さを忘れる」よろしく、時がたつにつれて、自分の身に起こったことを軽視してしまう傾向があります。

逆に、健康意識が高い人というのは、自分自身や身近な人が過去に大病を患ったり体調を崩したりした経験などから、健康のありがたみを強く自覚する機会があった人が多いように思います。

「怪我の功名」という表現はあまりに語弊があるかもしれませんが、その経験は決してネガティブな面ばかりではなく、健康の重要性に気づくことができた、貴重な財産を手に入れたようなものだと捉えることもできます。

ある経済団体が、日本の労働生産性に病気が及ぼす影響を試算したところ、経済的損失が実に年間3兆円を超えるという、衝撃の結果も報告されています。序章で、現在の日本の医療費が半世紀前の150倍、36兆円にまで達していることをお伝えしましたが、15年後には、この金額がさらに倍になるとも予測されています。医者は儲かって仕方がないのかもしれませんが、まさに「国民総不健康」の時代が到来しており、国家的な危機であるといえます。明らかに異常事態です。

健康の重要性は、もはや個人的な問題だけにとどまりません。東日本大震災後の日本を一歩ずつ再建していくためにも、一人ひとりの意識改革が非常に重要な鍵となります。

2009年に日本でも公開された『未来の食卓』というフランスの映画は、南仏の小さな村での有機農業の試みと、その背景にあった、農薬による深刻な健康被害を追ったドキュメンタリーです。皆さんにもぜひ見て頂きたい素晴らしい内容ですが、実はこの映画の原題は、『子供たちは私たちを告発するだろう』というもので、邦題とはずいぶん趣が異なります。

子供たちは私たちを告発するだろう――。この言葉は、日本に住む私たちの胸に、これでもかというほど深く突き刺さってきます。「何という取り返しのつかないことをしてくれたんだ！　いったいどうしてくれるつもりなんだ！」と、未来の食卓を囲む、大人になった子供たちの心の叫びが、今にも聞こえてきそうです。このまま何も変わらなければ、これが日本でも現実のものになってしまうことでしょう。

3・11後の日本は、3・11前の日本とは全く違います。今こそ、今度こそ、本気で変わっていかないと、日本は滅びてしまう……。これが私の実感です。

私たちの体は60兆個もの細胞で成り立っていて、その細胞ひとつひとつが行う生命活動のお陰で、心と体が健康でいられます。その生命活動の全てが、私たちが食べ物から得た数々の栄養素によって行われているのです。その反面、栄養素が適切に摂取できていなかったり、栄養素の働く環境が整っていなかったりすると、細胞レベルでの生命活動が正しく行われず、心身の健康状態に支障をきたします。細胞環境デザイン学の中核は、まぎれもなく毎日の「食」にあります。

「私たちは食べたものから、吸収されたものからできている」。こんな当たり前のことが、日常生活では往々にして見過ごされがちです。心や体のどこかに異変を感じたら、何よりもまず毎日の食と栄養を見直す。これは誰にでも簡単にできることです。それなのに、食や栄養のことをおろそかにするなんて、あまりにもったいない！

人と人との「絆」の大切さに、改めて目が向けられるようになった今だからこそ、家族の健康は家族みんなで力を合わせて守っていく——。第2章からは気持ちを新たに、家族みんなが細胞から元気になるための情報を、順番にお伝えしていくことにしましょう。

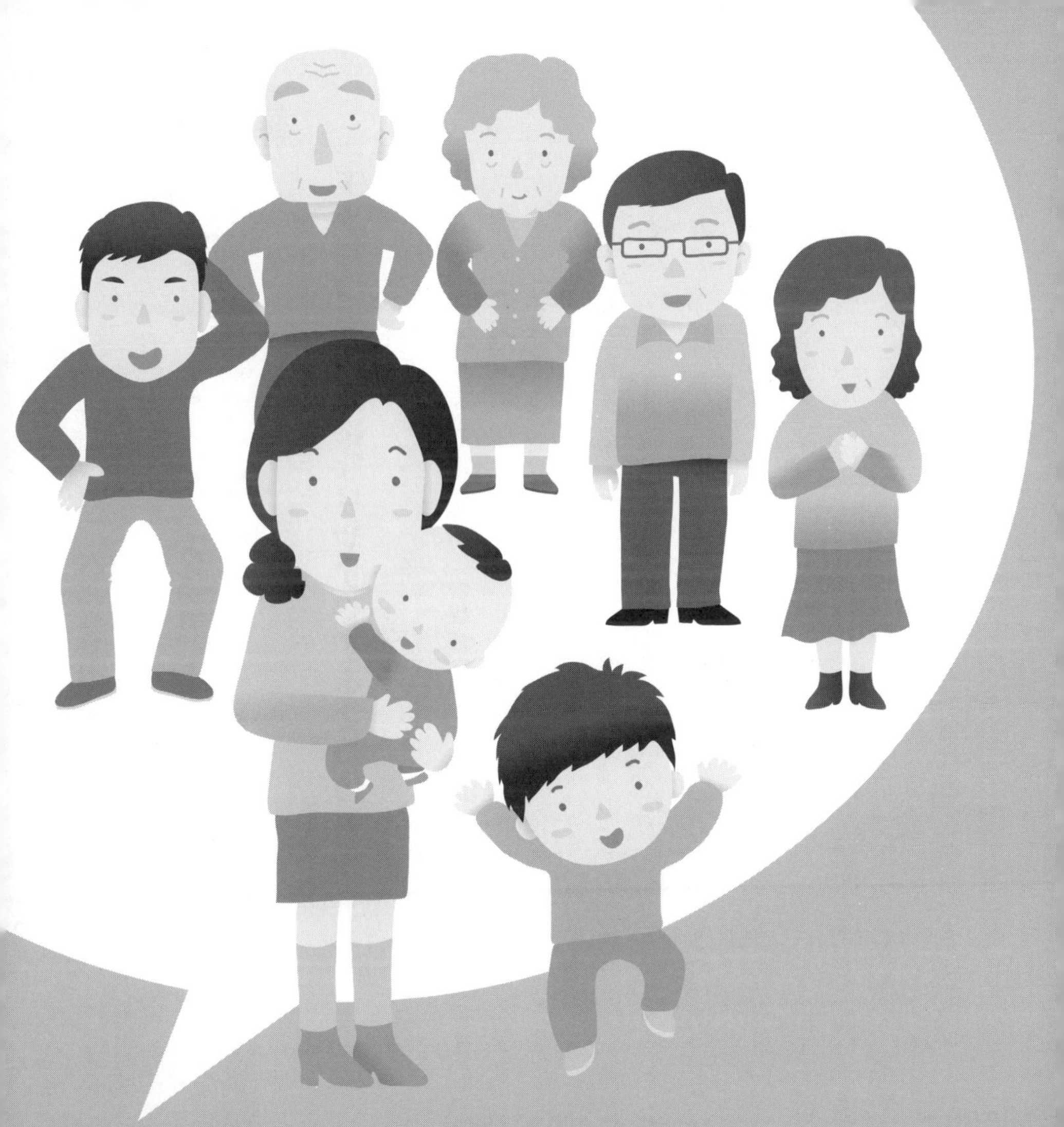

第2章

お子さんを健康に育てる栄養学 子供編

未来が決まるプライマル・ヘルス

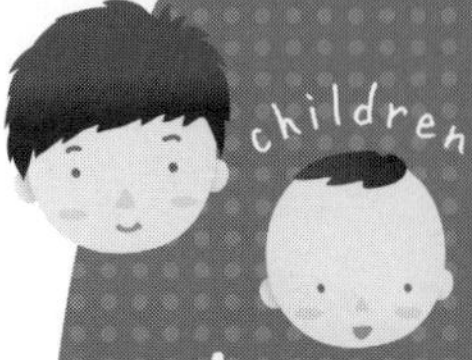

生まれつき病気になりやすくする2つの要因

現代日本でさまざまな病気が蔓延しているのは、病気になる人が増えていることと、その病気が治せないことにありますが、私はこの背景に、「生まれつき病気になりやすい人」の増加があるのではないかと考えています。その意味を知るためのキーワードは2つあります。

ひとつは「プライマル・ヘルスの低下」です。

実は、一生の健康は赤ん坊のときに決まってしまうといっても過言ではないことを、皆さんはご存知ですか？　自動車や家電製品、水槽などで用いられているサーモスタット（温度調整装置）が、最初に設定された温度を一定に保つのと同じように、赤ん坊のときに初期設定された健康状態（**プライマル・ヘルス**）がベースとなり、プライマル・ヘルスの度合いによって、赤ん坊が持つ適応能力の振り幅が決定付けられてしまうのです。

プライマル・ヘルスが低く設定されれば、適応能力の範囲もずっと低いままである一方で、高く設定されれば常に高水準で適応能力を発揮する……。そしてそれは、成長して大人になった後においても続いていくのです。それほど重要な初期設定がどのレベルで行われるかは、妊娠中と出産前後の環境がどのようなものであったかということと、密接に関連しています。

このような初期設定のためのシステムは「プライマル・アダプティブ・システム」と呼ばれています。後で詳しくご紹介しますが、このシステムのレベルを上げることが、ひいてはプライマル・ヘルスの向上にも直結するわけです。ところが現代社会では、妊娠中や出産前後の劣悪な環境により、生まれてくる赤ん坊には大変な受難が待ち構えているために、結果としてプライマル・ヘルスが極端に低い人が増加していると考えられるのです。

もうひとつは「粉ミルクの普及」です。

終戦から間もない昭和23年頃、地方自治体が交付する母子手帳（現在の母子健康手帳）を、なんと特定の民間企業（乳業メーカー）が作成していました。そこには「牛乳（粉ミルク）を飲ませるように」と明記されていた上に、手帳のカバーには乳業メーカーの名前まで宣伝されていたのです。行政と企業の癒着ぶりもさることながら、序章や第1章でもお伝えした、国をあげての執拗なまでの牛乳普及活動が、こんなところからも伝わってきます。

こうして日本では、母乳ではなく粉ミルクで大きくなる赤ん坊が増えると同時に、生まれたときからさまざまな健康問題が目立つようになっていきました。

私たち人間を含め、地球上には４５００種類ほどの哺乳動物がいるといわれていますが、いったい、親の母乳以外の乳を飲ませる動物など存在するでしょうか？　人間を除く４４９９種類は全て、自分の赤ん坊には自分の乳を与えるはずです。それは、「授乳」という行為自体に、極めて重要な数々のファクターが存在するからにほかなりません。

母子双方に重要な意味を持つ「授乳」という行為

例えば、特に初乳には、赤ん坊の発育に欠かせない栄養成分に加え、大量の免疫物質が含まれていることは比較的よく知られるようになりました。生まれたばかりの赤ん坊は、自分で自分の体を守るための免疫システムが備わっていないため、母乳を介して母親がつくった免疫物質を〝おすそ分け〟してもらうわけです。つまり、母乳中の免疫物質は、赤ん坊が自身の免疫システムをつくり上げていくために絶対不可欠なのですが、市販の粉ミルクの大半は、初乳に見合うほどの免疫物質を含んでいないのです。

実は、授乳を通じて赤ん坊に免疫物質を届けることは、母親側にも大きなメリットがあると思われます。というのも、大規模調査のデータを用いて行われたアメリカの研究では、授乳中の女性は授乳していない女性に比べ、関節リウマチを発症しにくいことが分かっているのです。関節リウマチは、免疫システムが自分自身の体を攻撃してしまう「自己免疫疾患」と呼ばれる病気のひとつです（自己免疫疾患については次の章でご紹介します）。

これはおそらく、母体でつくられた免疫物質の一部を赤ん坊に分け与えることが、母体の免疫システムを適切にコントロールするのにも一役買っているのでしょう。現代人、特に女性の間で、自己免疫疾患が増加していることを考えても、非常に示唆的な研究結果だと思います。

しかし、そういった母乳の成分面だけではなく、赤ん坊を抱きかかえ、自分の乳首を吸わせるという行為そのものも、皆さんが思っている以上に大切なことなのです。それは、母子間の「絆」を深める**オキシトシン**というホルモンが、「授乳」という行為を通じて、母親と赤ん坊のそれぞれの脳から分泌されることにあります。そして、オキシトシンが分泌されると、お互いの絆や愛情がさらに深まることが分かっているのです。

「母乳がいいことはもちろん分かっている。でも、母乳が出ないから仕方なく粉ミルクを使っているのだ」という人もいることでしょう。確かに、「母乳で育ててこそ立派な母親だ」「粉ミルクでの育児など母親の怠慢」などといった世間の容赦ない偏見にさらされ、ことあるごとに肩身の狭い思いをしている人たちは、本当に気の毒に思います。

しかしその一方で、世間にはびこる「間違った栄養学」こそが母乳を出なくしている面を持つことを、ぜひとも知っておいて頂きたい！　なぜなら、第1章の玄米パワーのところでご紹介したドイツ人医師のベルツがいっていたとおり、日本人は本来、母乳が出やすい民族であるはずだからです。

日本人は本来、母乳が出やすい――。その誇るべき特性を支えてきたものこそ、毎日の食事です。つまり、「細胞から元気になる食事」に従ってさえいれば、母乳の「量」と「質」の両方をこの上なくサポートしてくれることでしょう。

細胞から元気な子供を産み育てていくために

フランスの産科医で、自然出産の第一人者として知られるミシェル・オダンは、生まれたばかりの赤ん坊を母親から引き離しただけで、プロスタグランジンの合成障害が起こると説いています。おそらくこれには、先ほども登場した、母子のふれ合いでお互いが分泌するホルモン「オキシトシン」との関連性などが考えられます。

プロスタグランジンとは、第1章の油に関する話のところでも登場した、「体内環境の管理」にかかわるホルモンのような物質です。この合成障害が、現代人が見舞われているありとあらゆる心身の健康問題といかに密接に関係しており、どれだけ重大なことを意味しているかということについては、本章以降で何度も何度も登場することを目の当たりにすれば、いやでも分かるはずです。

それなのに、病院出産では、生まれた赤ん坊を母親からすぐに引き離すケースが多く見られます。おそらくそれは、「赤ん坊の健康状態をチェックするため」という、単なる慣習的なものであり、病院側の都合によるものでしょう。産婦人科のプロであるはずなのに、赤ん坊の人生にかかわるこんなに重要かつ基本的なことが分かっていないなんて、よく平気で病院の看板を出しているものだと思ってしまいます。

病院で無意識に行われている「母親との隔離」が、赤ん坊のプライマル・ヘルスを大きく低下させている恐れがあるとすれば……。「生まれた赤ん坊はすぐに母親が抱いてやる」という、一見すると何でもないようなことが、単に母性がどうこうというレベルを超えて、赤ん坊の生化学のレベル、そして赤ん坊がその後の人生を健康で生きていけるかどうかを大きく左右するくらい、本当に大切なことなのです。

ちなみに、陣痛促進剤に用いられるのもプロスタグランジンの一種です。つまり、よかれと思って陣痛促進剤を安易に導入すると、赤ん坊のプライマル・ヘルスを低下させ、最終的には赤ん坊のその後の人生にも多大な悪影響を及ぼしかねません。陣痛促進剤とは、それほど高リスクなものなのです。

母乳育児のメリットと注意点

メリット

赤ん坊の免疫力が上がる

母乳は細菌を殺す白血球、消化を助ける酵素、免疫物質などを含んでいて、生まれて間もない赤ん坊を守ってくれる。また、食物アレルギーや喘息など、あらゆるアレルギーの発症も防いでくれる。

赤ん坊の頭がよくなる

母乳に含まれるオメガ3のドコサヘキサエン酸(DHA)が知能の発育を促進するため、人工栄養の子供より成人期のIQがアップする。

お母さんの健康も守る

授乳に伴うオキシトシンの分泌が、出産後の母体の回復を促進してくれる。また、関節リウマチの発症リスクが下がるなど、授乳という行為自体がさまざまな病気の予防に役立つ。

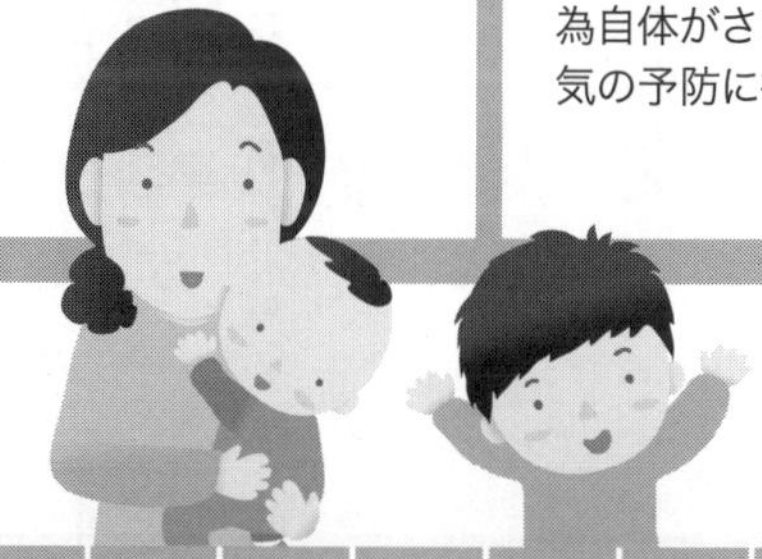

注意点

子供の情緒形成に大きく影響する

授乳を通してのスキンシップは、子供にとっては初めてのコミュニケーションとなり、とても重要なことである。授乳すべき期間にお母さんと引き離された赤ん坊は、プロスタグランジン合成障害を起こすこともあり、このアンバランスは、うつなどあらゆる現代病の原因になってしまう。

有害物質が母乳に濃縮される

ダイオキシンなどの化学物質だけでなく、トランス脂肪など、食品から取り込まれる有害物質は全て母乳に反映されてしまう。そのため、妊娠～授乳期にかけて何を口にするかが重要になる(子供が3歳になるまでの環境が、子供の免疫から頭脳までを大きく左右する)。

世の中で当たり前だと思われていることや無意識で行われていることの中に、実は不自然なことや非効率なこと、見落とされていること、むしろ逆効果になってしまうようなことなどは、意外に多いものです。そしてそれは、妊娠や出産、子育てに関しても同じことがいえます。

妊娠期間の十月十日には、生命が進化していった40億年もの歴史が凝縮されているといわれます。換算すると、胎児にとっての1日は、生命の進化の1300万年分にも相当します。もはや想像すらできない世界ですが、少なくとも、めまぐるしく細胞分裂を繰り返し、猛烈な勢いで発達・成長を遂げるこの期間がいかに神秘的で、そしてどれほど重要かということはよく分かります。

同時に、この時期の「環境整備」をおろそかにし、スタートダッシュに出遅れてしまえば、そこでプライマル・ヘルスの設定レベルに大きな差がつき、一生かかっても追いつけないことになります。だからこそ、環境整備の中核を担うこの時期の栄養学は、何ものにも変えがたいほど極めて重要なのです。逆に、ここでスタートダッシュに成功すれば、みんなが頭のいい子に育ちますし、アレルギー体質の子供など生まれてきようもないのです。

この章では、子供の人生を決定付けるプライマル・ヘルスを最高の状態にするために、「細胞から元気な子供」を産み、育てていくための食や栄養のポイントをご紹介していくことにしましょう。

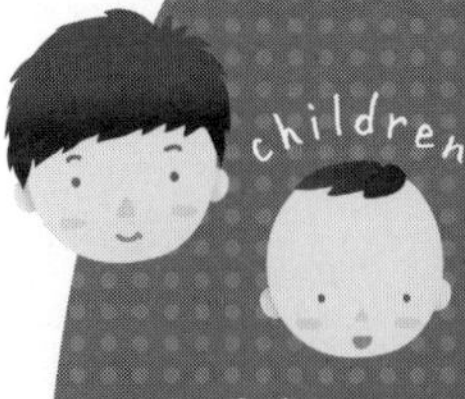

蔓延するアレルギーへの対策

幼少期は「脆弱性の窓」が大きく開いている

序章や第1章でもお伝えした、東日本大震災に伴う放射線被曝の問題は、時がたつにつれてさまざまな方面に影響を及ぼすようになっています。小さなお子さんのいる被災地周辺の家庭では、とりわけ不安な日々をお過ごしのことでしょう。

例えば、放射性ヨウ素が子供の甲状腺に蓄積しやすく、甲状腺がんのリスクを高めることは、今やテレビや新聞などの情報を通じて誰もが知るようになりました。甲状腺でつくられるホルモンは発育や成長に不可欠な役割を担っていて、成長期の子供の甲状腺では合成が特に盛んです。そして、このホルモンの材料としてヨウ素が絶対に欠かせないため、大人に比べて子供の甲状腺にはヨウ素が取り込まれやすいのです。

しかも甲状腺は、必須ミネラルのヨウ素と放射性物質のヨウ素を分け隔てなく取り込んでしまうことから、やっかいな問題になっているというわけです。

人間の体は、骨格系、筋肉系、神経系、循環器系、免疫系、内分泌系といったように、さまざまなシステムによって成り立っていますが、成長過程にある子供は、これらのシステムが未完成で構築途上の状態であり、それぞれの働きも十分ではありません。このため、何かにつけて大人よりも適応する力が非常に弱く、放射性物質に限らず、さまざまな有害物質などの悪影響を受けやすいのです。

また、成長期はめまぐるしい勢いで細胞分裂が行われ、身長はぐんぐん伸び、体重もどんどん増えていきます。細胞分裂が盛んであるということは、仮にひとつの細胞で何かのエラーが起こると、分裂してできた次の細胞にもそのエラーが受け継がれやすいことを意味します。つまり、その部位の組織や器官が正しく機能せず、健康上のトラブルを引き起こすリスクが高まってしまうということです。

このように、自分の身の回りから受ける影響に対して、特に敏感で傷つきやすい時期を「**脆弱性**《ぜいじゃくせい》**の窓**」といいます。つまり、幼少期は「脆弱性の窓」が大きく開いており、成長と共に各システムが完成するにつれて、この窓が閉じていくと考えられます。

だからこそ、幼少期は特別なのです。胎児や子供は、異物に対して常に四苦八苦しています。大きく開いた「脆弱性の窓」に侵入してくるよからぬものをできる限り減らし、細胞のエラーを起きにくくして、体を構成する各システムを無事完成させるためにも、子供の食事は極めて重要です。

タンパク質から漂う「侵入者」の気配

さて、そんな「脆弱性の窓」と密接に関連しているのではないかと強く疑われるもののひとつが、治まる気配を見せないアレルギーの蔓延です。アトピー性皮膚炎や喘息、中耳炎などのアレルギー性疾患は、まるでかかっていて当然のように、子供の間で一般的に見られるようになっています。

そもそもアレルギーとは、体内に侵入してきた異物＝タンパク質に対する免疫反応が過剰になった状態です。このタンパク質は、体に不可欠な栄養素であると同時に、体にとっては危険な〝外敵〟でもあります。

ここで、その意味を少し詳しく説明しておきましょう。

私たちの体の中にはさまざまな種類のタンパク質が存在し、それぞれに与えられた役割を全うしています。体のタンパク質というと、筋肉や皮膚など、「目に見えるもの」を思い浮かべるかもしれませんが、実際には、酵素やホルモンをはじめとする「目に見えないタンパク質」が、体内のいたるところでせっせと働いています。

ただし、これらのタンパク質は、食べ物から得たものがそのまま働いているわけではありません。食べ物に含まれるタンパク質は、もともとはその食べ物（動物や植物）の中で、その生物のために働いていたタンパク質であって、人間用のタンパク質とは全く別のものだからです。

しかし、どんなタンパク質にも必ず共通しているのは、数十種類あるアミノ酸のうち、何種類かが組み合わさってできているということです。あとは、どの種類のアミノ酸が、それぞれ何個ずつ組み合わさるかによって、全く異なる性質のタンパク質が無数にでき上がるわけです。

そこで私たちは、食べ物に含まれるこういったタンパク質を、まずアミノ酸の状態にまでバラバラに分解します。いわゆる消化という作業です。分解されたアミノ酸は腸から吸収され、血液を通じて全身の細胞に運ばれます。そして、それぞれの細胞の中で、今度は「体用のタンパク質」の材料として用いられ、めでたく体内デビューを果たすのです。

つまり、食べ物に含まれるタンパク質は、きちんと消化・吸収されることで初めて私たちの役に立ちます。逆にいえば、他の生物の中で働いていたタンパク質が、そのまま体内に入ってきて余計なことをしでかしてくれても、私たちにとっては迷惑以外の何ものでもありません。

ウイルスや細菌といった他の生物、そしてその気配がするものに対し、自分の体が乗っ取られないように警戒する——。それが免疫システムの基本です。そう考えれば、食べ物の消化・吸収とは、体用の部品の材料（栄養素）を得るだけでなく、得体の知れない〝外敵〟をバラバラにしてやっつけるという、免疫システムの一端をも担っていることになります。

普段、無意識に済ませていることの多い「食べる」という行為は、少し大げさにいえば、他の生物との戦闘の場でもあるわけです。

「脆弱性の窓」がひび割れだらけに⁉

免疫システムが正しく機能する健康な大人の場合、消化能力も比較的高いため、食べ物に含まれるタンパク質を効率よく分解し、利用することができます。また、消化できないタンパク質の残骸が仮に残ったとしても、それが吸収されて体内で悪影響を及ぼさないよう、消化器官の壁を構成する細胞同士がぴったりくっつくことによって、入り込む隙間をなくしています。いわば、「脆弱性の窓」が閉じた状態です。

一方、子供の場合はどうでしょうか。生まれる前や生まれてしばらくの間は、母親の血液や母乳を通じてさまざまな免疫物質（これも「体用のタンパク質」です）が送り込まれ、胎児や赤ん坊の体を守っています。

ただし、タンパク質だからといって、これを分解してしまっては「ただのアミノ酸」になってしまいますから、胎児や赤ん坊では、消化器官の細胞と細胞の間に隙間があり、そこから取り込まれるようになっています。その代わりに、母乳を唯一の食事とすることで、他の「外敵」の侵入を防いでいるわけです。

その後、赤ん坊は成長するにつれて、自分自身の免疫システムを徐々につくり上げていきます。具体的には、母乳に含まれる免疫物質をだんだん吸収しなくなり、消化器官の隙間も閉じていきます。そして、タンパク質の分解をはじめとする消化能力を少しずつ体得していくことで、離乳期を迎えるのです。

いってみれば、授乳期間は、赤ん坊がゆっくり時間をかけながら免疫システムを構築していく「脆弱性の窓」のために設けられているようなものです。そこからは、離乳と同時に始まる「食べる」という行為が、他の生物との戦闘開始を意味する危険を伴うものであることを、改めて実感できます。

ところが、赤ん坊が免疫システムをじっくり築いているさなかに、いきなり離乳食を与えるとどうなるでしょうか？　適切に消化できないまま、他の生物の気配を漂わせたタンパク質が「脆弱性の窓」をめがけてとび込んできます。

これに、まだまだ経験の浅い免疫システムがうまく対応できるはずもなく、「とにかく体を守らなければ！」と、めったやたらにそのタンパク質に攻撃を仕掛けたり、あちこちで異常事態の連絡を取り合ったりします。また、同じタンパク質が次にやってきたとき、それがごくわずかの量であっても過敏に反応したりもします。

これらがアレルギー反応のメカニズムであり、アレルギー反応によってさまざまな症状が現れる病気がアレルギー性疾患です。そして、このようなアレルギー反応を繰り返すうち、「脆弱性の窓」にはあちこちでひび割れやがたつきが生じ、いつまでたってもきちんと閉まらず、タンパク質への対応が適切に行えない……という悪循環に陥ってしまいます。世間で「アレルギー体質」と呼ばれているのは、いわばこのような状態なのです。

江戸時代、儒学者の貝原益軒《かいばらえきけん》は、いわゆる健康指南書として名高い『養生訓』のほかに、『和俗童子訓』という教育書も著しているのですが、その中で、**子供を育てるコツは「寒（寒さに慣れさせること）」に加えて「粗食（ぜいたくな食事を与えないこと）」**であるとしています。また、聖路加国際病院の小児科医である西村昂三氏も、離乳食は高栄養（高カロリー）であってはならないと説いています。特に前者に関しては、現代社会に当てはまるようなことが、今から何百年も前から主張されていたわけであり、まさに驚くほかありません。

つまり、このようなアレルギー体質は、離乳食の質や離乳のフライングが原因のひとつになっている可能性があるということです。また、「母乳でない異物」という意味では、粉ミルクの使用も決して無関係ではないでしょう。粉ミルクの主原料は牛乳や大豆です。牛乳に関しては、「赤ちゃんを大きくする」という名目で用いられたわけですが、結果としてこれは大きな間違いでした。第1章でもお伝えしたように、牛乳はあくまでも子牛が急激に成長するためのものであり、人間の赤ん坊には全く適しません。また、大豆が原料の場合であっても、牛乳ほど問題は多くないものの、赤ん坊にとってはやはり異物に過ぎません。

最近ではこういった問題も考慮され、「最低でも半年（6ヶ月）は完全母乳育児にすべき」という考え方が世界的な潮流になってきているようです。授乳中の方やこれからお母さんになる方は、ぜひ意識してみてはいかがでしょうか。

あなたの腸、漏れやすくなっていませんか？

このようなアレルギー体質の子供では、食物アレルギーやアトピー性皮膚炎、アレルギー性鼻炎、喘息、中耳炎といったように、さまざまなアレルギー性疾患を併発するリスクが高まります。いわゆる「アレルギーマーチ」と呼ばれる状態で、現時点では発症していなくても、将来的に複数のアレルギー性疾患に見舞われやすくなるのです。

ところで、こういったことについて「自分にもあてはまる」と思われた方がいらっしゃるかもしれません。実際に、アレルギーは子供だけの問題ではなく、大人の間でもアトピーや花粉症に悩まされる人が増加しています。こういった人の腸でもやはり「脆弱性の窓」が完全に閉じず、免疫システムが正しく作動していないことが考えられます。

皆さんは「**リーキーガット・シンドローム**」という言葉を見聞きしたことがあるでしょうか？英語の「Leaky Gut Syndrome」を直訳すると、「漏れやすい腸の症候群」といった感じになります。これは、腸壁がダメージを受けて栄養素の吸収が正しく行えず、腸内に漏れ出してしまっているような状態です。逆に、ダメージを受けた腸壁からは有害物質や未消化のタンパク質などが侵入しやすくなっているため、これらが相乗的に悪影響を及ぼすことで、アレルギーをはじめとするありとあらゆる健康上のトラブルにつながっていきます（下の図参照）。

　リーキーガット・シンドロームを生じる大きな要因のひとつとして、タンパク質の過剰摂取が疑われています。タンパク質をとりすぎると、十分に消化されないまま腸に到達し、腸内の「悪玉細菌」がそれを餌に異常発酵（腐敗）を起こします。すると、そのプロセスで有害物質が発生するため、これが腸壁を傷つけると考えられているのです。

　このように、未消化のタンパク質は「脆弱性の窓」を脅かし、腸を漏れやすくしてしまうという非常にやっかいな存在なのです。他にも、高タンパク食の害が多岐にわたることは、第1章でもお伝えしたとおりです。

　いずれにせよ、ただ単に食べ物からとりさえすればいいというわけではなく、子供たちはもちろん、私たち大人も、タンパク質と上手に付

リーキーガット・シンドロームの腸の状態（イメージ）

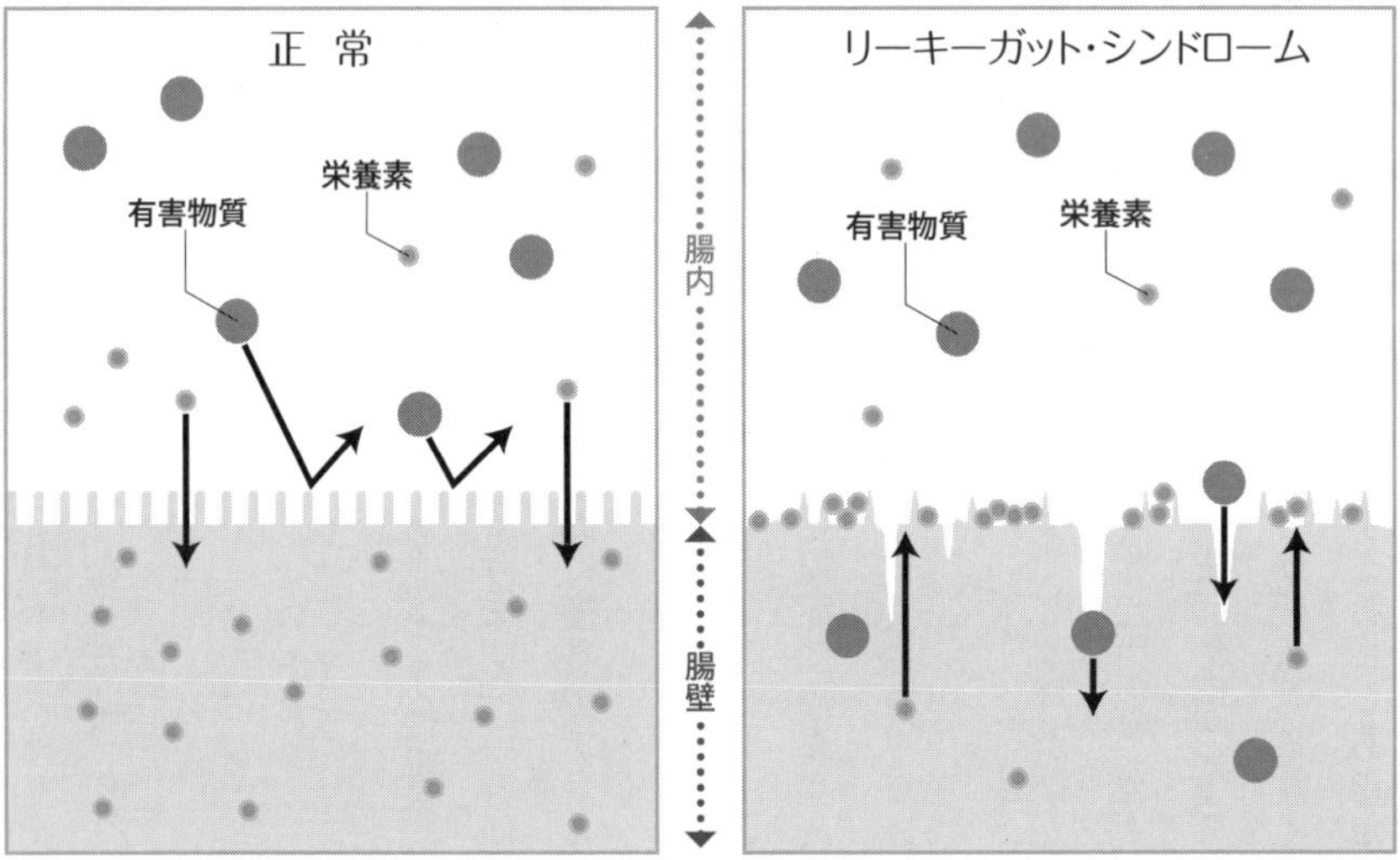

き合っていく必要があります。

ただし、食生活におけるアレルギー対策のポイントは、タンパク質だけではありません。普段何気なく口にしているものが、ダイレクトに症状を悪化させている可能性も大いに疑われます。

油のとり方がアレルギーにつながる理由

その代表格ともいえるのが「油」です。第1章の「細胞から元気になる食事」のポイント③で、油の正しいとり方についてお伝えしましたが、必須脂肪酸であるオメガ3とオメガ6の摂取比率を正しく保つことが、アレルギー対策にはことのほか重要です。

細胞膜に組み込まれた必須脂肪酸のうち、オメガ3からは炎症性の低いプロスタグランジンなどの局所ホルモン、オメガ6からは主に炎症を増大させる局所ホルモンが、それぞれつくり出されます。オメガ6が必須脂肪酸である以上、炎症を増大させる局所ホルモンにもれっきとした役割があります。それは、痛みや腫れといった症状を通じて、全身に「異常事態」を知らせるというものです。

私たちの体が異常事態に気づくことができなければ、細菌やウイルスが体内でどんどん増殖していったり、組織がいつの間にか深刻なダメージを受けたりして、生命の危機に瀕するような状況にもなりかねません。それを回避すべく、異常事態を察した体は細菌やウイルスをやっつけたり、異物を取り除いたり、ダメージを受けた組織を修復したり……といった対策を講じるのです。

オメガ6由来の局所ホルモンによって促進されたこれらの反応は、異常事態が解決に向かうと同時にオメガ3由来の局所ホルモンが放出され、めでたく鎮静状態となります。つまり炎症反応は、オメガ3とオメガ6からつくられたそれぞれの局所ホルモンが相反する作用を示すことで、絶妙にコントロールされているわけです。

それにもかかわらず、細胞膜を構成する必須脂肪酸の比率が極端に偏っていたら、いったいどうなるでしょう？　第1章でもお伝えしたように、現代の食生活ではいとも簡単にオメガ6過多－オメガ3過少になってしまいます。どちらも体内では合成できませんから、細胞膜中の必須脂肪酸の構成比率は、食事に含まれる必須脂肪酸の比率がそのまま反映されることになります。

すると、異常事態の際にオメガ6由来の局所ホルモンが働くのはいいものの、それを収束させるためのオメガ3由来の局所ホルモンが不足します。これでは、いつまでも炎症が続き、体のあちこちが常に燃え盛っているような状態に陥ります。これもアレルギー体質に深く関与しているのです。

必須脂肪酸のアンバランス（オメガ6過多－オメガ3過少）は、アレルギーの直接的な原因ではありませんが、体内を慢性炎症の状態にし、アレルギーを発症しやすくしたり症状を悪化させたりする、非常に大きな要因となっています。

ちなみに、アトピー性皮膚炎の塗り薬や喘息の吸入薬などは、それぞれ細かいメカニズムなどは異なるとはいえ、これらの必須脂肪酸から局所ホルモンがつくり出されるプロセスを、強制的にシャットアウトしてしまうという点で共通しています。

だからこそ、炎症が弱まってかゆみが抑えられたり、気管支が広がって呼吸が楽になったりするわけですが、どちらも薬という〝異物〟を使って無理やり行っているわけで、〝治った〟わけではありません。しかも、オメガ6だけならまだしも、オメガ3にもオメガ6にも分け隔てなく作用します。

これでは、さまざまな弊害（副作用）もさることながら、両脂肪酸による絶妙なコントロールがいつまでたっても回復しない――根本的な解決にはつながらない――のは目に見えています。

アレルギー対策の盲点「白い食品」を排除しよう！

このように、アトピー性皮膚炎や喘息、花粉症といったアレルギー性疾患の対策には、毎日の食生活の中で油のとり方を見直すことがとても重要です。つまり、オメガ6の摂取をできる限り減らすようにしながら、オメガ3を積極的にとるようにする。そしてもちろん、両方の邪魔をするトランス脂肪は徹底的に避ける――。これらはいずれも、第1章でお伝えしたポイントです。

ところが、すでにこういった知識を持っている方から、「油には細心の注意を払っているのに、子供のアトピーがなかなかよくならない……」といったご相談を受けることが少なからずあります。そういうときによく確認するのが、「甘いものや小麦粉食品をたくさん食べさせていませんか？」ということです。そして返ってくる答えには、子供が要求するままにこれらを与えているというケースが非常に多いのです。

実は、こういった「白い食品」はアレルギーの悪化につながります。

ここまで、オメガ6由来の局所ホルモンが炎症を促進するということをお伝えしてきましたが、実はやや正確性に欠けます。というのも、オメガ6からは炎症を促進する局所ホルモンに加え、オメガ3のように炎症を抑制する局所ホルモンもつくり出されるのです。

少しややこしいので、次ページの図を見ながら説明しましょう。

オメガ6にはさまざまな種類がありますが、私たちの食生活で過剰になりやすい、最も一般的なものがリノール酸です。このリノール酸が体の中で形を変えていくことで、最終的に細胞膜を構成したり、局所ホルモンになったりするわけですが、図を見ると、途中から2つに枝分かれしているのが分かります。一方の行き着く先は「善玉」の局所ホルモン、もう一方は「悪玉」の局所ホルモンです。

さらによく見ると、「悪玉」の局所ホルモンの途中には、インスリンが変化のプロセスを促進し、グルカゴンやEPAという物質が変化を抑制するとあります。

ずばり、これこそが重要なポイントです。

インスリンは、皆さんも一度は見聞きしたことがあるように、血糖値を下げるために働くホルモンです。白砂糖や精白小麦粉など、精製度合いの高い炭水化物食品をたくさんと

体内でのオメガ6の変化

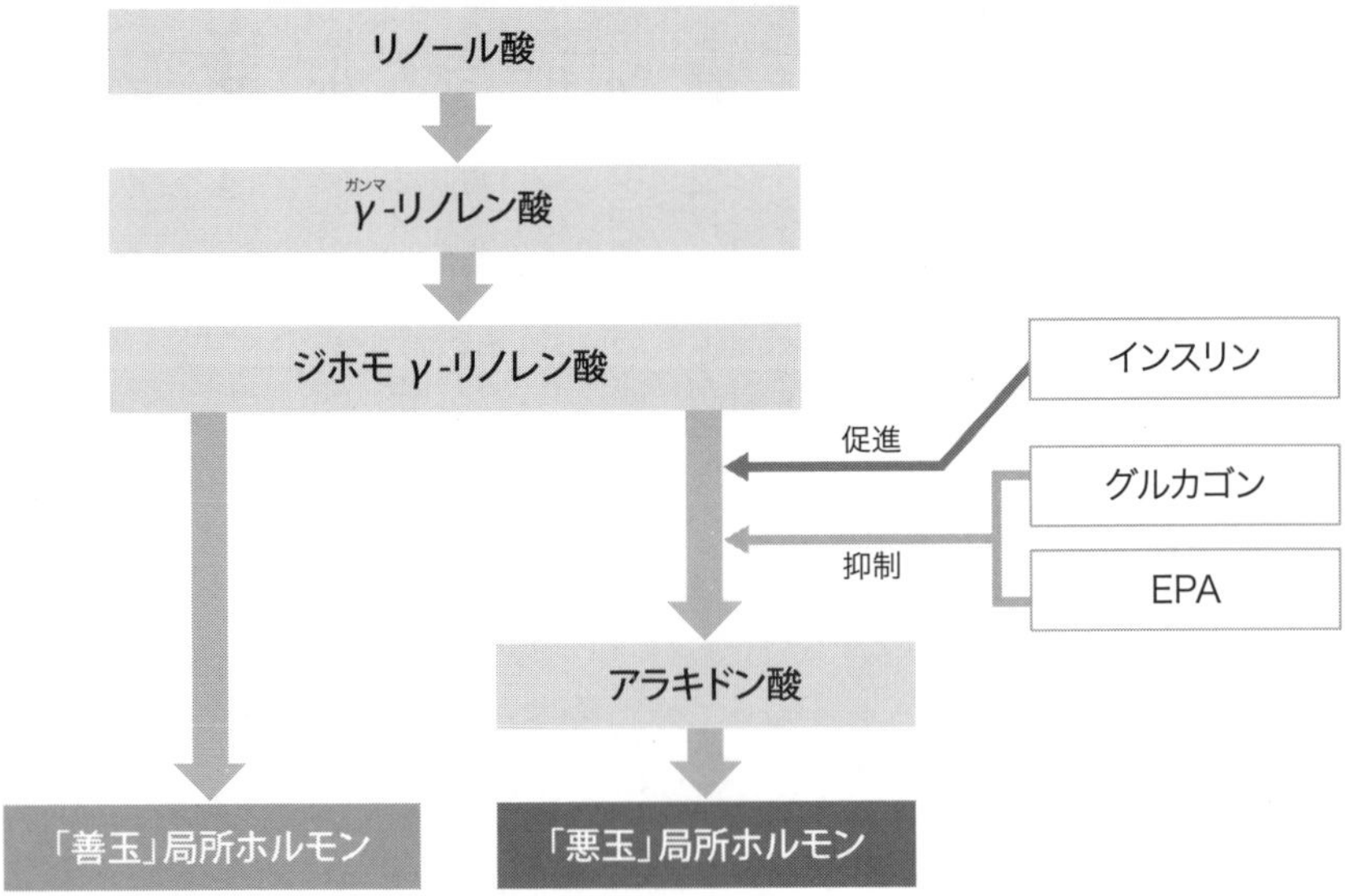

ると、インスリンが大量に分泌されて血糖値を一気に下げようとすることは、第1章でもお伝えしました。

このとき、大量のインスリンはオメガ6の枝分かれにも影響を及ぼし、「悪玉」の局所ホルモンの生成を助長してしまいます。その結果、アレルギーの症状悪化につながるのです。

一方、グルカゴンはあまりメジャーではないかもしれませんが、インスリンと反対に、血糖値を上げるために働くホルモンで、インスリンによって分泌が抑えられることが知られています。また、EPA（エイコサペンタエン酸）はオメガ3のひとつで、DHA（ドコサヘキサエン酸）と共に背の青い魚に多く含まれる脂肪酸です。

これが、アレルギー対策には「オメガ6を控えてオメガ3をとる」だけでは不十分で、「砂糖や小麦粉も控える」べきだという理由です。また、アレルゲンとなるタンパク質の消化を助ける手立ても有意義です。第1章でもご紹介したように、生の食品や発酵食品を意識してとることにより、胃酸ばかりに頼ることなく、タンパク質の消化に役立つ食物酵素を存分に得ることができます。さらに乳酸発酵食品は、腸内環境を整えて免疫システムを強化するのにも役立ちます。

子供だけでなく、アレルギー症状に悩まされている大人の方も、ぜひこういった対策をとってみて下さい。

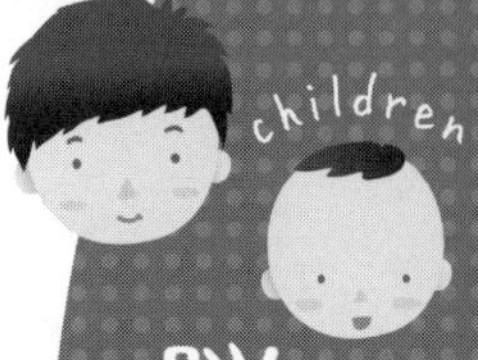

子供たちの脳で何が起こっているのか？

次に、子供たちの「脳」に注目してみましょう。

最近の小学校や中学校では、授業中に教室の中を歩き回ったり、大きな声で私語を繰り返したり、勝手に教室の外へ出て行ってしまうなど、問題行動を起こす子供のせいで授業が成り立たないという、いわゆる「学級崩壊」が見られるケースが年々増えているといいます。

その原因として、教師側の指導力不足なども指摘されていますが、やはり、子供たち自身にも何らかの異変が起こっていると考えられます。

考えられる〝異変〟とは、学習障害（ＬＤ）や注意欠陥多動性障害（ＡＤＨＤ）、自閉症といった、さまざまな発達障害です。これらには、特定の物事へのこだわりが強い、集中力が続かない、じっとしていられない、計画的に物事が行えない、相手の立場で考えることができない……などといった特徴があり、その特徴などに応じてそれぞれの病名が分類されています。

これらは、何らかの体調不良を訴えるなど、目に見える分かりやすい症状としては現れにくいことから、明確な診断を受けていない場合でも「隠れ発達障害」や「発達障害予備群」のような子供が少なくないように思います。そして、学級崩壊が増えているように、発達障害の子供も増加傾向にあるといわれています。

ちなみに、発達障害といえば子供に特有のもの（大人になれば治るもの）と思われがちですが、最近では「大人の発達障害」の存在もかなり知られるようになってきています。大人になってから初めて発症するわけではなく、子供の頃に発達障害であると判明した人が、大人になるにつれて自らの症状を自覚しつつ、うまく対応しながら何とか生活している……といったケースも少なくないようです。もしかすると、いわゆる「空気が読めない人」や「キレやすい人」「ちょっと変わった人」などにも、発達障害に限らず、こういった脳のトラブルが関係しているかもしれません。

これは決して、そのような人たちを侮蔑しているわけではありません。その人の人間性や尊厳などにもかかわってくるだけに、デリケートな問題であるのは事実です。けれども、「そういう性格の人なんだ」と安易に片付けられたり、その人が無用な誤解や偏見にさらされたり、差別の対象になったりする状況を、何とか打開していかなければなりません。

このあたりについては、総まとめの終章で改めてご紹介することにしましょう。

さて、話が少しそれました。発達障害は、いずれも脳の神経伝達に何らかのトラブルが生じていると考えられますが、世間では先天的なもの、つまり生まれつきのものだからどうしようもないと判断されがちです。しかし実際には、さまざまな「対策可能な要因」が疑われているのです。

数々の有害物質が子供を脅かしている！

まさにそれを示すのが、2010年度からスタートした「エコチル調査」です。エコチル調査は、環境中のさまざまな化学物質が子供の健康に及ぼす影響を調べることを目的に、環境省の主導で実施されている大規模調査です。

この調査では、10万人もの妊婦を対象に、妊娠中から誕生した子供が13歳になるまで、母子の健康状態が定期的に確認されています。

環境省は調査を開始するにあたり、いくつかの「中心仮説」を示しています。それは、ダイオキシンやPCB（ポリ塩化ビフェニル）、水銀やヒ素などの重金属、ビスフェノールAなどの環境ホルモン、そして農薬といった、数々の化学物質にさらされることで、子供の心身にさまざまな健康問題が生じるのではないかといったものです。

これらの有害物質は、水や空気、食べ物を汚染し、さまざまな経路を介して私たちの体に取り込まれます。そして、胎児期は臍帯《さいたい》血を通じて、乳児期は母乳を通じて子供の体内に侵入し、心身の健康を蝕む恐れがあるわけですが、例えば、母乳中のダイオキシン濃度が日本は世界一であることをご存知でしょうか（次ページの表参照）。ダイオキシンは、ゴミの焼却に伴って大量に発生することが知られていますが、そのゴミ焼却場の数も、日本は世界の中で圧倒的に多いのです。ダイオキシンひとつとっても、その潜在的なリスクは途方もなく大きいといえます。

現在知られているだけでも、地球上には有害な化学物質が少なくとも数十万種類も存在し、実際には1億種類に達しているのではないかとさえいわれています。これらが何らかの形で、老若男女全ての人に悪影響を及ぼしているのは間違いありません。

なお、2011年には、エコチル調査の対象となる化学物質の中に「放射性物質」も新たに加えられることとなりました。悲しいかな、今の日本では放射能汚染がもはや無視できない問題であることを、こんなところからも改めて痛感させられます。

さて、ここで皆さんに知っておいて頂きたいのは、これらの影響を受けた子供の身に生じると推測されているトラブルの中に、出生時低体重、口唇裂や二分脊椎といった先天異常、免疫系の異常などと共に、「精神神経発達障害」＝自閉症やＬＤ、ＡＤＨＤといった脳のトラブルもリストアップされているという事実です。

逆にいえば、こういった妙に具体的な仮説が

各国の母乳中のダイオキシン濃度（1989年～90年）

（pgTEQ/g 脂肪）

国名	濃度	国名	濃度
日本（大阪）＊	51	ノルウェー	15～19
日本（福岡）	24	アメリカ	15～17
オランダ	37～40	フィンランド	16～18
ベルギー	34～39	パキスタン	13
ドイツ	28～32	ユーゴスラビア	12
イギリス	17～29	南アフリカ	11
南ベトナム	7～32	ハンガリー	9～11
スウェーデン	20～23	北ベトナム	8
カナダ	16～23	タイ	6
ポーランド	21	インド	6
デンマーク	19		

＊1978～84 年

WHO と摂南大学の調査を参考に作成

立てられていること自体、これらの有害物質の関与がほぼ間違いないことを示しているようなものでしょう。事実、ハーバード大学とモントリオール大学が行った最近の研究でも、農薬として用いられる有機リン化合物が尿中に多く検出される子供ほど、ＡＤＨＤの発症リスクが高まることが分かっています。

エコチル調査は、まさに子供の脆弱性——大人に比べて有害物質の影響を受けやすい——に注目したものです。もはや、こういった数々の有害物質が複合的に及ぼす影響の大きさは計り知れませんが、少なくとも、「微量だからただちに問題はない」「明確な因果関係は示されなかった」などといったお気楽な結果報告だけは、絶対に避けてほしいところです。

環境省には、莫大な時間と費用と人手をかけて、未来ある子供たちの健康を守るために実施している大規模調査なのだということを、肝に銘じてほしいと思います。同時に私たち国民は、これから20年も後に調査結果が出るのをただ待つだけではなく、調査の間にもこういったリスクを常に抱えながらの生活を余儀なくされているのだということを、一人ひとりが強く自覚すべきでしょう。

「脆弱性の窓」は脳にも開いている

ところで、先ほどご紹介した「脆弱性の窓」は、主に消化器官（腸）に関するものでした。しかし、この傷つきやすい窓は「脳」でも開いています。脳には「**血液脳関門**」という重厚なバリアが存在するのですが、幼少期はこのバリアさえも、まだ完成していないのです。

血液脳関門は、非常に独特な構造で成り立っています。

まず、脳内の毛細血管は他の部位の毛細血管に比べ、血管壁を形づくっている細胞同士の隙間が非常に狭く、物質が通りにくいという特徴があります。さらに、脳ではグリア細胞という細胞が毛細血管の外側をぐるりと取り囲んだような構造になっていて、これも血管壁の隙間から物質が通り抜けにくくしています。これに加え、グリア細胞は自ら橋渡し役となり、毛細血管と神経細胞がダイレクトに接するのを防ぎながら、脳の構造自体を支える柱の役割も担っています（下の図参照）。

関所はまだまだ続きます。脳内の毛細血管のすぐ外側には基底膜が存在します。その外側は軟膜という非常に薄い膜に包まれ、さらに軟膜と毛細血管の間には隙間があり、そこは脳脊髄液という液体で満たされています。

つまり実際には、ある物質が毛細血管から脳の神経細胞に取り込まれるためには、血液→毛

血液脳関門の構造（イメージ）

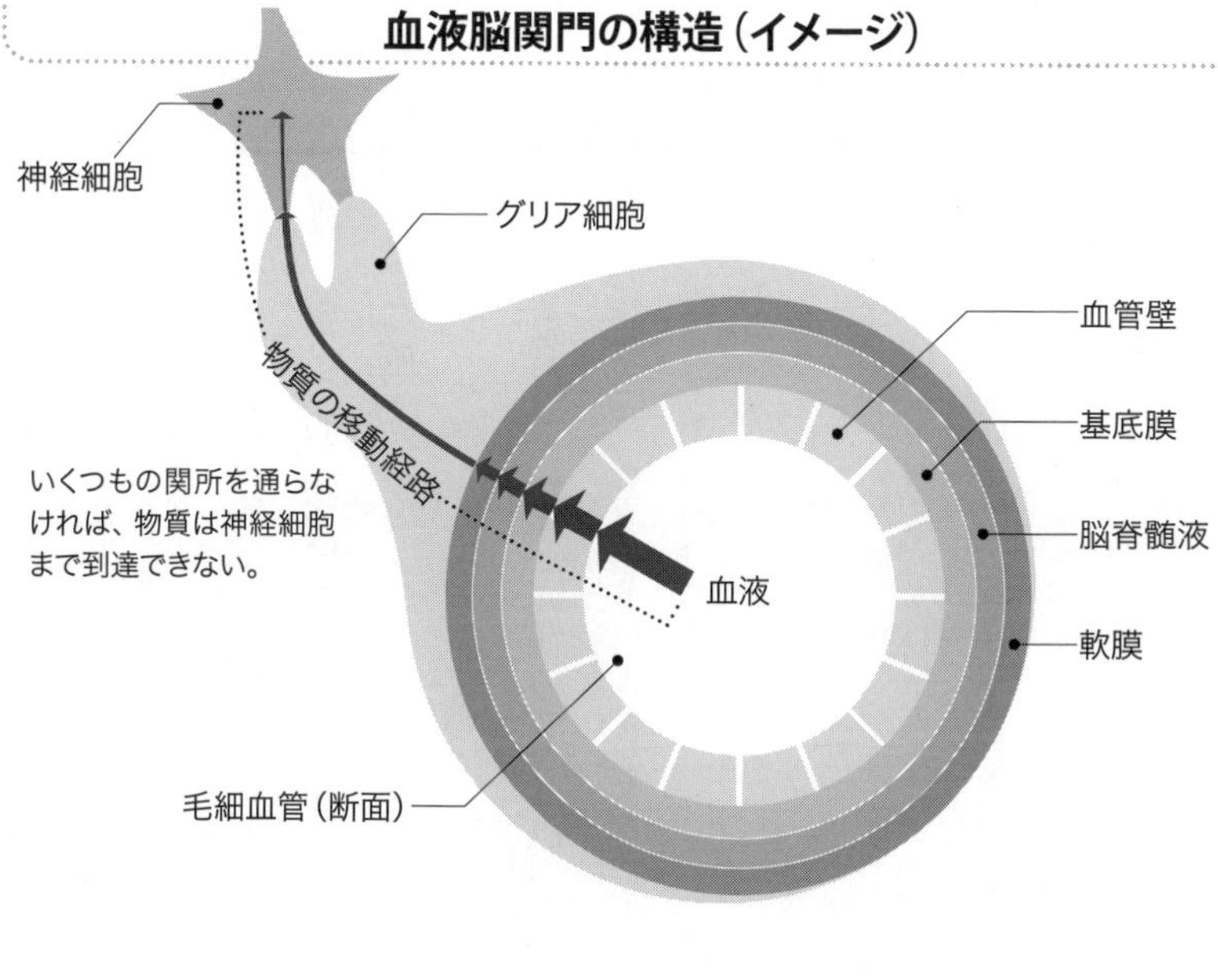

細血管の細胞膜↓基底膜↓脳脊髄液↓軟膜↓グリア細胞↓神経細胞……といういくつもの関所をクリアしていく必要があり、逆に脳内で生じた老廃物などは、この反対のルートをたどって脳の外に排泄されるわけです。

脳は、これほどまでに複雑なバリアに守られています。脳がいかに重要な臓器であるかを物語るようですが、実はこの血液脳関門は、2〜3歳くらいまでは未完成であるため、強固なバリア機能が働きません。だからこそ、胎児期から幼少期にかけては有害物質による脳へのダメージを受けやすく、エコチル調査の中心仮説にも登場した発達障害などにつながってしまうと考えられるのです。

先ほど「リーキーガット・シンドローム」をご紹介しましたが、まさに、これと同様のことが脳で起こっているといえます。つまり、遮断すべき物質ばかりが脳内に侵入し、必要な栄養素や物質が脳から漏れ出す、いうなれば「リーキーブレイン・シンドローム」に陥っているわけです。

脳にいいものを食べ、脳に悪いものを食べない

細胞環境デザイン学に基づいたアプローチを行う場合、自閉症だからこの方法、ＡＤＨＤならこっちの方法……といったように、わざわざ変える必要はありません。さらにいえば、発達障害であろうがなかろうが、脳の働きを全体的にサポートするような対策を講じれば、脳のトラブルに、さらには全身の健康に、必ず役立つのです。

なぜなら、頭のてっぺんから足の先、そして「心」にいたるまで、私たちの体はどんな部位でも食べたものからできているため、何を食べるか食べないかによって、健康のよしあしが大きく左右され

るからです。そして、細胞が必要とするものは、細胞自身が知っているからです。

アプローチの方法もいたってシンプルです。それは、「健脳食」を心がけ、「脳悪食」を徹底的に排除すること。健脳食が脳を健康にする食事であるのに対し、脳悪食は脳の働きを悪くする食事です。

では具体的に、どのような食事が「健脳食」なのでしょうか？

まずは、食性に見合ったものを食べることです。人間の歯は、臼歯と門歯と犬歯が5：2：1の比率で構成されています。臼歯は穀物をすりつぶすための歯で、門歯は野菜をちぎるため、犬歯は魚や肉を噛み切るための歯であると考えられています。このような歯の特徴を見れば、いかに私たち人間が、穀物や野菜、豆類を中心とした食事をとるべきであるかが分かります。

米と野菜、豆類こそが「食の王様」であり、子供たちもこのような食事で育てるべきなのです。

1956年のメルボルン五輪で、競泳のオーストラリア代表選手であったマレー・ローズは、史上最年少の17歳で3つの金メダルを獲得し、さらにその4年後、1960年のローマ五輪でも3つの金メダルを勝ち取るという偉業を成し遂げ、「世界最高のスイマー」と称されました。

実はそんなマレーは、幼少の頃は虚弱であったといいます。そこでマレーの両親は、「消化に負担をかけるようなものは食べさせるべきではない」という考えから、マレーに肉食を禁じ、自然栽培の食材や添加物などを含まない食材だけを徹底して与えるようにしました。具体的には、タンパク源として豆類をたくさんとり、野菜や海藻、ナッツ類、それに玄米などを食べる……というものでした。まさに、第1章でお伝えした「細胞から元気になる食事」そのものです！

この食事が、連日15000mにも及ぶという激しいトレーニングを行えるほどの強靭な肉体と精神をつくり上げたのは、まず間違いありません。私たちも、将来ある子供たちに「マレー・ローズ食」を与えるべきなのです。

食事内容は頭のよしあしにも影響する

毎日の食事は、感情面や行動面だけでなく「知能」をも大きく左右します。

イギリスで行われた大規模調査では、幼少期に脂肪や砂糖、加工食品の多い食事を続けているとIQが低下するのに対し、健康的な食事ではIQが高くなることが示されています。

それによれば、3歳時点での「加工食品型」の食事が、その後に食事が改善されたかどうかにかかわらず、8歳半時点のIQを下げていたというのです。その一方で、3歳のときに「健康志向型」の食事をしていた子供では、8歳半になった際のIQが高くなっていました。ちなみにこの研究では、4〜7歳時の食事パターンはIQに影響を及ぼさなかったとのことです。

「それなら、今からうちの子の食事を見直すのでは遅いなあ……」と思われるかもしれませんが、決してそんなことはありません。なぜなら、塾に行ったり、家での勉強時間を増やしたりしなくても、食事内容を変えるだけで学校の成績が上がることが証明されているからです！

ニューヨーク市では、1979年から4年間にわたり、市内の高校のカフェテリアで提供していたハンバーガーやフライドポテトなどジャンクフード中心の食事を、段階的に改善していくという試みが行われました。

その内容は次のようなものです。

●1年目……油と砂糖をカットし、パンを全粒粉に
●2年目……合成着色料や合成甘味料をカット
●3年目……そのまま何も変更せず
●4年目……合成保存料をカット

すると、毎年行われている学力テストの成績（平均点）が大きく向上していきました。具体的には、39点だった当初の平均点が、食事の改善1年後には47点、2年後には51点、何も変えなかった3年後も51点、そして4年後は55点……といったように、最終的には16点もアップしたのです。

この間、学校のカリキュラムや教師の教育方法はずっと同じで、カフェテリアの食事を変えただけでした。それだけで、これほどの差が生じたのです。まさに食事内容が知能にもダイレクトに影響することを物語っています。

ちなみにこの試みからは、着色料や保存料といった食品添加物が、脳に対していかに悪影響を及ぼすかということも伝わってきます。加工食品に満ちあふれた現代の食生活では、こういった食品添加物をいつの間にか大量に取り込んでしまっているわけですが、残念ながらこれらの物質は、環境汚染に着眼した先ほどのエコチル調査ではほとんど対象になっていません。子供や家族を守っていくためにも、精製・加工された市販の食品には改めて注意を徹底したいものです。

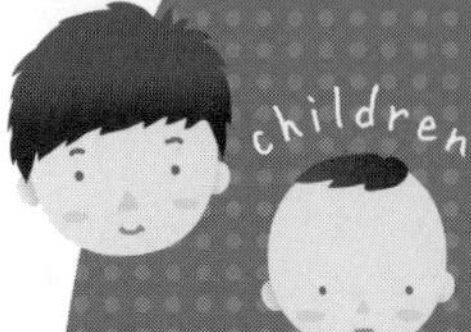

求められる給食の改革

子供は自分の意思で「食」を選べない

子供は、大人から与えられたものを食べたり飲んだりしなければなりません。それが健康によいものであっても、よくないものであったとしても、自分では取捨選択や判断ができないという、非常に弱い立場にあります。

さしずめ、こんなところにまで「脆弱性の窓」が開いているようなものです。だからこそ、私たち大人が子供にどんなものを与えるか、まさに責任重大なのです。

特に胎児や乳児は、その全てを母親が飲食したものに依存しており、そのよしあしが健康状態を大きく左右します。ある養豚場で、賞味期限切れのコンビニ弁当を餌として与え続けたところ、その豚に流産や奇形出産が相次いだといいます。おそらく、弁当に使われていたさまざまな食品添加物のせいではないかと考えられますが、大人が平気で口にするようなものであっても、胎児にとっては致命的にさえなりうるのだということを、如実に物語っているように思います。

脆弱性の塊とでもいうべき胎児を守り、健康な赤ん坊を産み育てていくためには、第1章でご紹介した「細胞から元気になる食事」がことさら重要です。

エコチル調査は環境汚染物質による健康への影響を確かめるものですが、母親の体内で必要な栄養素が不足していたり、栄養素同士の摂取バランスが崩れていたりすることによっても、子供はさまざまな健康問題を生じることになります。

例えば、妊婦の食事に葉酸という栄養素が不足していると、二分脊椎や口唇裂といった先天的なトラブルを抱えた赤ん坊が生まれやすくなることは、皆さんもどこかで見聞きしたことがあるかと思います。葉酸はビタミンB群の仲間で、細胞分裂が正しく行われ、受精卵から胎児が健全に発達・成長していく上で、非常に重要な栄養素のひとつです。

ただしそうかといって、葉酸さえとっておけばOKというわけではありません。やたらと葉酸ばかりが取りざたされ、「妊婦といえばとにかく葉酸」といった風潮すら見受けられますが、葉酸が体内で働くためには、他のビタミンB群をはじめ、さまざまなビタミンやミネラルをしっかり摂取しておかなければなりません。

また、こういった先天異常以外にも、妊娠中の母親の食事はさまざまな形で子供に影響を及ぼします。例えばフランスの研究では、オメガ3をしっかりとっていた妊婦から生まれた赤ん坊は、腸の免疫システムが正しく構築され、食物アレルギーなどを起こしにくいことが分かっています。また、やはりオメガ3のほか、先ほどの葉酸やビタミンB12などの栄養素が妊婦の食事に豊富に含まれていると、生まれてきた女児が将来的に乳がんを発症するリスクまで低下することも、アメリカで行われた研究によって示されているのです。

健康の初期設定レベルをできるだけ高く

本章の冒頭でもご紹介した、フランスの産科医で「お産の神様」とも呼ばれるミシェル・オダン氏は、自著『プライマル・ヘルス』の中で「**プライマル・アダプティブ・システム**」という考え方の重要性を説いています。プライマルは「最初の」とか「基本的な」という意味で、アダプティブとは「順応」や「適応」を指します。

これは、**脳の中でも最古の根源的な機能を持つ部分（プライマル・ブレイン）と、免疫系、そして内分泌系（ホルモン系）の3つが一体となって構築されていて、胎児期→新生児期→乳幼児期にそれぞれ異なる部分が発達し、最終的に幼児期の終わりにはシステム全体が成熟する**ということです。

そして、このシステムの設定レベルが高くなるか低くなるかは、全て母親しだいです。つまり、子供が母親に依存している期間に備わったシステムは、その設定レベルのまま、その子供が生まれてから一生の間、影響を及ぼし続けることを意味します。

例えば、胎児にとって悪い環境――母親が「細胞から不元気になる食事」を続け、数々の有害物質を取り込んでいる――であっても、胎児はそこから逃れられないわけですから、無理にでも順応し、発育していかざるを得ません。その結果、そういった環境のもとで設定されたシステムと共にやっとの思いで誕生してきた子供は、順応の設定レベルが低いままであるため、将来的にさまざまな健康問題を生じやすい傾向があるということです。

先ほどご紹介したアレルギーの問題なども、このシステムに照らし合わせればよく理解できます。

母親がもともとオメガ6過多－オメガ3過少の食事を続けており、体内でのプロスタグランジンをはじめとする局所ホルモンのバランスが不釣合いであるならば、胎児はその環境を「通常レベル」として設定し、その設定レベルに基づいて成熟したシステムも、やはり局所ホルモンを適切に合成することができず、結果として「アレルギー体質」になってしまうのだと考えられます。

前述のように、胎児期に母親から与えられる環境（栄養）は、子供の生涯にわたって影響を与えます。その中でも、第1章でお伝えした**脂肪のとり方が特に重要な鍵を握ります。**

妊婦が何を食べ、何を食べないか、そして子供たちに何を与え、何を与えないようにするか。つまりは、毎日のこういった積み重ねが、やがては埋めようのないほどの大きな健康格差を生み出すことにもなるわけです。

食育は胎児のときから始まっている！

それは、「食育」の観点からも大きな意味を持ちます。

「子供の味覚は十《つなし》まで」という言葉があるように、幼少期は味覚を養う大切な時期であり、10歳頃までには個人の味覚がある程度決定するといわれています。

アメリカの研究では、妊婦の食事が胎児の嗅覚や味覚を刺激し、胎児の脳の構造に変化をもたらすことによって、生まれてきた赤ん坊の嗜好を決定付けることが示されています。これは、オーストラリアの研究でも同様の結果が報告されていて、脂肪や砂糖の多い食事を好む女性が妊娠すると、胎児の脳もこういった食事を要求するような仕組みができ上がってしまうというのです。

つまり、母親が健康的な食べ物をとっていれば、その子供も健康的な食べ物を好むようになり、ジャンクフード好きの母親からは、やはりジャンクフード好きの子供が生まれてくるということになります。まさに「味覚は遺伝する」ということです。

そう考えると、子供の食育は、母親のお腹にいるときからすでに始まっているともいえるのです。

もちろん、生まれた後の食事内容も重要です。味覚には安全確認の役割もあり、舌の表面にある味《み》蕾《らい》細胞から味覚神経を経て情報が脳に伝わり、食べてよいものと悪いものの判断をしています。幼少の頃からたくさんの味を経験していれば、その味の記憶と比較して似たような味の食べ物を「安全」と判断して食べようとします。

要するに、幼い頃から築いてきた味覚の引き出しの数が多ければ、将来的に偏食になるリスクが低くなり、逆に引き出しが少なければ、複雑な味に対してすべて拒絶反応を示してしまう恐れがあるのです。

「うちの子は○○しか食べない」「△△だったら喜んで口にするんだけど……」という声をよく耳にします。○○や△△にあてはまるものが栄養的に優れた食べ物であればまだしも、実際には余計な脂肪や糖分が多く、ビタミンやミネラルなどが極端に少ない食べ物であることがほとんどです。

こういう食べ物は、最初に与える機会があるからこそ、子供がその味を「安全」だと判断してしまうわけです。そのような機会を制限すれば、「正しい味覚」を身につけるのは子供でもそんなに難しいことではないように思います。

問題だらけの学校給食

子供の食育といえば、やはり学校給食の問題にふれないわけにはいかないでしょう。事態は極めて深刻で、なかでも「パン・マーガリン・牛乳」の3つは、問題の中核をなす、実にやっかいな存在です。そして、それぞれの危険性については第1章でお伝えしたとおりです。

しかし、今やその次元さえ通り越し、デリカシーのかけらも感じられないような献立が提供されています。例えばそれは、「焼きそば＋串揚げ」「おでん＋パン」「ラーメン＋天ぷら」……といったものです。

念のためにいっておきますが、これはれっきとした学校給食の献立です。場合によっては、これに炭酸飲料やポテトチップスまで添えられるというのです。

学校側はいったい何を考えているのでしょうか？　こんな給食づくりに携わる人たちは恥ずかしくないのでしょうか？　献立を考える栄養士や管理栄養士は「きちんとカロリー計算している」などと主張するのでしょうか？

これはかなり極端な例だとは思いますが、子供たちに現実に提供されているわけであり、あまりにひどすぎます。怒りを通り越してあきれるほかありません。

また、学校給食を外部委託し、「一流ホテルのシェフがつくった給食」を売りにするような小学校も増えています。以前に行われたとある市長選挙では、学校給食の外部委託を公約に掲げる候補者がいたのも覚えています。

「いやいや、そうじゃないだろう⁉」と思わず叫びたくなります。学校給食は、単に子供の空腹を満たしたり、子供が喜びそうなものを与えたり、あるいは他校との差別化や売名目的に利用したりするためのものではないはずです。何よりもまず、子供の健康を第一に考えるべきです。それなのにこのありさまでは、方向性を完全に見誤っているとしかいいようがありません。

このような「間違った食育」が、日本の子供たちをどんどんダメにしてしまっているように思います。子供の健康のことを本気で考えているとは到底思えませんし、それが学級崩壊などにもつながっているかもしれないことなど、おそらく考えすら及ばないのでしょう。実は、子供より先に「大人の食育」を行うべきなのかもしれません。

今の日本では、「野菜に甘みがある」「やわらかくておいしい」など、食べ物にやたらと甘さややわらかさを求める風潮があり、非常に気になっています。そういう人たちはおそらく味覚が成熟しておらず、引き出しの数が少ないのでしょう。このような風潮は、学校給食で育った世代から始まっているように思います。

味覚の引き出しが足りないまま大人になると、酸味や苦味、渋味といった複雑な味、あるいは素材本来の食感を全て「まずい」とシャットアウトすることになり、脂肪の多いものや甘いもの、精製・加工されたものばかりを好むという「味覚の幼稚化」につながります。そんな大人が「子供は脂っこいものや甘いものを好む」という先入観を抱き、結果として子供に不健康な食べ物ばかり与えてしまう……という悪循環を招いているように思えてならないのです。

学校給食に対する私からの提言

日本の将来を担う子供たちを健やかに育んでいく上で、学校給食の果たすべき役割はとてつもなく大きいものです。特に3・11後の今、新たに加わった放射能汚染の問題への対応ということを考えても、少しでも体へのダメージを回避するような施策を行っていかなければなりません。

そこで私は、全国の学校給食や食育の内容を是正すべく、第1章でご紹介した「細胞から元気になる食事」の5つのポイントにあわせて、次のような3つの提言を行いたいと思います。

提言① 「穀菜食＋味噌汁」を給食の基本に

米は、貴重なミネラルやビタミン、食物繊維の大半が精製によって失われてしまうため、玄米と白米では栄養的な価値が全く異なる「別の食品」です。玄米ご飯は血糖値を安定させますが、白米のご飯では低血糖や高血糖のリスクを高め、糖尿病や肥満、情緒不安定などにつながります。

また、第1章でもお伝えしたように、米と大豆製品の組み合わせはタンパク質の摂取源としても非常に優れます。米、できれば玄米など未精製のものや雑穀などを混ぜ合わせたご飯と、多種類の新鮮な旬の野菜、そして具だくさんの味噌汁を常に献立のベースにしておけば、非常に栄養の濃い、質の高い給食が提供できるでしょう。

さらに、パンやマーガリンは、いずれもトランス脂肪の摂取源の代表的存在であることを考えれば、「穀菜食＋味噌汁」を基本にするだけで、トランス脂肪を摂取してしまうリスクを大幅に下げることができます。

今日からあなたも「炭水化物革命」を――。これは、私が全ての世代に伝えているスローガンですが、特に子供の給食は穀菜食に徹するべきであり、ここで改めて強調しておきたいと思います。子供が毎日口にするものであるにもかかわらず、日本の学校給食はあまりにひどすぎます。全校ですぐに改善されればいうことはないのですが、現状ではそうもいかないでしょうから、給食の内容がお粗末すぎる場合は、手づくりの弁当を子供に持たせることも検討すべきでしょう。

提言② 「白パン＋マーガリン」を「全粒粉パン＋亜麻仁油」に

給食などで提供される大量生産のパンは、輸入された安価な精白小麦粉でつくられているものがほとんどです。炭水化物食品としては白米ご飯以上に大きく質が劣るだけでなく、小麦の栽培時に散布されたものやポストハーベスト（収穫後の農薬散布）による「残留農薬」の危険も伴います。また、炊飯の場合は米と水だけであるのに対し、パンには余計な脂肪や砂糖、塩、食品添加物なども多く含まれがちです。

「穀菜食＋味噌汁」を基本としつつも、献立のバラエティーということでパン食の日も設けるのであれば、精白小麦粉ではなく全粒小麦粉を使ったパンにすべきです。穀菜食と同様に噛みごたえや独特の風味があるため、よく噛んで食べる習慣が自然と身につきますし、味覚の引き出しも増えることでしょう。

そして、当然のようにパンに添えられてきたマーガリンを中止し、代わりに亜麻仁油をパンにつけて食べるようにすれば、不足しがちなオメガ3を簡単に補うことができます。

提言③ 牛乳か豆乳かの「選択制」に

第1章でもお伝えしたように、牛乳や乳製品に伴う健康への悪影響は、実に多方面に及びます。本来であれば学校給食からいち早く追放すべきものなのですが、さまざまな〝大人の事情〟で完全廃止がどうしても難しいということであれば、せめて牛乳か豆乳のどちらかを子供たちが自分で選べるようにすべきです。

本音をいえば、豆乳自体も給食の献立に毎日登場させる必要などありません。しかし、これまで長く続いてきた給食の悪しき習慣として、「白い飲み物」がセットになっていないと何となく落ち着かないという人も、なかにはいるかもしれません。要は、そういう人に配慮した次善策のようなものだと思って下さい。

実は、現行の学校給食法には「子供たちが牛乳を飲まなければならない義務」はおろか、「給食で牛乳を出さなければならない義務」さえ記されてはいないことを、皆さんはご存知でしょうか？ 要するに、どちらも教育関係者や保護者の思い込みに過ぎない、あるいは、学校給食に牛乳を導入することで大きな利益を得ている人たちによる〝洗脳〟に過ぎないのだということです。

いずれにせよ、給食を食べる当事者である子供たちに、せめて「選択の自由」を与えてやってもいいように思います。もちろんその場合でも、牛乳のリスクについては子供たちにもしっかり教えておくことが大前提です。

海外や国内での「食」への取り組みをお手本に

ちなみにこれらの提言は、幼稚園や保育園、さらには病院で提供されている給食にも同じことがいえます。また、学生食堂や社員食堂などにもぜひ導入してほしいと思います。そしてもちろん、皆さんの各家庭でも積極的に取り入れてみて下さい。

これらが実現すれば、賢く健康な子供が育まれ、入院中の患者の回復が早まり、優秀な学生を多く輩出し、そして企業の生産性も高まることでしょう。

序章でもご紹介した、医学と栄養学に関するアメリカの調査結果『マクガバン報告』では、「アメリカを脅かす最大の危機は軍事問題などではなく、アメリカ人全ての健康に関する食の問題であり、今こそこのことを深く認識すべきである」と主張しています。

また、お隣の韓国では、小中高で提供される給食において、トランス脂肪をはじめとする油脂類や糖類、食品添加物などの使用を制限し、米を中心に据えて旬の食材を用いることが、２００７年、学校給食法ですでに義務付けられています。しかも、この給食内容は定期的にチェックされ、基準に達しない場合は給食会社や栄養士が処罰の対象にもなるという徹底ぶりです。

そして２０１２年、アメリカでは、私立学校の給食において、脂肪や塩分の制限、果物や野菜の増量摂取などにあわせて、穀物の半分を全粒穀物にしなければならないということを法律に定めました。さらに、２０１４年までには、学校給食で提供される全ての穀物が全粒穀物になる予定とのことで、非常に有意義かつ画期的な取り組みを行っています。

こういった国々に比べて、意識レベルでもすでに大幅に後れをとっているのが、私たちの住む日本です。

２０１０年、消費者庁を中心とした精力的な活動により、加工食品中のトランス脂肪含有量の表示義務化について、実現への期待がにわかに高まりました。しかし現在（２０１２年）では、「トランス脂肪が日本人の健康に悪影響を及ぼしているというエビデンス（科学的根拠）が不足している」「他国に比べてトランス脂肪の摂取量が少ないから健康には問題ない」などという何とものんきな理由で、義務化が先送りされています。

他の国で行われていることが、日本でできないはずがありません。

事実、長野県真田地区の公立の小・中学校で「給食改革」が行われ、その成果が明確に表れています。そこでは、パンを発芽玄米入りの米飯に変え、具だくさんの味噌汁にサバやイワシなどの青魚、農薬の心配が少ない地元産の野菜をふんだんに使った給食を出すようにしたところ、それまで荒れた校区として有名だったのが、7ヶ月後には校内の雰囲気が落ち着き始め、1年半から2年で非行はほぼゼロになったといいます。また、登校に問題を抱える生徒数が10分の1ほどに減ったほか、重度のアトピーや脂質異常症などの子供もほとんどいなくなったそうです。

さらには学力も大きく向上し、英語や国語などで全国平均を大幅に上回る成績を上げるようになりました。学校給食の改革は、子供たちの心身の健康、そして「脳」をも変えることを証明しています。

しつこいようですが、3・11を経験した今だからこそ、本腰を入れて食の改革に取り組んでいくべきなのです。

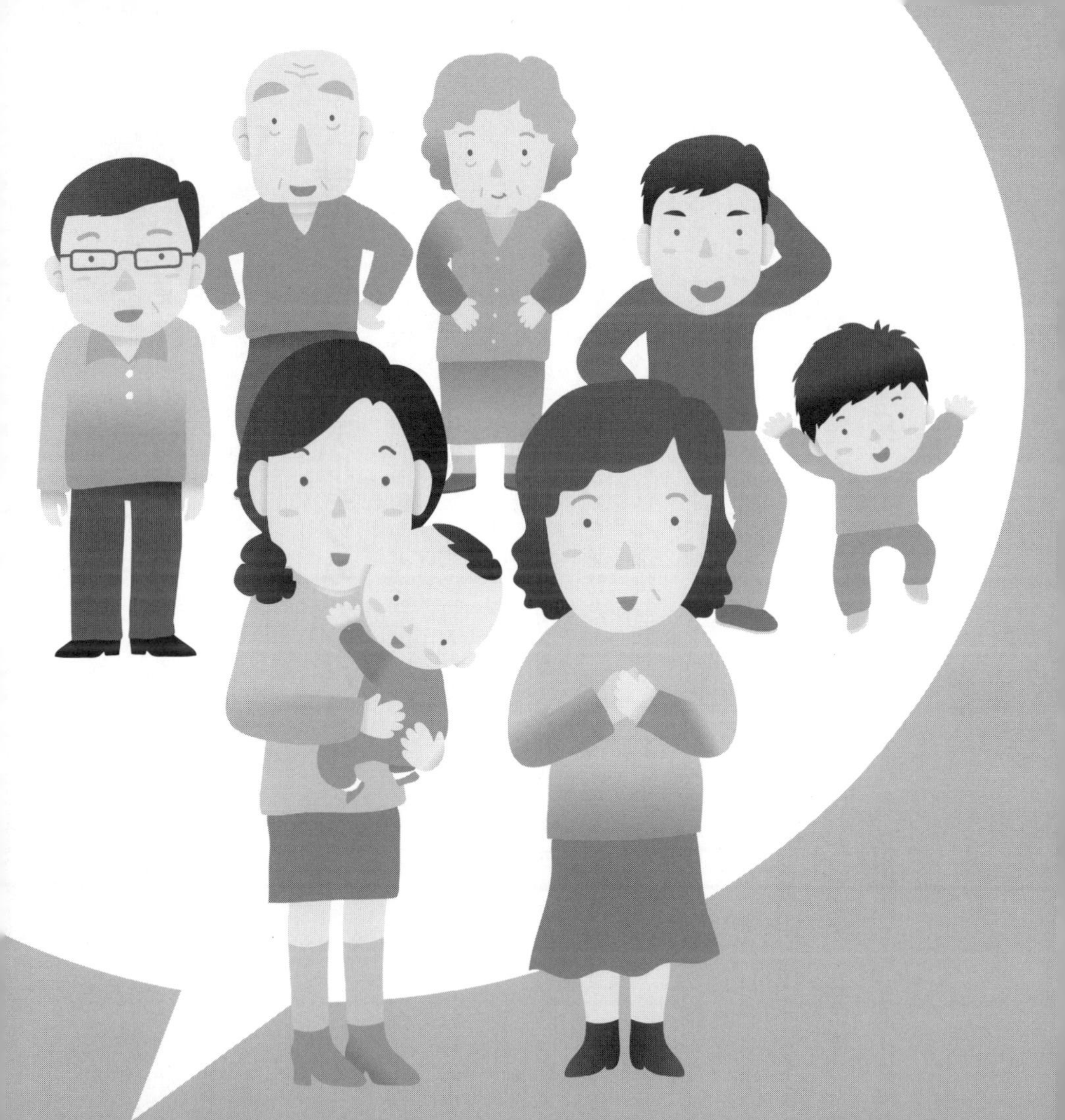

第3章

お母さんの健康を守る栄養学 女性編

女性ホルモンのさまざまな働き

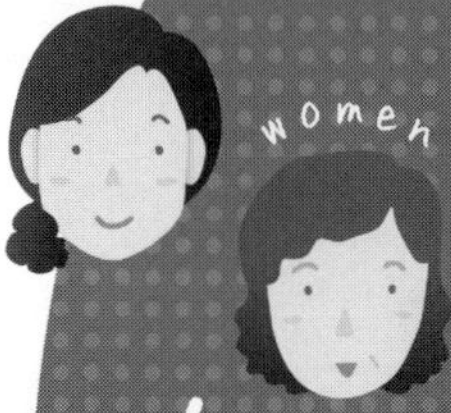

現代女性を襲うホルモンのアンバランス

私たちの体内では約30種類のホルモンがつくり出されています。それぞれのホルモンはごく微量ではあるものの、特定の器官で非常に強力な働きをしてます。また、これらのホルモンの働きはお互いに関連し合っているため、絶妙なバランスも欠かせません。

例えば、ストレスに対応するためのメカニズムも、まさにホルモンバランスによって成り立っています。私たちの体がストレスを感じると、脳の視床下部という部位からホルモンが分泌されます。このホルモンは、脳下垂体という部位を刺激し、脳下垂体から別のホルモンを分泌させます。このホルモンが、今度は腎臓の上にある副腎という器官に働きかけることで、副腎ではストレスに対応するためのホルモンがつくられ、全身に作用するのです。

このような連携は、視床下部（Hypothalamus）、脳下垂体（Pituitary gland）、副腎（Adrenal gland）の英語の頭文字をとって「ＨＰＡ軸」と呼ばれています。脳で感じたストレスは、ＨＰＡ軸によるホルモンの連携プレーを通じて全身に伝えられ、免疫系や血管系、神経系などの働きが絶妙にコントロールされているというわけです。

しかし現代社会は、これほど重要なホルモンバランスを乱す要因であふれ返っています。特に女性は、ホルモンのアンバランスの影響を受けやすく、それに伴う心身の不健康も生じやすいといえます。だからこそ、本当の意味でのホルモンバランスを知る必要があるのです。

なかでも、女性特有の健康問題について考えるときに、絶対に切り離せないのは、何といっても「女性ホルモン」でしょう。おそらく、皆さんが思っている以上にさまざまな病気や症状に対して、直接的もしくは間接的に、女性ホルモンが何らかの形でかかわっています。このため、女性ホルモンのことをしっかり知っておくことが非常に大切です。

女性ホルモンは、主にエストロゲンとプロゲステロンの2種類で成り立っています。いずれも、コレステロールを原料に体内（主に卵巣）で合成される、ステロイド系ホルモンの仲間です。

ところで皆さんは、「女性ホルモンは女性のもので、男性ホルモンは男性のもの」と思っていないでしょうか？　実際には、男性の体でも女性ホルモンがつくられ、女性の体内でも男性ホルモンが働いています。つまりは、男性ホルモンと女性ホルモンには、「男性らしさ」や「女性らしさ」をつくる以外にもたくさんの働きがあることが分かります。

また、男性ホルモンと女性ホルモンは〝全くの別物〟というわけではなく、いわば親戚のようなものです。実は、同じ合成経路の途中で男性ホルモンがつくられ、その後に女性ホルモンに変換されるというメカニズムなのです。

性ホルモンは、男女の性差にかかわる部分以外にもさまざまな役割を担っています。女性ホルモンの場合、乳房や子宮、卵巣といった女性特有の組織や臓器で作用するのはもちろんのこと、血糖値や血液循環、神経や皮膚の機能などにも関連しています。現に、女性ホルモンが作用するための受け取り装置（受容体）は、全身の細胞に存在していることが知られています。さらに、女性ホルモンは体内で働く他のホルモンとも連携しています。

ただし、その全てが解明しているわけではなく、女性ホルモンの働きについてはまだまだ未知の部分が多いようです。

とはいえ、女性ホルモンといえば、やはり妊娠や出産にかかわる場面で大きな役割を担っていることは確かです。ホルモンバランスの乱れによる心身のトラブルが、男性よりも女性のほうに圧倒的に多いのも、妊娠、出産、そして授乳という生命の一大イベントが女性の体でしか行われないという事実と深く関係しています。

だからこそ、女性の場合は特に、女性ホルモンと仲良く生活していかなければならないのです。

月経周期にかかわるさまざまな症状

ところで、女性ホルモンのせいで女性が悩まされる代表格といえば、何といっても「月経」に関するものでしょう。月経周期の乱れや月経痛、異常出血など、月経中やその前後に不快な思いをしたことがあるという方は、皆さんの中にもきっと大勢いらっしゃるはずです。こういったトラブルに伴う経済損失は年間1兆円にものぼるといわれており、決して見過ごすわけにはいきません。

最近では、**月経前症候群（PMS）**の名もよく知られるようになってきています。日本ではPMSの患者数が実に1000万人を超えており、特に働く女性の7～8割に影響を及ぼしているとさえいわれています。

PMSは文字通り、月経開始の1～2週間前に生じる、さまざまな症状の総称です。この時期は、本来であればエストロゲンよりもプロゲステロンの分泌量が多いのですが（下の図参照）、PMSの場合、エストロゲンの分泌量が多すぎるか、プロゲステロンの分泌量が少なすぎるかのどちらか、あるいは両方が起こっていることが、大きな要因のひとつと考えられています。いわゆる、ホルモンバランスが崩れた状態です。

PMSの症状は多岐にわたります。腹部膨満感やニキビ、腰痛、胸部の圧痛、けいれん、疲労感、頭痛、関節痛、むくみといった身体的な症状だけでもさまざまなのですが、不安、うつ、無性に食欲がわく、不眠、神経質になる、情緒不安定、イライラしやすいなど、メンタルな部分にも影響を及ぼすのが特徴です。これだけ症状が多様だと、知らないうちにPMSになっているという人も、決して少なくないように思います。

また、PMSほどの数ではありませんが、子宮内膜症

エストロゲンとプロゲステロンのバランス

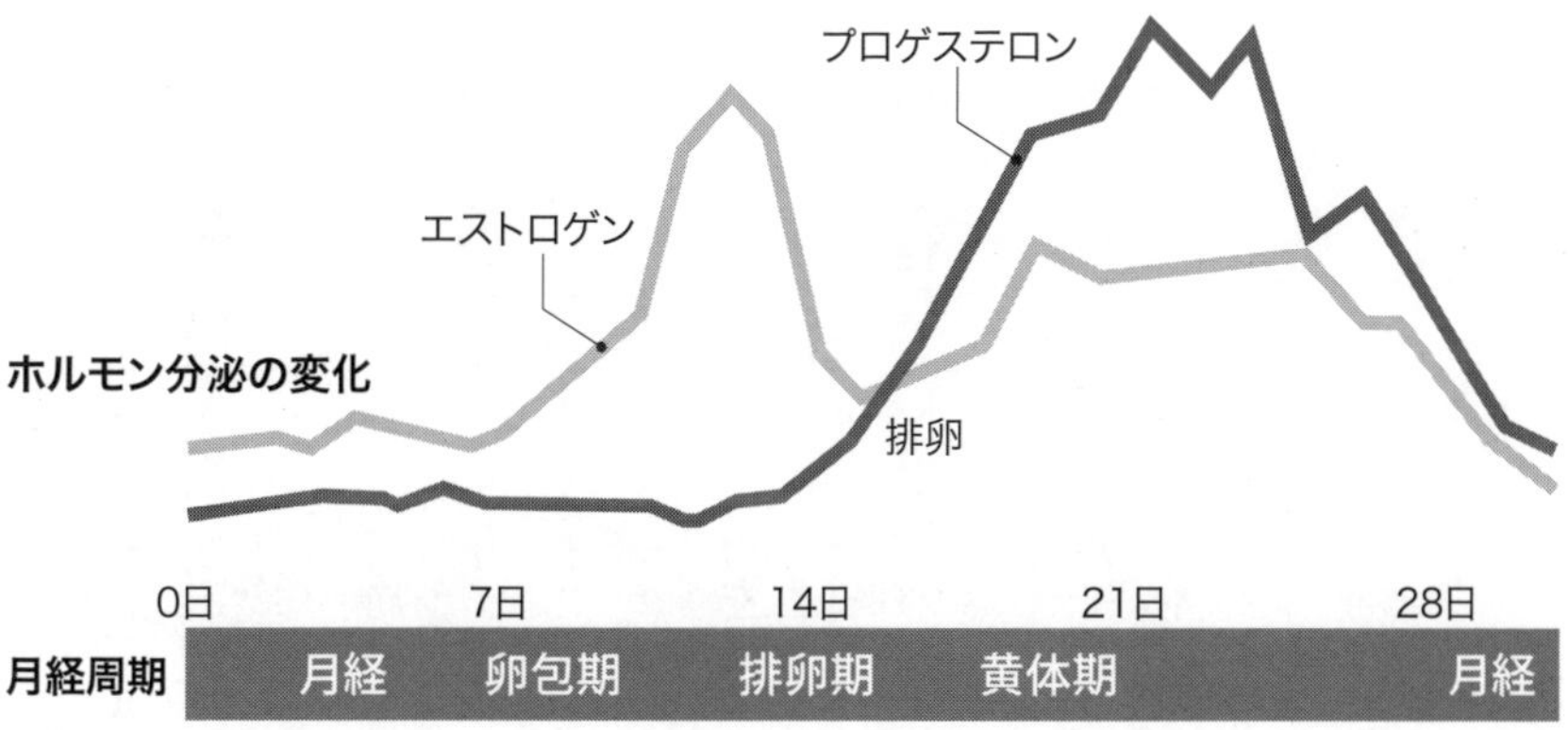

や子宮筋腫といった子宮のトラブルに苦しむ人も増えています。
子宮内膜症は、受精卵の着床に必要な子宮内膜という組織が、そこから離れて子宮以外の組織に定着し、その場でどんどん増殖してしまう病気です。これに対し、子宮の筋肉組織に腫瘍ができるのが子宮筋腫です。

どちらもがん化するケースはほとんどないとはいえ、生じた部位が圧迫されることにより、痛みや機能障害につながることも少なくありません。そして、いずれもエストロゲン依存性＝エストロゲンの作用で増殖していくという点で共通しています。つまり、やはり「ホルモンバランスの乱れ」が大きな要因になっているということです。

例えば、思春期や更年期に女性ホルモンのバランスが一時的に崩れるのは、ある程度はやむを得ないのですが、最近では、これらの時期に該当しない世代の女性でも、女性ホルモンのアンバランスに伴う心身の不調を訴える人が非常に増えています。また、思春期や更年期の女性においても、バランスの崩れ方や症状の現れ方がひどくなっているように思います。

こういった問題を、女性の宿命だと我慢して受け入れてしまうのはあまりに早計です。ホルモンバランスが崩れる要因にはさまざまなものが考えられますが、普段の生活――特に食事面や栄養面――にも、そのヒントがたくさんあるのです。

ホルモンを混乱させる不気味な物質

そのひとつが、「**環境ホルモン**」による悪影響です。

環境ホルモンの存在は、今ではすっかり市民権を得た感があります。正式には「内分泌かく乱物質」と呼ばれていて、第2章でご紹介したエコチル調査にも登場する、ビスフェノールAなどの環境汚染物質の総称です。

内分泌とは、ホルモンに関することを意味します。つまり、環境ホルモンは本来、体内で働いているホルモン全般に悪影響を及ぼしうるものなのです。しかし、発見当初は女性ホルモンへの影響が大きく取り上げられたことも手伝って、世間では、環境ホルモンといえば「動物をメス化させる」などといったイメージが根強いかもしれません。

実際、生殖機能は性ホルモンによるデリケートな調節によって成り立っているだけに、環境ホルモンの悪影響を受けやすいことは確かです。

例えば環境ホルモンの中には、エストロゲンに似た作用を示す物質が数多く存在します。この物質が体内に入り込むと、体内ではエストロゲンが通常よりも多く分泌されたような状態になります。その結果、月経周期の中で変化するエストロゲンとプロゲステロンのバランスが微妙に崩れることにより、先ほどのようなＰＭＳや子宮のトラブルなどを招いてしまうのです。

さらには、乳がんや子宮がん、卵巣がんなど、女性特有のがんのリスクを高めることも疑われています。いずれのがんもさまざまなタイプがあるとはいえ、その多くがエストロゲン依存性であることが知られているだけに、「環境ホルモンは全く無関係」と考えるほうがむしろ不自然です。

終章で改めてお伝えしますが、こういったことを考えても、人為的な解毒（デトックス）の重要性がことさら際立ちます。実際、エコチル調査の中心仮説でも、環境汚染物質がもたらす健康への影響の指標のひとつとして、「性分化の異常」という項目があげられています。これぞまさに、性ホルモンへの悪影響を証明しているようなものです。

少なくとも、こういった汚染物質が私たちの健康に対してプラスに働かないことは間違いないわけですから、悪影響を可能な限り食い止める手立てが絶対に欠かせません。

植物エストロゲンを上手に活用しよう！

ここからは、食事面や栄養面からホルモンバランスを良好に保つためのヒントをお伝えしていきましょう。

まずは、「**植物エストロゲン**」の有効活用です。植物エストロゲンとは文字通り、植物に含まれるエストロゲンのような働きを持つ物質の総称です。具体的には、大豆などの豆類に豊富なイソフラボンや、亜麻やゴマなどの種実類に含まれるリグナンなどがあります。

先ほどの環境ホルモンとは異なり、植物エストロゲンの場合は「善玉」で、ホルモンバランスの調節作用を持つと考えられています。つまり、体内でエストロゲンが過剰な場合は作用を抑制し、逆に不足気味のときには作用を促進するというものです。このため、エストロゲンやプロゲステロンの分泌が全体的に低下する更年期の、さまざまな症状の予防や改善においても、植物エストロゲンの豊富な食品を積極的にとることは非常に有意義だということになります。

以前、これらの植物エストロゲンが、エストロゲン依存性の乳がんなどのリスクを高めるのではないかと疑われたことがありました。しかし、現在では完全に否定されていて、むしろリスク低減に役立つことが多くの研究で裏付けられています。

例えば、厚生労働省が行った大規模研究では、食品からのイソフラボンの摂取量が多いほど乳がんや前立腺がんなどのリスクが低下することが分かっています。また、ドイツの研究では、植物エストロゲン（特にリグナン）の豊富な食事を続けていると、乳がんの発症リスクや進行リスクが低下することが示されていますし、アメリカで行われた研究では、乳がん経験者であっても、大豆製品からのイソフラボンの摂取が乳がんの再発リスクを高めないことも確かめられているのです。

アメリカ国立がん研究所が行った研究でも、幼少期に大豆を多く摂取した女性では、乳がんの発症リスクが大幅に低いことが示されています。アジア人の乳がん発症率はアメリカ人の4分の1から7分の1に過ぎませんが、アジア人がアメリカに移住すると、わずか3世代のうちにアメリカ人の乳がん発症率に肩を並べてしまうことも確かめられました。調査の結果、このような現象に最も深く関与していたのが「食事で大豆をとっているか、とっていないか」であったといいます。

日本をはじめ、古くから大豆や大豆製品を愛用してきたアジア諸国では、乳がんをはじめとする生殖器系のがんが少なかったこと、食の欧米化に伴って大豆や大豆製品の摂取量が少なくなるにつれ、アジアでもこれらのがんが増えてきたことは、世界的にもよく知られています。これぞ、植物エストロゲンのパワーを示す何よりの証ではないでしょうか。

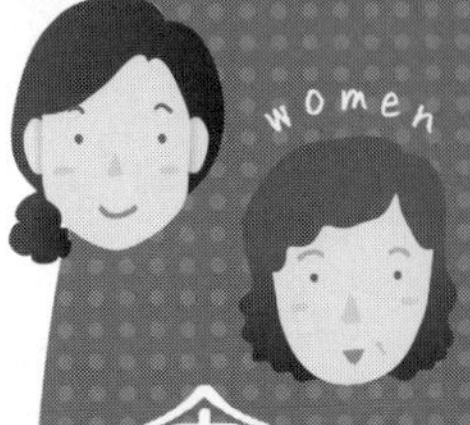

症状緩和に役立つアレルギー対策

女性ホルモンは局所ホルモン（60ページ参照）とも深く関与しています。

局所ホルモンのひとつに「プロスタグランジン」という種類のものがあります。第1章でもふれましたが、プロスタグランジン（prostaglandin）の名称は前立腺（prostate gland）に由来するもので、初めて発見された際、前立腺でつくられていると考えられたことによります。

その後、プロスタグランジンをはじめとする局所ホルモンは、全身のさまざまな組織や器官を構成する細胞でつくり出されて、それぞれの部位、つまり〝局所〟で機能していることが明らかになっていったわけですが、そうしたプロスタグランジンが持つ数ある働きのひとつに、子宮の収縮・弛緩があります。

正常な月経周期においてエストロゲン濃度が最も高まるのは排卵期であり、エストロゲン濃度の上昇と共に子宮でのプロスタグランジンの生成が促進されます。これにより、精子が卵子に受精しやすくしているのです。

このとき、オメガ6由来のプロスタグランジンは子宮を収縮させ、オメガ3由来のプロスタグランジンは収縮した子宮を弛緩させることでバランスをとっています。

例えば月経痛は、主に子宮の収縮が強すぎることで生じるものですが、その背景には必須脂肪酸のアンバランス――オメガ3過少‐オメガ6過多の食生活――によってオメガ6由来のプロスタグランジンばかりがつくり出され、オメガ3由来のプロスタグランジンの働きが弱まるために、子宮が収縮したままになることも大きく関係している可能性があるのです。

女性ホルモン系のトラブルは、女性ホルモンのバランス改善と共に、「油」のとり方を見直す価値も十分にあるということです。

また、PMS対策をはじめ、女性ホルモン系のトラブルの改善に役立つ栄養素として頻繁に登場するのが「**γ《ガンマ》-リノレン酸**」です。

第2章のアレルギーに関するところで、必須脂肪酸のオメガ6から「善玉」の局所ホルモンと「悪玉」の局所ホルモンとが枝分かれしてつくられることをお話ししましたが、第2章の114ページの図にもあるように、体内ではリノール酸が1段階を経ることでγ-リノレン酸になります。

114ページの図では、そこからさらにジホモγ-リノレン酸という物質に変化した上で局所ホルモンが生成される……という流れになっています。つまりは、この図だけを見れば、γ-リノレン酸を摂取したとしても、局所ホルモンは「善玉」にも「悪玉」にもなりうるわけです。

実は、γ-リノレン酸がなぜ役に立つのか、詳しいメカニズムは明らかになっていません。例えば、PMSの人では必須脂肪酸を体内で形を変えていくプロセスがスムーズに進まないため、リノール酸から1段階進んだγ-リノレン酸をとることで、その状態をサポートするのではないかという説があります。また、γ-リノレン酸から別の局所ホルモンがダイレクトにつくり出され、それが女性ホルモンを調節するような働きを持っているのかもしれません。

いずれにせよ、γ-リノレン酸は摂取源が非常に限定され、身近な食材にはほとんど含まれていないため、普段の食生活に取り入れるのはなかなか困難です。

そう考えると、オメガ3とオメガ6が形を変えていくプロセスが、少しでもスムーズに進むような対策をとるほうが賢明です。要するに、やはりここでも、必須脂肪酸の摂取比率が大きなポイントとなります。

そして、第2章でもお伝えしたように、そのためには「白い食品」＝砂糖や小麦粉などの精製炭水化物食品の制限も重要であることを意味します。

女性ホルモン系の症状に悩まされている人は、油のとり方はもちろんのこと、甘いお菓子のほか、パンや麺類などの小麦粉食品を無意識にとりすぎていないかどうか、自分の食生活を振り返ってみて下さい。

トランス脂肪は子宮内膜症の一因に！

こういった「白い食品」を制限する意味はまだあります。なぜなら、菓子類や小麦粉食品は悪しきトランス脂肪の主要な摂取源でもあるからです。実は、ハーバード大学などの研究チームが行った大規模調査では、トランス脂肪を大量に摂取する女性では子宮内膜症のリスクが5割弱も高いことを報告しているのです。

ちなみに、東京大学などが行った日本国内の研究では、特に30代~50代の女性でトランス脂肪の摂取量が目立って多い傾向にあったことが確かめられています。また、そういった人たちに共通する食習慣として、「菓子類をよく食べる」ことも指摘されています。ずばり、女性ホルモン系のトラブルを抱えやすい世代とぴったり一致すると思いませんか?

ハーバード大学などの研究ではさらに踏み込んで、不飽和脂肪酸(オメガ3、オメガ6、オメガ9)、飽和脂肪酸、そしてトランス脂肪のそれぞれが、子宮内膜症のリスクにどのように影響するかということについても比較しています(下のグラフ参照)。

すると、グラフを見れば一目瞭然ですが、各脂肪酸の代わりにオメガ3をとる

脂肪酸の種類による子宮内膜症のリスク

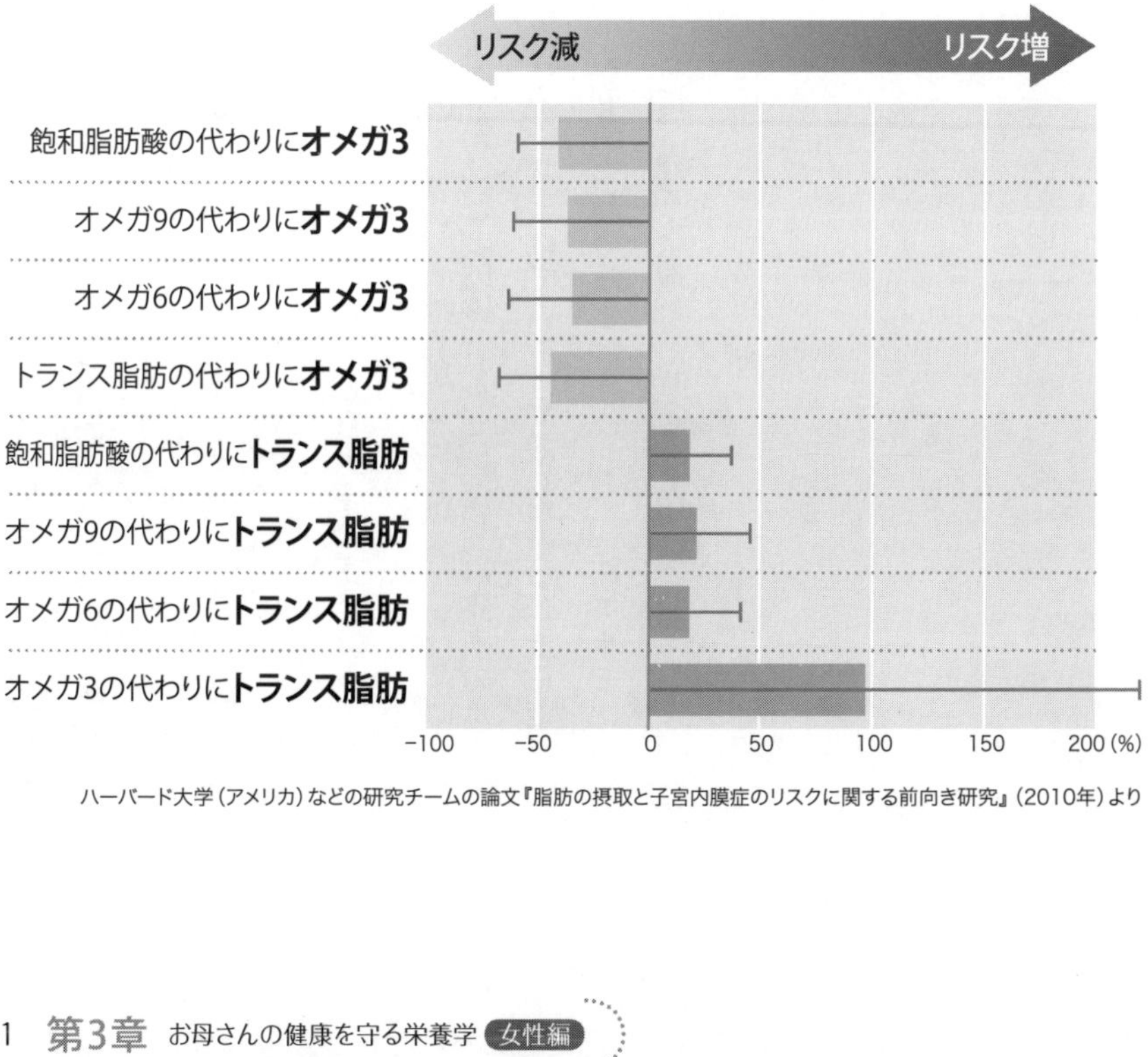

ハーバード大学(アメリカ)などの研究チームの論文『脂肪の摂取と子宮内膜症のリスクに関する前向き研究』(2010年)より

と、子宮内膜症のリスクがことごとく低下するのに対し、トランス脂肪に代えた場合では、いずれもリスクが増大したのです。なかでも、オメガ3の代わりにトランス脂肪を摂取した場合の悪影響が、最も深刻であることが分かります。

これらの結果は、高オメガ3-低オメガ6-トランス脂肪排除を心がけることが、子宮内膜症の予防にいかに役立つかを如実に物語っています。

余談ですが、生殖器系のトラブルといえば、牛乳や乳製品を遠ざけることも大きなポイントのひとつです。

第1章の「細胞から元気になる食事」のポイント⑤で、先ほどの環境ホルモンばりに体内のホルモンをかく乱させる、さまざまな「不気味な物質」が牛乳中に含まれていることをお伝えしました。乳がんや卵巣がん、前立腺がんといった生殖器系のがんの危険を高めるということが、性ホルモンのアンバランスに伴うさまざまな症状にも関係していることは、疑う余地もありません。

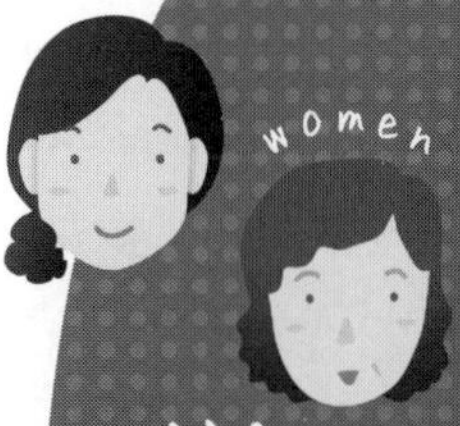

栄養素で改善できる冷え性

しつこい冷え性を何とかしたいあなたへ

さて、現代女性が抱えている体の悩みといえば、やはり「冷え性」をあげないわけにはいかないでしょう。

そもそも冷え性とは、主に手足の先など、末端部分の血管が正しく働かないことで起こります。そこにはさまざまな要因がかかわっていますが、例えば、血管や血液の「質」が悪いこともそのひとつです。

血管や、赤血球などの血液成分に柔軟性が足りないと、血管はスムーズに伸び縮みしない上に、いわゆる血液ドロドロの状態になるため、血流の悪化に直結します。血液は酸素や栄養素に加えて「温水」を運ぶ役目もありますから、血流の停滞は、いわば暖房の効きが悪い状態ということです。

血液サラサラの代表格といえば、やはり何といってもオメガ3です。血管壁の細胞膜、そして赤血球の膜の材料としてオメガ3が十分に組み込まれると、血管や赤血球の柔軟性が増し、血液循環が滞りなく行われることで、体の隅々にまで「温水」がきちんと届けられます。また、ビタミンCやビタミンEも、血管や赤血球の健康状態を高めるのに役立つ中心的な栄養素です。

こういったハード的な要因に対し、ソフト的な要因は、いわゆる「自律神経失調」と呼ばれる状態です。

自律神経とは、私たちの意思で操ることのできない、まさに「自ら律する」神経のことです。交感神経と副交感神経の2つで成り立っていて、主に内臓の機能を調節したり、内臓の情報を脳に伝えたりする役割を担っています。そしてそこには「体温調節」も含まれます。

心臓や肝臓といった臓器周辺の温度（中心温度）は、生命活動の維持に必要な37℃近くに常に保たれています。寒いときには、こういった臓器から離れた場所にある手足の血管を収縮させ、血流量を少なくすることで、中心温度が下がるのを防いでいます。

このため、中心温度と手足の温度に5〜6℃くらいの差が生じるのですが、冷え性の人では体温調節機能が低下しているため、この温度差が10℃前後にも達してしまうのです。

血管の収縮や拡張による体温調節は、交感神経と副交感神経の絶妙な連携によって成り立っています。このため、自律神経失調によって両者のバランスが崩れると、体温調節が適切に行えなくなり、結果として冷え性を招くことになるのです。

自律神経失調の最大の要因は「ストレス」です。体がストレスを感じた場合、副腎という臓器からストレスに対抗するためのホルモンが分泌され、〝異常事態〟を乗り切ろうとしますが、ストレスにさらされたままだと、こういった反応ではうまく太刀打ちできなくなってきます。神経系と内分泌系は密接に関連していることから、強いストレスが続くうちに自律神経にも支障をきたすようになり、調節機能や情報伝達機能が正しく働かなくなるのです。

ストレス対策には、マグネシウムやビタミンB群、ビタミンCといった栄養素が重要です。いずれもストレス対抗ホルモンの合成にかかわり、副腎をバックアップしてくれます。これにより、自律神経の失調を防ぎ、冷え性の予防や改善にもつながるはずです。

冷え性と女性ホルモンの深い関係

一方で、女性ホルモンが冷え性にも密接に関連していることは、意外に知られていないかもしれません。

自律神経と連携しながら体温調節を行う重要な器官として、忘れてはならないのが「甲状腺」です。体温は体内（細胞内）で熱エネルギーをつくり出すことによってもたらされるわけですが、甲状腺は、このようなエネルギー生産全般をコントロールするホルモンを分泌することで、サーモスタットのような役目を果たしています。

甲状腺は、脳の視床下部や脳下垂体、副甲状腺、そして性腺（生殖器）などの内分泌系と密接に関連していて、お互いに協力しながら働いています。このうちのどれかひとつに問題が生じると、内分泌系全体に影響を及ぼします。

全身の細胞の膜には、分泌されたホルモンを血液中から受け取るための装置（受容体）がありますが、エストロゲンと甲状腺ホルモンが同じ受容体を共用することによって、体内環境の絶妙な調節が行われているといわれています。いい方を変えれば、エストロゲンは甲状腺ホルモンと競合するということになります。

もうお分かりでしょう。エストロゲンが過剰になった体内では、細胞膜の受容体に甲状腺ホルモンが接合しにくくなるために、体温調節に支障をきたすようになるのです。これが、女性ホルモンのバランスの乱れが冷え性につながるメカニズムです。ちなみに、体温調節に支障をきたすということは、冷え性と同時にのぼせやすくなることも意味します。ここまでお伝えしたホルモンバランス改善のための対策を行えば、こういった悩みも解消できるはずです。

男性より女性のほうが圧倒的に冷え性に悩まされている理由として、「女性は筋肉が少ないからだ」ということがよく指摘されます。筋肉組織は、運動時に多くのエネルギーを必要とするため、その際に熱が発生するのは皆さんもイメージしやすいでしょう。

しかしそれに加えて、女性のほうが女性ホルモンのアンバランスを生じやすいこと、ホルモンバランスの影響を受けやすいこと、そしてその影響で体温調節がうまくいかないケースも多いことを、よく覚えておいて下さい。

また、誰もが簡単に口にする「ホルモンバランス」が、決して女性ホルモンだけのものではなく、さまざまな他のホルモン、及びそのホルモンを分泌する器官との複雑な連携によって成り立っているのだということも、少しは感じ取って頂けたのではないでしょうか？

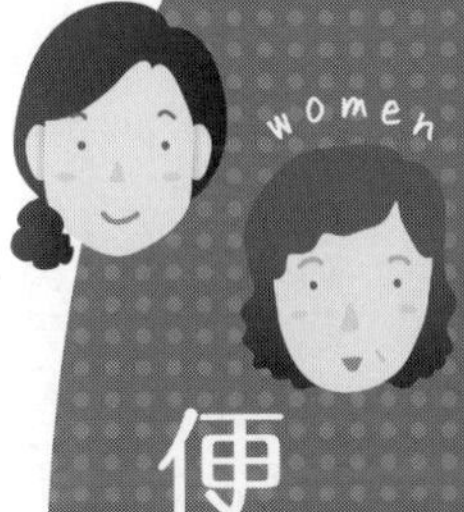

便秘を解消する天然の薬

なぜ多くの女性が便秘に苦しんでいるのか?

かれこれ1週間以上も「お通じ」がない――。こんな驚くべき異常事態が日常茶飯になっているという女性は、決して少なくないようです。

日本では、女性の4人に1人、あるいは2人に1人が便秘になっているといわれます。「便秘は、女性として生まれたからには半ば宿命のようなものだ」とあきらめている人さえいるかもしれません。確かにそれは、ある意味で正解ですが、ある意味では不正解です。

そこには再び「ホルモンバランス」が関係します。

エストロゲンよりもプロゲステロンの分泌が増加すると、体内に水分を溜め込もうとする働きが強まって、食べ物の消化・吸収のプロセスで水分の吸収が促進され、便の水分が少なくなります。このため、スムーズな排便に支障をきたすようになるのです。

また、プロゲステロンには筋肉を収縮させる働きもあることから、それが腸の蠕動運動などにも影響し、排便がうまくいかなくなる恐れがあります。

そもそも、プロゲステロンは排卵後に増加するホルモンであり、こういった働きはいずれも羊水の確保や流産の防止といった妊娠の準備に役立つものです。そういう意味では、月経の後半や妊娠中に便秘が生じやすいのは、ある程度はやむを得ないともいえます。

しかし排便は、不要なものを体の外へ追い出すという非常に大切な行為です。便秘が口臭や体臭、ガスなどの原因になることは比較的よく知られていますが、それはいずれも、停滞した便を通じて腸内の悪玉菌が増殖し、異常発酵（腐敗）が生じている証拠です。腸はもちろん、全身にとって「よからぬこと」であるのは間違いありません。

月経や妊娠に関係なく、慢性的な便秘に見舞われている人の場合、ホルモンバランスの乱れも大きな要因のひとつになっている可能性があります。まずは、ここまでご紹介したホルモンバランス改善のためのアプローチが重要です。

これだけは知っておきたい便秘対策の基本

便秘は一般的に、「機能性便秘」（腸の機能に問題がある場合）と「器質性便秘」（腸そのものに異常がある場合）の2種類に大きく分けられますが、大半のケースは両方の影響を受けているのではないかと考えられます。つまり、腸の機能を改善するためのアプローチと、腸のダメージを修復するためのアプローチを同時に行う必要があります。

慢性的に便秘を抱えている人の多くは、いわゆる「便秘薬」が手放せない状態になっているかと思います。ひとくちに便秘薬といっても、便の水分やかさを増やすもの、腸を刺激するもの、腸の蠕動運動をコントロールするものなど、さまざまな種類があります。ただし、いずれも強制的に排便を促進していているだけで、便秘の根本要因が解決するわけではありません。

常用しているうちに、薬の作用に耐性を示すようになり、服用量をどれだけ増やしても便秘が解消されない……といった悪循環に陥ったり、薬の作用が腸以外の体の部位に影響するなど、全身にさまざまな弊害をもたらしたりします。そもそも、排便という行為に薬を用いること自体、不自然以外の何ものでもありません。

私たちは、そんな不自然極まりない便秘薬に頼らなくとも、全身の健康に役立つ「天然の便秘薬」を、身の回りにたくさん持っています。

まずは、「水」と「食物繊維」です。便秘の大半のケースが、水分と食物繊維の不足で生じることが知られています。このことを知ってはいても、いつの間にかおろそかにしてはいませんか？

実は、便の構成成分の大半（6～8割）が水分で、腸壁からはがれ落ちた古い細胞や腸内細菌、そして食べ物の残りかす（食物繊維）がこれに続きます。おそらく、皆さんが思っている以上に便は「水っぽいもの」なのです。便秘対策には水を飲むのがいいということがよくいわれますが、これで改めて水分補給の重要性が実感できたはずです。

食物繊維には水溶性と不溶性の2種類があります。水溶性食物繊維は、便の中で水分を抱え込み、便のかさを増やしたり、便をやわらかくしたりするのに役立ちます。一方の不溶性食物繊維は、水溶性食物繊維と協力して便のかさを増やすと共に、腸壁を刺激することによっても排便を促進します。

それぞれに役割の異なる食物繊維ですが、「両方の種類をしっかりとらなければ！」と改めて意気込む必要はありません。なぜなら、マゴワヤサシイ＋玄米には、水溶性と不溶性の両方の食物繊維が豊富に含まれているからです。特に、玄米や豆類は高繊維食品の代表格として知られています。

また、腸内環境を整える上で乳酸菌の摂取が役立つことは、もはや常識のようになっています。味噌やぬか漬けなどの植物性乳酸発酵食品を上手に活用すれば、乳酸菌が摂取できるのはもちろんのこと、これらの食品に豊富に含まれる食物繊維が腸内の善玉菌の餌にもなってくれるので、まさに一石二鳥です。植物性乳酸菌の良質なサプリメントも併用するとよいでしょう。

腸の蠕動運動を正常にするには、冷え性のところでも登場した自律神経のバランスを整え、腸の筋肉の収縮・弛緩をスムーズに行う必要があります。つまりここでは、ストレス対策セット——マグネシウムやビタミンB群、ビタミンCの摂取——がポイントとなるわけです。

「細胞から元気になる食事」に従ってさえいれば、これらの優秀な「天然の便秘薬」をまんべんなく摂取できます。便秘を解消したあかつきには、きっと全身の健康状態が高まっていることにも気づくはずです。

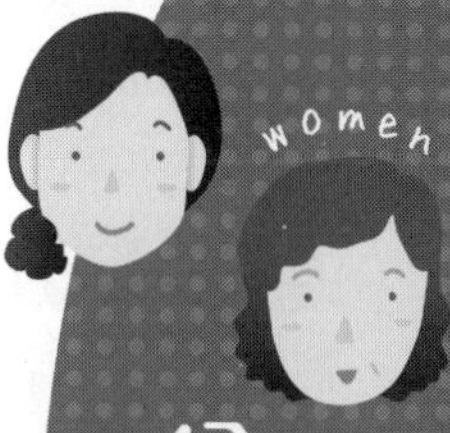

貧血を防ぐ鉄のとり方

貧血に対する「2つの思い込み」を取り払おう！

ホルモンバランスと同じくらい、あるいはそれ以上に、女性の間でおなじみの健康キーワードが「貧血」です。「私はいつも貧血気味で……」「貧血予防に鉄分をとらないと……」といった会話は、皆さんの中でも頻繁に交わされていることでしょう。

確かに、月経出血などからも分かるように、女性が男性よりも血液を失いやすいことは事実です。しかし、本当に貧血かどうか分からないのに、自己診断で貧血だと決め付けているようなケースも多いのではないでしょうか。貧血という言葉の意味や貧血のメカニズムを正しく理解しておかなければ、いくら予防や改善の対策をとったとしても、最善の効果は期待できません。

貧血を治したいと思っている人は、世間に定着している「二大先入観」の呪縛を解き放つ必要があります。

ひとつは、いわゆる「立ちくらみ」との混同です。

貧血とは本来、血液中の赤血球の数や、赤血球の酸素運搬能力が低下した状態を指す言葉です。一方の立ちくらみは、正式には起立性低血圧と呼ばれるもので、急に立ち上がったときなどの血圧の低下によって、脳への血流が一時的に不足するため、めまいやふらつき、頭痛といった症状が現れるものです。

起立性低血圧の要因としては、先ほども登場した自律神経失調が最もよく知られています。つまりは、冷え性や月経関連のトラブルへの対策が立ちくらみ防止にも役立つわけですが、こうして比べてみても、本当の貧血とは全く別物だということが分かります。

貧血に伴って血液量が減少し、これが立ちくらみを生じやすくするケースも確かにあります。また、血液と赤血球が同義語として使われることも多いことから、立ちくらみ↓脳の血液が足りなくなる↓「脳貧血」という俗称が生まれ、余計に混乱を招いているようにも思います。

貧血のもとでは全身の細胞が酸素不足に陥るため、細胞内でのエネルギー生産に支障を

貧血の主な種類

鉄欠乏性貧血	ビタミンB12／葉酸欠乏性貧血	再生不良性貧血
鉄の不足によりヘモグロビンができず、赤血球が小さくなったり赤みが薄くなったりすることで、酸素の運搬にも支障をきたす。	この両者の欠乏により、骨髄での赤血球の生産が減少して起こる。白血球数や血小板数にも少し影響。巨赤芽球性貧血、悪性貧血ともいう。	骨髄自体のダメージ、あるいは赤芽球（赤血球の前駆体）に問題があるために生じる。白血球や血小板の数も著しく減少する。

溶血性貧血	続発性貧血	失血性貧血
赤血球の寿命はおよそ120日といわれ、その後は肝臓や脾臓で分解される。この分解スピードが速すぎて赤血球の生産が追いつかずに生じる。	リウマチやがんのほか、心臓や肺、腎臓、肝臓などの疾患によって生じる貧血。妊娠によって起こる貧血もこれに含まれる。	大きなケガや手術の際の一時的な大量出血による急性と、胃潰瘍や痔、月経過多などで少量の出血が長期にわたる慢性がある。

きたし、疲労感や頭痛、めまいといった症状につながっていきます。貧血と立ちくらみは症状にも似通った部分がありますが、きちんと理解して使い分けなければなりません。医師をはじめ、この分野に知識があるはずの人でも誤解・混同しているケースをよく見かけます。

もうひとつは、「貧血＝鉄不足」とは限らないということです。

貧血予防に鉄が不可欠であること自体は間違いありません。赤血球の中のヘモグロビンは、体内の酸素濃度に応じて構造を変化させながら、構成成分である鉄に酸素をくっつけたり切り離したりする役割を担っています。

酸素がたくさんある環境では酸素と結合し、酸素が少ない環境では酸素を切り離す――。これは、肺で受け取った酸素を体の隅々にまんべんなく供給する上で、大変重要な性質です。そしてこのようなヘモグロビンの働きは、鉄の存在抜きには語れません。

とはいえ、赤血球の数や機能の低下は鉄不足だけで生じるわけではありません。前ページの表のように、貧血にはさまざまな種類があります。そして同時に、「造血」のメカニズムについても知っておく必要があります。

造血にかかわるたくさんの栄養素

まず、血液は「骨」でつくられていることをご存知でしょうか？　血液の成分は、有形成分（血球）と液体成分（血漿）でできていますが、このうちの血球は、肋骨や胸骨、脊椎、骨盤などの骨の内部（骨髄）で製造されています。

血球とは、赤血球や白血球、血小板の総称です。これらの血球は、それぞれ別個につくられるわけではなく、いずれも造血幹細胞という「血球のもと」を共通の出発点として、下の図のように枝分かれしながら赤血球、白血球、血小板へと変わっていきます。そして、完成した血球は骨髄から血液中へと次々に送り出されていくのです。

赤血球がめでたく血液デビューするためには、さまざまな栄養素の力が必要です。骨髄で枝分かれしながら一人前の赤血球として成熟する上で、特に欠かせないのがビタミンB12と葉酸です。先ほどの表にもあったように、これらが欠乏すると赤血球になる前の赤芽球が異常に巨大化し、ちゃんとした赤血球になりません。

血球の分化

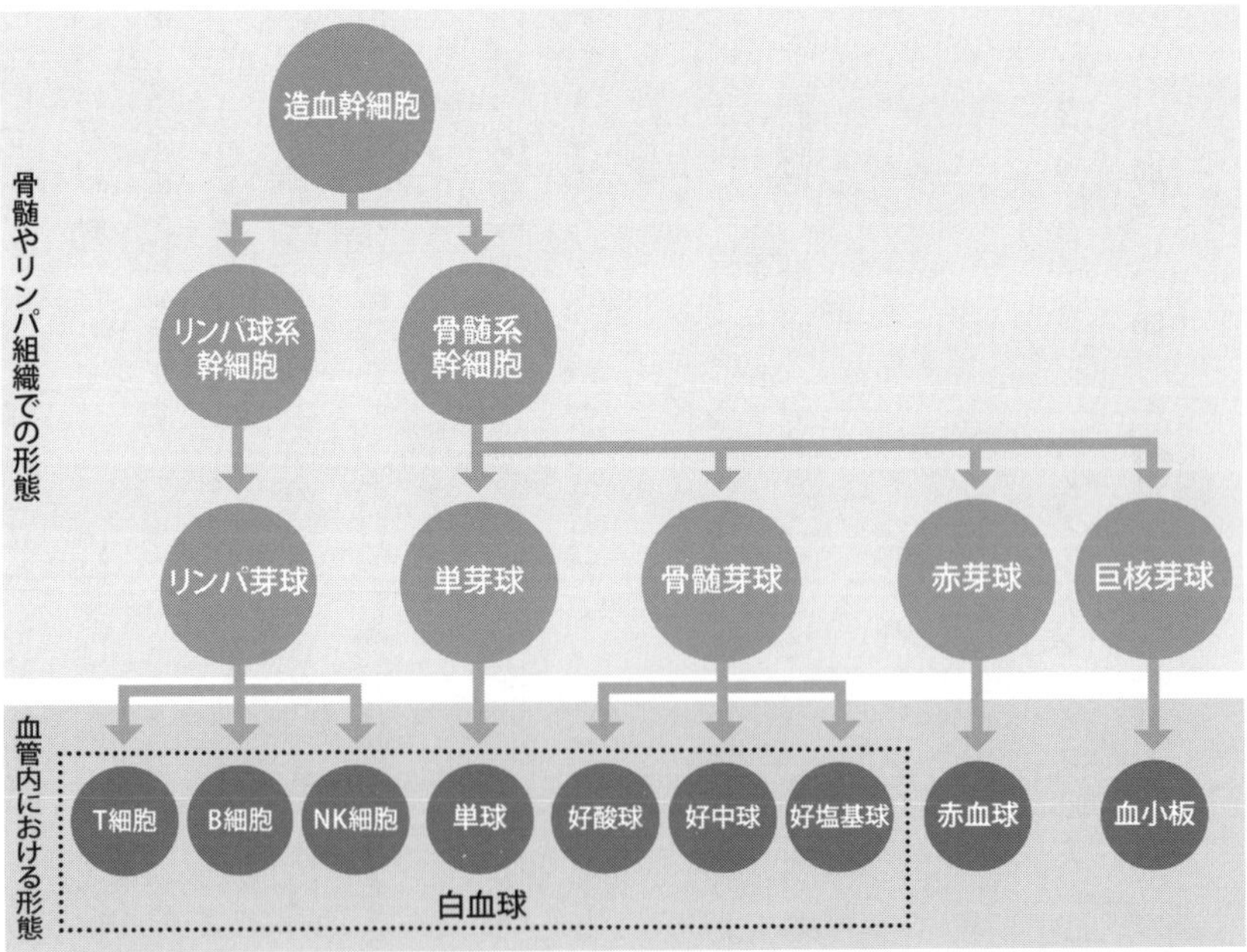

赤血球中のヘモグロビンはタンパク質ですから、その合成には亜鉛やマグネシウム、ビタミンB6が必要となります。また、体用のタンパク質を正しく組み立てるためには、食べ物から得たタンパク質を適切に消化し、部品となったアミノ酸をスムーズに吸収できるよう、消化器官の健康も大きな鍵となります。

さらに、赤血球はひとつの細胞であり、他の細胞と同じように赤血球の細胞膜も必須脂肪酸が主要な材料となっています（58ページの図参照）。つまり、健康な赤血球をつくるためには「油」のとり方にも注意しなければなりません。

こうして見ていけば、貧血対策には鉄以外にも数多くの栄養素をしっかり摂取する必要があるのはもちろん、貧血は決して女性だけの問題ではなく、老若男女誰にでも起こりうることや、無自覚の「隠れ貧血」や「貧血予備群」の人がたくさんいるかもしれないことにも気づくはずです。

鉄と上手に付き合うためのコツとは？

それでも、「ビタミン、鉄分、カルシウム」に慣れ親しんできた皆さんの中には、やっぱり鉄をしっかりとっておきたいなあと思う人もいることでしょう。そんな方のために、鉄との上手な付き合い方を伝授しておきましょう。なぜなら鉄は、その摂取方法にちょっとしたコツが必要な栄養素だからです。

皆さんは、鉄の多い食品といえば、レバーが真っ先に思い浮かぶのではないでしょうか。独特の風味や食感から好き嫌いが分かれますが、血のしたたるイメージもあいまって、あまり好きではなくても「血になるから」「体にいいから」と自分にいい聞かせ、意識して食卓に上げるようにしている人も少なくないはずです。

確かに、私たち人間も含めた動物の肝臓は、鉄の貯蔵庫としての役割を持っているため、牛や豚、鶏などのレバーに鉄が豊富に含まれているのは事実です。

しかし同時に、肝臓は有害物質を処理するデトックスのための工場でもあります。これは、処理前の有害物質を多く抱え込んでいる可能性が高いことを意味します。そう考えると、どんなに安全に育てられた動物のレバーであっても、むしろできるだけ食べないほうが賢明です。

食べ物から得られる鉄は、タンパク質と結合した「**ヘム鉄**」と、タンパク質とは結合していない「**非ヘム鉄**」の2種類に大きく分けられます。肉や魚などの動物性食品にはヘム鉄4割に対して非ヘム鉄が6割含まれているのに対して、植物性食品はほとんど全てが非ヘム鉄です。

体内での吸収率を比較すると、ヘム鉄が20％強、非ヘム鉄ではわずか数％程度といわれています。このことから、世間では「ヘム鉄至上主義」（＝動物性食品から鉄をしっかりとろう）の傾向が強く見られます。

しかし、いくらヘム鉄の吸収がいいといっても、例えば肉などを食べすぎてしまうとむしろ鉄が過剰になり、この過剰な鉄が引き金となって、活性酸素の害を受けやすくなる心配さえあるのです。

例えば、紫外線による肌の老化は、皮膚に存在する余分な鉄によって加速されるともいわれていますし、女性が男性に比べて長生きなのは、男性よりも体内の鉄の量が少なく、老化の進み方が遅いからだとする説もあるくらいです。

ちなみに、筋肉にはミオグロビンという物質が存在し、赤血球のヘモグロビンと同じように鉄を持っています。ミオグロビンはその鉄の部分でヘモグロビンから酸素を受け取り、筋肉でのエネルギー生産に役立てているのです。

実際には、ヘム鉄／非ヘム鉄にかかわらず、鉄の吸収率には諸説ありますし、そのときの生理的状態や一緒にとった食品の内容によっても大きく変化すると考えられています。いずれにせよ、マゴワヤサシイ＋玄米に則した食事で摂取する鉄の大半は、非ヘム鉄、つまり植物性食品由来の鉄であることは間違いありません。

これらのことを考慮すれば、何かひとつの食材で鉄を補おうとせず、できるだけいろいろな種類の食材から、ほんの少しずつでもまんべんなく鉄を摂取するのがベストの方法といえるでしょう。また、こうすることで、非ヘム鉄の吸収を高めることが知られているビタミンCのほか、造血に不可欠なさまざまな栄養素もしっかりとることができます。

さらにいえば、鉄をとるとらない以前の問題として、吸収する側、つまり「腸の健康」を論じるべきでもあります。消化器官が正しく働いてさえいれば、鉄に限らずどんな栄養素でも正しく消化・吸収されるからです。

こうしたことを意識して、「細胞から元気になる食事」をしていれば、きっとあなたも貧血とは無縁の生活を送れることでしょう。

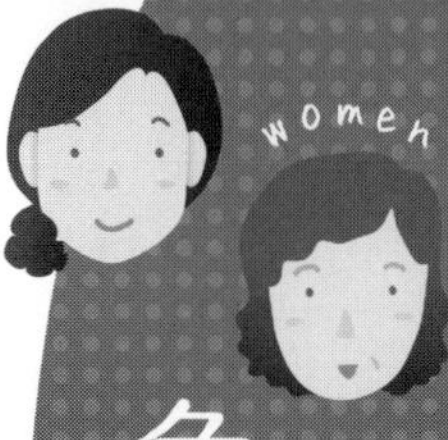

免疫機能を異常にする白い粉

白血球の役割分担が崩壊して起こる自己免疫疾患

現在、バセドウ病（甲状腺機能亢進症）をはじめ、甲状腺のトラブルを抱える人が非常に増えています。推定では700万人前後に影響を及ぼしているといわれていますが、その大半は女性です。この理由は、先ほど冷え性のところでもご紹介したように、エストロゲンとプロゲステロンのバランスが甲状腺の機能を大きく左右するからです。

しかし、甲状腺のトラブルの原因は女性ホルモンのアンバランスだけではありません。なんと、甲状腺が自分自身の体から攻撃を受けている可能性も強く疑われるのです。そのメカニズムを理解するには、まず「免疫」や「免疫力」について知識を深めておく必要があります。

そもそも免疫系（免疫システム）とは、細菌やウイルスなどの〝外敵〟や〝異物〟から身を守るために体が備えている、さまざまなバリア機能の総称です。骨格系や神経系、内分泌系などとは異なり、多くの異なる器官や組織、物質が相互にかかわることで成り立っている、独自のシステムといえます。「自分」と「自分でないもの」を正しく認識し、「自分でないもの」を適切に処理するのが免疫の基本ですから、正しい消化・吸収は免疫力にも大きく貢献していることになります。つまり、胃酸や消化酵素は、ただ漠然と食べ物を消化するためだけに存在するのではなく、口から入ってきた細菌やウイルス、そして他の生物の気配が漂う食べ物など、あらゆる外敵を殺傷し、破壊する役割も兼ねているのです。

こういった関門を潜り抜けて体内に侵入してきた外敵にとって、最後の砦となるのが白血球によるチームワークです。白血球は、全身の血管やリンパ管を循環しながら、異物が侵入していないかどうか、あるいは不必要な細胞が発生していないかどうかを常に監視しながら、自らつくり出した免疫物質(これも「体用のタンパク質」です)を通じてお互いに連絡を取り合ったり、武器として外敵への攻撃に利用したりしています。

白血球の主な種類と働き

顆粒球	好中球	白血球の中で最も多く存在。細菌などの微生物を取り込んだり、破壊したりする。
	好酸球	抗原抗体結合(抗体が抗原を捕まえると形成される)を取り込み、破壊する。また、ヒスタミンを分解してアレルギー反応を抑える。
	好塩基球	抗原との接触に応じてヒスタミンなどの起炎物質を分泌する。
リンパ球	T細胞	細菌などの微生物を認識し、破壊する。胸腺(Thymus gland)で成熟する。
	B細胞	骨髄(Bone marrow)で成熟し、抗体の生成に関与する。
	NK細胞	ナチュラルキラー細胞。感染した細胞やがん化した細胞を破壊する。
単球		血液中で最も大きな細胞で、体内の「ゴミ収集役」として働く。異物のほか、損傷した細胞や老化した細胞も取り込んで消化する。約24時間血液を循環した後、ほとんどの単球が組織へ入り込み、そこで同様に機能する。組織中の単球はマクロファージ(大食細胞)として知られる。

抗原:外敵や異物(細菌やウイルス、未消化のタンパク質など)
抗体:抗原を外敵や異物と認識するための物質

もし異常が見つかれば、白血球はただちに仲間の白血球を呼び寄せ、細菌やウイルスと闘ったり、不要な細胞を取り除いたりして、私たちの身を守ってくれています。まさに免疫システムの中核的存在です。白血球にはさまざまな種類があり、前ページの表のように、それぞれが異なった仕事を担当しています。貧血のところでもご紹介しましたが、赤血球も白血球も血小板も、全ての源は同じ細胞（造血幹細胞）です。

要するに白血球は、単に血液やリンパ液の中を漂っている物質というわけではなく、ひとつひとつが細胞＝れっきとした生命体なのです。細胞というと、皮膚や筋肉、内臓など、体の姿かたちを構成するものというイメージがありますが、体の中を動き回っている細胞もあるのだということをしっかり覚えておいて下さい。

さて、それほど重要な役割を持つ白血球のチームワークが乱れると、体の中では大変なことが起こります。外敵の侵入を見逃したり、外敵との闘いに敗北してしまったりすれば、外敵に体を乗っ取られて蝕まれてしまいますし（風邪などのウイルス感染や細菌感染）、不要な細胞の増殖を許してしまえば、がんなどの腫瘍につながります。

また、外敵に対する攻撃のコントロールを誤って、体の組織にダメージを受けてしまうのが、いわゆるアレルギー性疾患です。さらには、コントロールどころか、白血球が攻撃の相手を間違えてしまう場合もあります。これこそが、自分で自分の体を攻撃する「**自己免疫疾患**」なのです。

先ほどのバセドウ病のほかにも、関節リウマチ、糖尿病の一種（1型糖尿病）、潰瘍性大腸炎など、さまざまな種類の自己免疫疾患が知られています。いずれも、関節や膵臓、腸といった体の組織が白血球の攻撃を受けてしまうことで起こる病気です。

自己免疫疾患は原因を特定しにくく、治療も非常に困難であることが知られています。しかし、白血球が細胞である限り、「細胞から元気になる食事」が予防や改善において大きな力となるはずです。先ほどの貧血対策で登場した造血にかかわる各栄養素は、白血球そのもの、そして白血球の機能にも絶対に欠かせません。逆に、細胞の機能を阻害する数々の有害物質は、やはり白血球によるチームワークを乱すことにつながります。

免疫力と「腸」の深い関係

白血球の中でも、T細胞は「自分」と「自分でないもの」を認識する中心的存在です。T細胞がこのような優れた認識能力を習得するには、胸腺で訓練を積まなければなりません。「自分」を容認し、「自分でないもの」を破壊するよう、ひとつひとつのT細胞にプログラムされていくのです。

骨髄などでつくり出されたT細胞の全てが胸腺での訓練を無事にパスするわけではなく、プログラミングが不完全なT細胞はそこで脱落していきます。つまり、胸腺での訓練に合格した「優等生」のT細胞だけが血液やリンパ液に送り出され、与えられた任務を遂行するのです。

このように、免疫といえば胸腺が注目されがちなのですが、そんな胸腺と同じくらい免疫の鍵を握っているのが「腸」です。

皆さんは「腸内環境を整えて免疫力アップ！」などのフレーズを、どこかで一度は見聞きしたことがあるのではないかと思います。実際に、腸と免疫は密接につながっていて、「**腸管免疫**」という言葉さえ存在します。

169ページにまとめたさまざまな白血球のうち、T細胞やB細胞については、製造元である骨髄などを除くと、その半分以上が腸壁や腸の粘膜に集中していて、免疫物質の多くも腸でつくられるといわれています。その理由はもちろん、腸から「外敵」や「異物」が侵入するのを防ぐためです。腸に集まったこれらの白血球は、「自分」と「自分でないもの」の認識のほか、「善」と「悪」の認識も行っていると考えられています。例えば、腸内細菌は「善」、侵入してきた病原性の細菌は「悪」と見なし、攻撃の対象であるかどうかを判断しているのです。こういったことの全てが腸管免疫の役割です。

第2章でもお伝えしたように、「食」が他の生物との戦闘開始を意味する以上、体内に侵入する最初の関門＝腸で免疫システムが強固に作用するのは、半ば当然かもしれません。だからこそ、腸内環境を良好に保つことが免疫力アップにつながるというわけです。

例えば、植物性の乳酸発酵食品を積極的にとり、腸内細菌を善玉菌優位の状態に保つことは、腸管免疫にとって非常に有益であると考えられます。逆に、抗生物質などを乱用すると、腸内細菌全体がダメージを受けて勢力図が大きく変わり、白血球による善悪の判断にも何らかの支障をきたすようになることで、腸管免疫が正しく機能しなくなる恐れがあります。

ところで自己免疫疾患も、男性に比べて女性のほうが圧倒的に多いことが知られています。その理由としてよく指摘されるのは、やはり女性ホルモン（エストロゲン）です。エストロゲンには免疫物質の生成を促進する作用が確かめられていて、男性よりも免疫システムの反応（免疫応答）が強いことが知られています。

女性の体内では「外敵」や「異物」から受精卵や胎児を守ろうとする力が働くため、感染症などには強い反面、自己免疫疾患を生じやすいのではないか……というのが有力な説です。

さらに、腸との関連ということでは、女性によく見られる食生活の傾向も無関係ではないでしょう。無意識のうちに腸にダメージを与え、自己免疫疾患にも大きく関連しているかもしれない食べ物とはいったい何か――。驚くなかれ、実はそのひとつが「小麦粉」なのです。

もしやあなたも「小麦粉病」予備群では？

セリアック病は、小麦や大麦、ライ麦などの麦の仲間に含まれるタンパク質（主にグルテン）が引き金となって、小腸にダメージをもたらす病気です。セリアック（celiac）という言葉は、ギリシャ語で「腹部」あるいは「腸内の苦痛」などを意味するとされる「koiliakos」を由来としていて、現にこの病気は、古代ギリシャ時代からすでに存在していたという記録さえあります。

絨毛という小さな突起でびっしりと埋め尽くされた小腸では、胃から送られてきた消化途中の食べ物をさらに消化します。消化された食べ物から生じた栄養素は絨毛から速やかに吸収され、血液を通じて全身の細胞に届けられています。

ところがセリアック病の人では、グルテンなどが適切に分解されずに絨毛に入り込んでくることから、白血球は「異物が侵入してきた緊急事態」と捉え、攻撃を開始します。このとき、絨毛もろとも攻撃の対象となってしまうために、小腸が大きくダメージを受け、栄養素を適切に吸収できなくなってしまうのです。

セリアック病が関連する主な症状と病気

体のシステム	症状など
一般的な全身の症状	成人…倦怠感、無気力、うつ、疲労、刺激過敏、栄養失調 子供…刺激過敏、イライラ、引きこもり、極度の依存、吐き気、 食欲減退、栄養失調、臀部の筋肉弱体
皮膚・粘膜	アフタ性口内炎（再発性） 口角炎 アトピー性皮膚炎（持続性／再発性） ヘルペス（患者の5%に見られる） 円形脱毛症（特に全身性脱毛症）
骨格系	骨粗鬆症（患者全員に見られる） 歯のエナメル質の欠損 低身長 関節炎もしくは関節痛（患者の63%に見られる） 骨の痛み（特に夜間）
血液	貧血（鉄欠乏性貧血が主。葉酸欠乏性貧血は子供の10〜40%、 大人の90%に見られる。ビタミンB12欠乏の貧血はまれ） 白血球減少、血液凝固障害、血小板増加症
消化器系	下痢（患者の60%に見られる） 便秘（患者の20%に見られる） 乳糖不耐症（患者の半分に見られる） 食欲減退、吐き気、嘔吐、腹痛や腹部膨満感、膵炎、肝炎、リンパ腫
免疫系	自己免疫疾患に関連 （I型糖尿病、甲状腺疾患、シェーグレン症候群、膠原病、 関節リウマチ、肝臓病）
生殖系	思春期の遅れ、不妊症
神経系	けいれん、神経症、認知症
その他	ダウン症、ネフローゼ腎症

米国家庭医学会ホームページ（http://www.aafp.org）を参考に作成

未消化のタンパク質に対する免疫反応という点では、食物アレルギー（小麦アレルギー）と同じようにも思えますが、現時点では、セリアック病は自己免疫疾患の一種だと考えられています。「異物の侵入を許してしまう絨毛は敵だ！」とばかりに、白血球から攻撃を受けてしまうのでしょう。

栄養素が吸収されないということは、私たちの体が必然的に栄養欠乏に陥るわけですが、その影響の大きさは計り知れません。

前ページの表は、セリアック病に伴って生じると考えられる、主な症状や病気を示したものです。本当に何から何までセリアック病が関係しているのではないかと思うくらいで、皆さんや皆さんの家族にもあてはまる症状が、必ずひとつはあるのではないでしょうか？

そして、特に注目すべきは、その中に他の自己免疫疾患も含まれていることです。そこからは、自己免疫疾患は相互に関係し合っている可能性が読み取れます。さらに、近年の欧米諸国の研究では、表中にも見られるセリアック病と骨粗鬆症の関連性のほか、セリアック病などの自己免疫疾患と子供の自閉症との関連性、さらにはセリアック病と死亡率との関連性まで指摘されているのです。

「粉まみれ」になった現代の食生活

もともとセリアック病は、小麦粉食品が定着している欧米に多い病気で、100人に1人くらいの割合で見られるといいます。そしてこれまでは、日本を含めた東アジアの国々には存在しないとされてきました。ところが最近では、日本にも同じくらいの割合で存在するといわれているのです。

セリアック病は、環境因子（小麦粉食品の摂取）、遺伝的素因（グルテンなどに免疫が過剰反応しやすい）、小腸壁の構造異常（小腸の細胞からグルテンなどが侵入しやすい）という3つの条件が全て揃ったときに、初めて発症すると考えられています。最後の条件は、第2章でも登場したリーキーガット・シンドロームがぴったりあてはまります。どうやら現代人は、セリアック病に対して誰もが高リスクだと考えたほうがよさそうです。

パンやパスタ、ピザ、ラーメンにうどん、そうめん、もんじゃ焼きやお好み焼き、たこ焼き、ケーキやクッキー、そしてスナック菓子……。これらはいずれもれっきとした小麦粉食品であり、現代の日本の食生活に、あまりに違和感なく定着しています。このため、こうやって改めてあげてみないと、毎日の食事が〝粉まみれ〟になっていることに気づかないくらいです。

特に女性では、「砂糖や甘いものには気をつけているけど、パンやパスタはどうもやめられない……」というような人が多いように思います。ちなみにこれは、小麦粉の精製／未精製とは関係ありません。グルテンなどのタンパク質は、精製で取り除かれる胚芽やふすまではなく、胚乳（デンプン）の部分に含まれているからです。

つまり、セリアック病に関しては、「精白小麦粉だから危険」「全粒小麦粉なら大丈夫」という話が全く成り立ちません。どちらも高リスクであるのは変わりないのです。

セリアック病のリスクを遠ざける上で、私たちがすぐにできることは「粉食の回避」です。麦類は醤油や酢といった調味料などにも幅広く使われているため、完全な「グルテンフリー」となると困難を極め、全く現実的ではありませんが、小麦粉食品をできる限りとらないようにすることは比較的簡単に実践できます。たったそれだけで、長年苦しめられてきた心身の症状が一気に改善するかもしれません。自己免疫疾患に苦しんでいる人でなくても、きっと有意義な対策となるはずです。

そうでなくても、「粉食」からの脱却にさまざまなメリットがあることは、第1章や第2章でもお伝えしてきたとおりです。取り組む価値は非常に大きいといえます。例えば、「小麦粉食品を食べるなら週末だけにする」など、ご家族でルールをつくって、グルテンと上手に付き合ってみてはいかがでしょうか?

日本人は「免疫不全症候群」に陥っている⁉

女性特有の健康問題からは話がそれますが、免疫に関して私自身が経験した非常に印象深い出来事について、ここでご紹介しておきたいと思います。

2009年5月、私は南米に出張する機会がありました。世界規模での新型インフルエンザ騒動の真っ只中にあった時期です。出発前、日本ではまだ感染者が出ていませんでしたが、出張先で講演の依頼を受けていた私は、万全を期するつもりでマスクをして、また大量のマスクを荷物に入れて、日本を飛び立ちました。

乗り換えのために経由したカナダでは、日本より先に感染者が確認されていたため、さぞかし空港の検疫も時間がかかるのだろうと覚悟して降り立ちました。ところが、実際には拍子抜けするほどシンプルなものでした。しかも、マスクをしているのは日本人旅行者らしき人ばかりで、他の国の旅行者はもちろんのこと、空港職員でさえも誰一人としてマスクをしていなかったのです。

驚いた私は思わず、なぜマスクをしていないのかと職員に尋ねました。すると、なぜマスクをしているのかと逆に質問され、面食らってしまいました。また、行く先々でも、自分を含めた日本人旅行者のマスク姿が好奇の目にさらされている空気さえ感じたのを、今でもはっきり覚えています。ちなみにこれは、カナダだけでなく渡航先のブラジルやアルゼンチンでも同じで、マスクをして街を出歩いている現地の人など、全く遭遇しませんでした。

そして、帰国後の日本の空港で目にしたのは、厳戒態勢で検疫を行う職員と、法律で義務付けられているかのように一様にマスクをする、日本人の姿でした。

もちろん、インフルエンザ対策としてのマスクの習慣が悪いことだとは思いません。それに、「日本が間違っていて世界が正しい」といいたいわけでもありません。

ただ、マスコミが煽り立て、われ先にとマスクを買いあさった結果、ドラッグストアやスーパーでマスクが品切れになるという現象（そういえばそんなこともあったなあと懐かしく思う人も多いはずです）は、やはり何かがおかしいといわざるを得ません。昨今の除菌ブームもしかり、日本全体が細菌やウイルスを異常に恐れているように思うのです。その様は、国家レベルでの「免疫不全症候群」とでもいったところでしょうか。

それは、大阪でたった1人の感染者が見つかっただけで日本全国が大騒ぎになったことや、当時の厚生労働大臣が、5000万人分もの抗インフルエンザ薬をアメリカから緊急輸入すると発言したことなどからも見て取れました。薬などで対応しようとする方向性自体にも問題がありますが、とにかく、日本のありとあらゆる対応が本当に異様だったのを、鮮明に記憶しています。

異様ということでいえば、京都市の門川大作市長（2012年12月現在）から、公立の学校給食の調理に関する「異様な現状」について話を伺ったことがあります。ちなみに門川市長とは、京都市主催の教育関連の講演会に講師として招かれて以来、親しくお付き合いをさせて頂いています。

門川市長によると、例えば、生のものは食中毒になるといけないので、野菜サラダや漬け物などは給食では出せないとのことでした。加熱調理についても、焼き魚などはダメで、炒めるか煮込んだかしたものしか提供されないそうです。おそらく、生焼けによる食中毒を懸念したものだと思われます。さらには、給食の調理スタッフも、薬品を使って何回も何回も手を殺菌消毒することが義務付けられているとのことで、門川市長ご自身も異様だとおっしゃっていました。

栄養学的な話を抜きにしても、どこかがおかしいんじゃないか、もっと別のやり方があるんじゃないかと思わざるを得ません。こんなことを行っていたら、子供たちはかえって免疫力が低下し、細菌やウイルスに対して弱くなってしまいます。第1章でもお伝えしたように、生の食べ物や植物性の乳酸発酵食品を学校給食に積極的に取り入れたほうが、さらに第2章でもお伝えした「プライマル・アダプティブ・システム」を正しく設定するほうが、子供たちの免疫力も高まり、細菌やウイルスにも打ち克つ丈夫な体がつくれることでしょう。

このような学校給食の方針も、結局は「衛生管理を徹底すべき」という政府の指導によるものであって、学校側も調理スタッフもそれに盲目的に従っているわけです。日本のおかしさを象徴する話であり、新型インフルエンザをめぐる騒動と全く同じ空気を感じます。私たちは何よりもまず、細菌やウイルスをむやみに恐れる必要のない体づくりを意識すべきなのではないでしょうか？

妊娠を妨げる食べ物

women

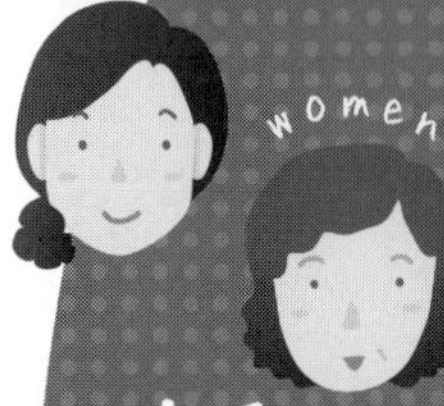

細胞から元気になれば「不妊」も撃退できる！

女性の健康という意味では、妊娠についてもふれておかなければなりません。第2章でお話しした子供のプライマル・ヘルスのことを考えるとき、そのスタートというべきものが妊娠です。新しい命を授かったその瞬間から、将来のお母さんは「何を食べ、何を食べないか」の判断をいつも以上に注意すべきなのですが、それ以前に、新しい命を授かりたくてもなかなか授からないという人が増えています。いわゆる「不妊」の問題です。

世界保健機関（WHO）では、避妊していないにもかかわらず、2年たっても妊娠しない状態を「不妊」と定義しています。日本では、妊娠を望んでいるカップルの1割が不妊に見舞われているといわれており、さまざまな不妊治療や人工授精などが行われていますが、高額な医療負担や心理的・肉体的苦痛などを伴うことが多く、社会問題化しています。

不妊の問題をはじめ、妊娠や出産、授乳といった生殖関連のトラブルの原因を探っていくと、全ては「エネルギー不足」に行き着きます。細胞内でエネルギーが正しくつくり出されなければ、全身60兆個の細胞が生命活動を正しく行うことができないからです。その結果、妊娠できなかったり、出

産に支障をきたしたり（陣痛促進剤を使わざるを得ない状況など）、母乳が出なかったり……という事態につながっていくのです

炭水化物を正しくとることと、エネルギー生産の中核をなすマグネシウムやビタミンB群を不足させないこと。これは、妊娠や出産を控えている人だけでなく、現代人全てにいえる基本中の基本です。これまで、不妊の原因は女性側にあるとされてきましたが、現在では、女性側と男性側のそれぞれ、あるいは双方に、ほぼ半々で存在することが分かっています。最近ではむしろ、男性に理由があるケースが増加しているとさえいわれるほどです。

ここでは、世間では見落とされがちな要因に注目してみたいと思います。

それは、卵子や精子、受精卵の「質」と、食や栄養との関連性です。

普段、あまり意識することはないかもしれませんが、卵子も精子も、れっきとした1個の細胞です。内臓や筋肉、骨、皮膚などを構成する細胞と同じように、細胞膜で包まれていて、細胞内には核や小器官があり、卵子や精子ひとつひとつでそれぞれの生命活動が営まれています。

つまり、健康な卵子と精子、そして受精卵をつくるためにも、まさに「細胞から元気になる食事」が必要だということです。

卵子と精子を正しくつくるためのポイント

実際、そのことを如実に物語るような研究結果が、卵子と精子それぞれにおいて数多く報告されています。

まずは卵子に関するものからご紹介しましょう。アメリカのノースウェスタン大学の研究では、卵子が十分に成熟し、いつでも受精ができる状態になるためには、必須ミネラルの亜鉛の存在が不可欠であることを明らかにしています。卵子は、卵巣の中で卵母細胞という「卵子のもと」からつくられていきますが、その最終段階において、卵子が通常よりも多くの亜鉛を取り込むことで、精子の受け入れ態勢を完了させるということなのです。

この研究では、亜鉛の取り込みを妨害した卵子では成熟がストップし、妨害をやめると再び成熟を進めていくことも確かめられていて、研究チームは亜鉛について、卵子が発育段階に進むかどうかをコントロールする、重要なスイッチの役割を果たしていると述べています。

ベルギー、イギリス、スペインの合同研究では、母体中の高濃度の飽和脂肪酸が、排卵前の卵子の成熟に対して毒性を示すほか、受精卵が胚へと発育していくプロセスを阻害することが示されています。飽和脂肪酸のとりすぎは〝血液ドロドロ〟になるばかりか、不妊にも直結している恐れがあるということです。

次は精子に関する研究結果です。アメリカとスペインの合同研究によると、魚や新鮮な果物、全粒穀物、豆類、野菜が豊富な食事をとっている男性では、精子の運動性が高く活発に泳ぎ回っていたのに対し、肉類や精製炭水化物、菓子類、清涼飲料水などで構成された「欧米型」の食事をとる男性の精子では、運動能力が低かったことが分かっています。また、ハーバード大学が行った別の研究は、トランス脂肪を多く含む食事をとる男性では精子の濃度が低下していること、精子中や精液中のトランス脂肪の量が増加していることを、それぞれ発見しています。

オークランド大学（ニュージーランド）の研究チームは、人工授精などの治療を受けているカップルにおいて、男性側がマグネシウムや亜鉛、ビタミンE、カルニチンなどの栄養素を摂取すると、妊娠率が高まったことを報告しています。これは主に、それぞれの栄養素が持つ作用によって、精子が活性酸素のダメージから守られ、精子数の減少や精子の受精能の低下が改善したからではないかと考えられています。

ハーバード大学からは、飽和脂肪酸を多く摂取する男性では、少ない男性に比べて精子の数や濃度が減少する一方で、オメガ3を多くとる男性では、精子の形状が良好であることを示した研究結果も報告されています。さらに、オメガ3といえば、精子の先体（卵子を貫通するための構造）を形成するのにオメガ3のＤＨＡが不可欠であり、ＤＨＡが欠乏するとこの構造がつくられないことを、イリノイ大学の研究チームが明らかにしています。

ちなみにイリノイ大学の研究は、実は日本人の研究者が指揮したものです。それにもかかわらず、こういった情報が日本では全くといっていいほど伝えられていないのが、本当に残念です。

生殖細胞という共通点を持つ以上、卵子にとって有益なことは精子にとっても有益であり、精子に悪影響を及ぼすものは卵子にも悪影響を及ぼします。それは受精卵もしかりです。ここでご紹介したような食や栄養のポイントを、妊娠を望むカップルの両方が、それぞれ、そしてお互いに、最大限に注意すべきだということです。

妊娠を望むカップルの大敵はジャンクフード！

ファストフードやスナック菓子、清涼飲料水といったジャンクフードの類は、そこに含まれるさまざまなものが妊娠に悪影響を及ぼしますが、その最たるは「砂糖」と「悪い油」でしょう。砂糖のとりすぎはマグネシウムや亜鉛、ビタミンB群といった、エネルギー生産の中核を担う貴重な栄養素を消耗・枯渇させることにつながります。これらの栄養素は、精巣や卵巣で精子や卵子を正しくつくり出すためにも不可欠であるため、体内で不足すると、精子の奇形や減少、卵子の成熟不全などを起こしかねません。

帝京大学医学部講師の押尾茂氏は、日本人男性の精子の数や形状などについて長らく研究を続けていますが、近年、精子の運動率が低かったり、数が少なかったりするほか、精子に瘤があったり、鞭毛が短かったりするケースが非常に目立つことを報告しています。また、若い世代ほど精子の異常が見られるため、不妊の問題はますます増えていくのではないかと懸念されています。

ハーバード大学の研究では、精子の異常をもたらしていたトランス脂肪は、女性の排卵にもトラブルを招くことを指摘しています。同じくハーバード大学による別の研究では、約18000名の女性を対象に調査を行ったところ、トランス脂肪を多くとる女性では、排卵性不妊（卵巣から卵子が正しく放出されない）のリスクが7割以上も上昇したことが分かっています。

アメリカの小児病院医療センターなどが行った共同研究でも、トランス脂肪の摂取が流産のリスクを高めることが明らかになっており、トランス脂肪をとらないようにすれば、このリスクを回避できるのではないかと推測されています。

こういった研究結果を見ていると、卵子がつくられ、受精し、細胞分裂を繰り返して胚となり、胎児へと成長していくプロセスの随所で、トランス脂肪がこれでもかというほどダメージを与えている様子が頭に浮かびます。

だからこそ私は、おそらくトランス脂肪まみれであろう、フィルムで包装されたサンドイッチなどを買い物かごに入れる妊婦さんを見かけると、たとえ見ず知らずの人であっても「そんなものを食べてはダメだ！」と注意したくなるのです。

例えば、毎日の食事からトランス脂肪を追い出すだけで、どれだけ多くのカップルが不妊や流産に悩む日々から解放されることだろうと、いつも思っています。

また、トランス脂肪と同様、卵子と精子の両方にデメリットをもたらす飽和脂肪酸についても、注意すべき「盲点」があります。飽和脂肪酸というと、バター、ラード、肉の脂身など、動物性食品をイメージしがちですが、植物性食品にも飽和脂肪酸を多く含むものがあることをご存知でしょうか？

その代表例が「**パーム油**」です。パーム油は、パルミチン酸という種類の飽和脂肪酸を特に多く含んでいて、その含有量は、バターやラードなどと比べても全く引けをとりません。

パーム油は、市販のスナック菓子などに多用されているほか、最近では、ショートニングやマーガリンの代替品として、「トランス脂肪フリーの安全な油」をうたい文句に、さまざまな製品に使われています。

動物性食品を一切使っていないベジタリアン向けのカレールウなども、原材料の表示をよく読んでみると、原材料の最初のほう（多く含まれていることを意味する）に「パーム油」の名前を頻繁に見かけます。常温で固体という飽和脂肪酸の特徴が、カレー独特の口当たりやとろみ付けなどに利用されているわけです。

パーム油に飽和脂肪酸が多いのは、それがオーガニックであろうがなかろうが、全く違いはありません。こういった製品を「ヘルシー」だと思って食べていたら、そのうちにとんでもない目にあってしまいますよ。

日本のお産は非常識に満ちあふれている！

さて、母子への影響ということでは、お産の問題についても指摘しておくべきでしょう。現代の日本では当たり前のように行われている産婦人科での出産も、実際には母子双方に多大な負担をかけている部分がたくさんあります。

例えば、陣痛促進剤がそのひとつです。本来であれば、出産間際には自然に陣痛が起こり、母体にとっても赤ん坊にとっても最も適切なタイミングで出産が行われるはずです。それなのに、なぜそんな不自然なものを使わないと出産が行われないのでしょうか。しかも、不自然なものであるにもかかわらず、かなり安易に用いられているように思います。

陣痛は、子宮の規則的な収縮が原因で生じるもので、母体が妊娠モードから出産モードに切り替わったことを示す合図です。それが自然に切り替わらなかったり、人為的に切り替える必要があったりするのは、妊娠から出産にかかわるさまざまな場面のどこかに「おかしなところ」があるからではないでしょうか。

それは、自身の体験からも強く感じます。私は以前、ある大学からの依頼で栄養学に関する講義を受け持っていたことがあるのですが、あるとき、その大学を卒業した教え子が、女の子のグループで私を訪ねてきたことがありました。そのうちの一人は結婚し、子供も1人いるというので、「よかったね。もっと子供が欲しくなったんじゃない？」と尋ねると、急に顔をゆがめ、「二度と子供だけは産みたくない」「出産ほどつらいものはなかった」と訴え始めたのです。

これまで、出産経験のある女性からは「お産はつらかったけど、赤ん坊の顔を見たらすぐに吹っ飛んだ」「あの感動があるならお産なんて苦にならない」という話しか聞いたことがなかったので、私は彼女の訴えにただただ驚くばかりでした。男の私には産みの苦しみが分からないとはいえ、いつからこんなに出産が大変な苦行のようになってしまったのだろうと思わずにはいられませんでした。

昔はそもそも、各家庭や助産院で産婆さん（助産師）が赤ん坊をとり上げるのが一般的なお産の光景でした。ところが今では、病院での出産が当たり前のようになっています。妊娠や出産は決して「病気」ではないにもかかわらず、です。

また、病院出産の場合は5日～1週間程度の入院を強いられ、帝王切開などでは2週間にも及ぶようですが、欧米では「日帰り出産」や、長くても1日か2日で退院というケースが大半です。そこからは、妊婦を病人扱いしないという風潮さえ感じられます。

その逆に日本では、実際には何日も入院する必要がないのに、半ば無理やり入院させられているようなものです。「出産後しばらくは病院で安静に」というのも、結局は私たちの勝手な思い込み、あるいは病院の収益増のための〝洗脳〟に過ぎないのかもしれません。

ちなみに日本では、帝王切開による出産率も異常に増加しています。１９８０年代には数％程度だったのが、近年では実に2割にも達しそうな勢いです。帝王切開は母子双方にさまざまな健康リスクを伴うため、本来であれば安易に行うべき方法ではないのですが、これも、「赤ちゃんやお母さんに何かあってはいけないから」という何ともあいまいな大義名分のもと、赤ん坊をとり出す病院側が「楽だから」という理由で横行しているように思えてならないのです。

「産まされる」ではなく「自分で産む」

出産姿勢についてもしかりです。分娩台で仰向けになって足を開いて……というのが定番ですが、この姿勢では重力に逆らって産まなければならず、妊婦に大きな負担がかかります。そもそも、仰向けで出産する動物などいるでしょうか？　どんな動物でも、うつ伏せになったり横たわったりして、重力の助けを借りながら、まさに〝産み落とす〟感じです。

結局のところ、分娩台での仰向け出産も、病院側が「とり出しやすいから」に過ぎないわけで、母子の立場で考えているとは到底思えません。

最近では、水中出産などにも注目が集まっているようです。経験者に感想を聞くと、口を揃えて「安産だったし感動的な体験だった」といいます。「二度と産みたくない」と訴えた、先ほどの教え子のことを思うと、あまりに対照的です。

水中出産は、体温に近い温水の中で行われるため、妊婦をリラックスさせ、陣痛や腰痛を和らげる効果があります。羊水の中で育った赤ん坊は、臍帯（へその緒）を介して血液中から酸素を得ていますから、水中に生まれても何の抵抗もなく、溺れるような心配はありません。水中から顔を出し、初めて泣き声を上げて肺呼吸を開始するのです。

水の中では妊婦も動きやすく、体への負担が軽くなるため、出産がスムーズに行えます。これなら、誰もが安産で感動的だったと思うはずです。

女性が出産する際、女性の持つ生理的能力を最大限に生かせるように援助することが、産科学の基本であるべきです。あくまでもサポートする側に回り、出産シーンでは妊婦が〝主役〟でなければなりません。妊婦は周囲の力で「産まされる」のではなく、手助けを借りつつも「自分で産む」という認識を持つべきです。

だからこそ、出産の手助けをするのは自らが出産を経験した女性であるべきですし、出産が病気ではない以上、産婦人科医よりも助産師が主導でなければなりません。経験豊富な助産師のサポートが信頼や安心感につながり、「産むのは自分なのだ」という妊婦の自主性を高めるからです。

個人的に、男性には本来、産婦人科医や助産師は務まらない、相容れない世界だと思っています。

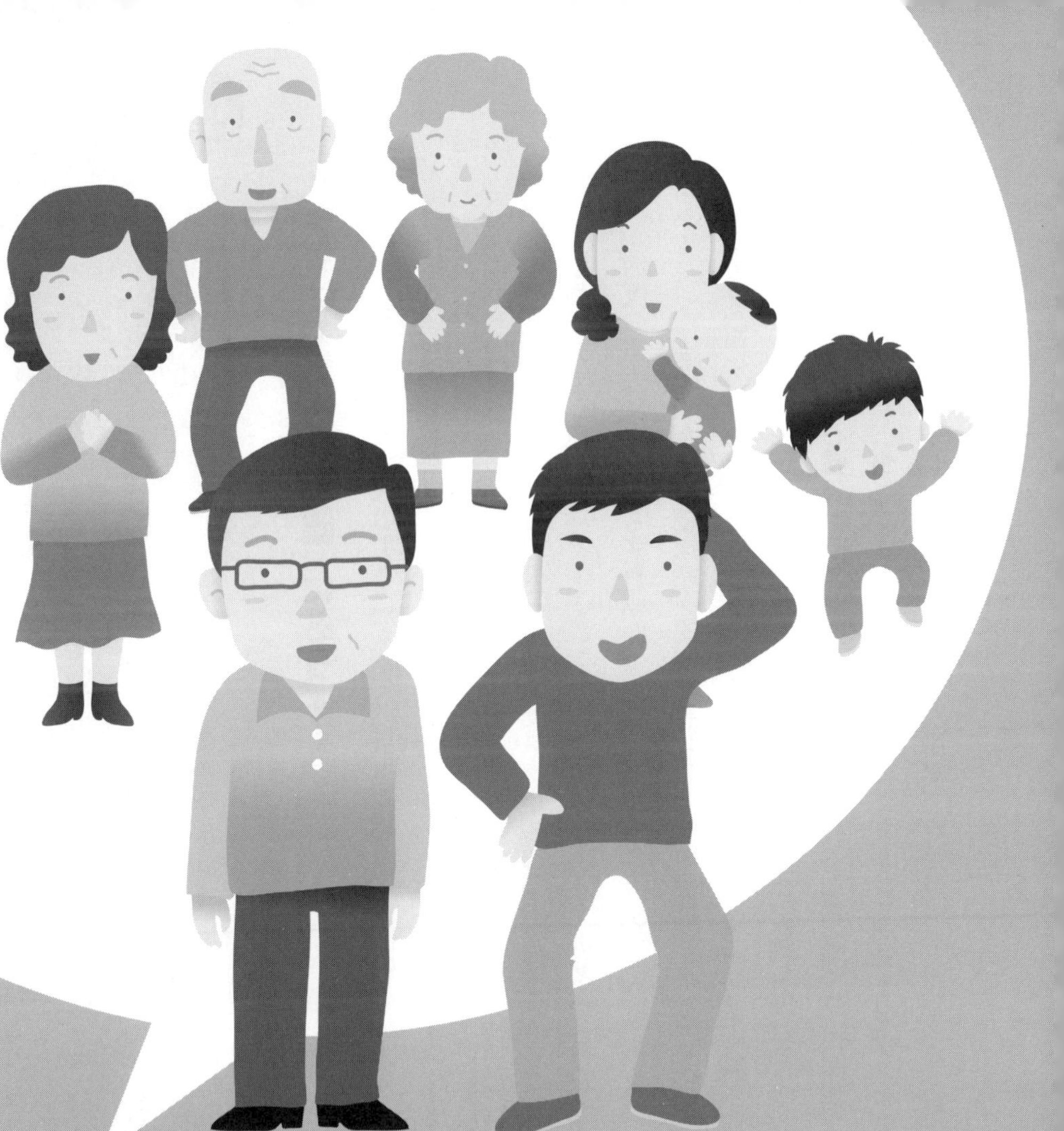

第4章
お父さんの健康を守る栄養学 男性編

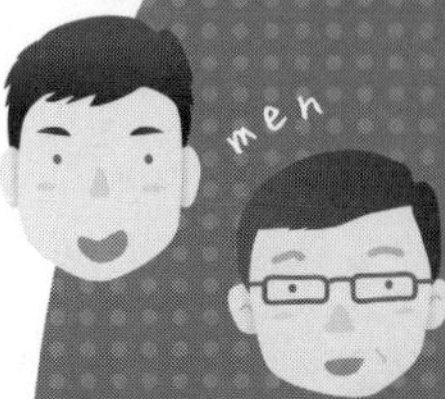

間違いだらけのメタボの認識

メタボは「ポッコリお腹」にあらず！

働き盛りと呼ばれる世代の男性にとって、最も身近な健康問題といえば、やはり「メタボ」でしょう。近年では、メタボリックシンドロームを略したメタボが世間にすっかり定着し、新聞やテレビ、インターネットなどでメタボの話題を見聞きしない日はないといっても過言ではありません。

政府の調査では、２００９年3月の時点でメタボの言葉も意味も知っているという人が、約9割に達したと報告されています。２００８年から始まった「メタボ健診（特定健康診査・特定保健指導）」も、知名度の拡大に少なからず貢献していることでしょう。

しかし、こういった調査結果やメタボ健診にはあまり意味がないというのが、私の正直な印象です。

厚生労働省は、メタボリックシンドロームについて「内臓脂肪型肥満に加えて、高血糖、高血圧、脂質異常のうちいずれか2つ以上をあわせ持った状態」と定義しています。そして、メタボのもとでは動脈硬化性疾患（心臓病や脳卒中）のリスクを高めると懸念されているのですが、実は「メタボの常識」にも不十分な点がたくさんあります。このことが、「認知率9割」に意味を感じない理由です。

まずメタボは、必ずしも内臓脂肪の蓄積（肥満）を伴うものではありません。厚生労働省の定義のせいで、腹囲（ウエストサイズ）ばかりがメタボの判定基準として独り歩きし、メタボといえば「ポッコリお腹」が代名詞のようになってしまっています。

しかし例えば、腹囲がメタボの基準に満たなくても糖尿病になっている人が非常に多いことを、皆さんはご存知でしょうか？　また、メタボ基準でここまで腹囲に執着しているのは、世界を見渡しても日本くらいです。最近では、腹囲の基準があてにならないという批判もようやく出てきているとはいえ、「腹囲至上主義」は依然として根強く残っています。標準体型の人がメタボだと診断されても、おそらくその人は実感がわかないか、あるいは何かの間違いだと機嫌を損ねてしまうかもしれません。しかし実際には、腹囲が基準以下だからといって安心していられる状態ではないのです。

そもそも、メタボリックシンドロームを「内臓脂肪症候群」などと翻訳していること自体、世間に誤解を招くもとになっています。シンドローム（syndrome）は「症候群」、つまり特定の原因から生じる心身のさまざまな症状のことを指しますが、メタボリック（metabolic）は「代謝の」という意味の形容詞です。すなわち、メタボとは「代謝に問題が生じて心と体が蝕まれている状態」なのだと理解しなければなりません。

代謝を正してメタボを制す！

さらに気になるのが、「代謝」に対する世間の認識です。「代謝がいい／悪い」「代謝が落ちた」「代謝を上げる」という表現は、いつしか日常的に使われるようになりました。これらの場合、代謝は「基礎代謝」と同等の意味で用いられているケースがほとんどです。

基礎代謝とは、体を動かさずにじっとしている状態において、心臓の拍動や呼吸、体温調節など、私たちが生きていくために必要な最低限のエネルギーのことです。その量は年齢別・男女別にkcalで表され、例えば40代の男性では1500kcal前後、女性では1200kcal前後が基準値になっています。

基礎代謝以外に、日常生活の活動に必要なエネルギーは活動代謝と呼ばれ、こちらはその活動強度によって個人差があります。いずれにせよ、基礎代謝量をもとに定められているのが、「1日○○カロリー」などのエネルギー必要量です。

ところで、「代謝がいい」とやせやすい、「代謝が悪い」「代謝が落ちた」から太ってしまう、やせるためには「代謝を上げる」必要がある……というのが、皆さんの中でも常識になっているかと思います。「運動で基礎代謝アップ」などの言葉も、いたるところで目にするようになりました。

これは、「体の中でエネルギーが使われないと（どんどん燃えてくれないと）、食べ物からとったカロリーが体脂肪に変わってしまうから」という理屈なのでしょう。そしてこれが、「代謝が悪くてお腹に脂肪がたまるから、どんどん不健康になっていく」という、メタボに対する認識につながっているはずです。これでは、メタボ＝ポッコリお腹という誤解を招いてしまうのも無理はありません。

ちなみに、「子供は新陳代謝がいいから……」などという会話もよく耳にします。何となく分かったような気にさせられますが、これは、細胞の生まれ変わりを意味する新陳代謝と、基礎代謝をごちゃ混ぜにしている典型例です。新陳代謝はあくまでも現象を指す言葉に過ぎません。

先ほど、メタボとは「代謝に問題が生じて心と体が蝕まれている状態」だとお伝えしました。実は、ここでいう代謝は、基礎代謝とは観点が全く異なります。

細胞レベルで見た代謝とは、主にタンパク質や脂肪、炭水化物といった栄養素が、ミネラルやビタミンの力を借りて体の中で姿かたちを変えながら、私たちに必要な役割を果たし、役目を終えれば分解されて再利用に回されたり、老廃物として体の外に出ていったりする……という、一連の流れの繰り返しのことを指します。

世間では「エネルギー代謝」という言葉も比較的よく用いられます。確かに、細胞内のミトコンドリアという小器官の中で、ブドウ糖（血糖）を材料にエネルギーが生産されるプロセスも、重要な代謝の一部であることは事実です。しかし、それが代謝の全てというわけではありません。

例えば、ここまでに何度も登場した、さまざまな種類の「体用のタンパク質」。食べ物から得たアミノ酸を材料に、マグネシウムや亜鉛、ビタミンB群などがかかわってつくり出されるわけですが、このプロセスは「タンパク質の代謝」です。必須脂肪酸のオメガ3やオメガ6が細胞膜に組み込まれたり、それらから局所ホルモンがつくられたりするのは「脂質代謝」によるものです。

こういったことが正しく行われない状態を「代謝異常」と呼びます。メタボは本来であれば「代謝異常症候群」と翻訳されるべき状態です。代謝という作業は、私たちの体を構成している60兆個もの細胞ひとつひとつの中で日夜行われています。つまり、代謝に問題が生じているということは、食事から栄養素が正しくとれていないことと同時に、それらが正しく利用されず、全身の細胞が正しく機能していないことを意味します。非常に恐ろしい状態です。

ポッコリお腹をさすりながら「今話題のメタボなもんで……」と照れ笑いを浮かべている姿とは、まさに次元の違う話だということが、少しはお分かり頂けたでしょうか？

代謝とは本来、落ちるものでも上げるものでもなく、「おかしくなるもの」であり、そして「正しくするもの」なのです。

栄養素は、全身の細胞で行われているあらゆる代謝に不可欠なものである一方で、薬の大半は、それらの代謝を強制的にストップさせたり、妨害したりするものです。栄養素を適切に摂取し、体内で適切に利用できる環境を整えれば、特定の部位の症状改善だけでなく、全身の細胞に役立ちます。

しかし、特定の病気や症状に対して薬を使うと、代謝異常がいつまでたっても解決しないばかりか、薬の作用が特定の部位だけでなく全身の細胞に及び、体のいろいろな部分で代謝の混乱が生じてしまいます。

ここで断言しておきます。

正しい食事をしている限り、メタボにはなりません。「なりたくてもなりようがない」とでもいうべきでしょうか。実際、「細胞環境デザイン学」に基づいている限り、メタボ対策はとても簡単なことなのです。

とはいえ、これだけでは皆さんもなかなかイメージがつかめないかと思います。まずは皆さんの頭の中からこれまでの「代謝観」を捨て去って頂き、スイッチを切り替えて、「代謝」を正しく理解して下さい。その上で、メタボ世代のお父さんたちが直面するであろう、もしくはすでに直面しているかもしれない心身の健康問題と、そのあるべき対策法について、順を追って説明していくことにしましょう。

糖尿病対策の鍵を握るマグネシウム

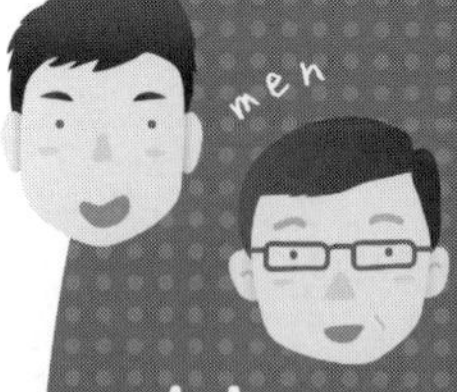

糖尿病が「病気のデパート」と呼ばれる理由

厚生労働省が実施した平成19年の国民健康・栄養調査では、糖尿病が強く疑われる人や、糖尿病の可能性が否定できない人の数が２２００万人を上回っていることが明らかになっています（次ページの図参照）。「予備群」の人を含めると、成人の５人に1人が糖尿病にかかっているともいわれていて、私たちにとって最も身近な病気のひとつでしょう。

読んで字のごとく、糖尿病の名前の由来は「尿から糖が出る病気」ではあるのですが、そのこと自体は病気の結果に過ぎません。最大の問題は、さまざまな形で全身にダメージをもたらす数々の合併症です。

糖尿病は、食べ物から得たブドウ糖の血液中の量（血糖値）がコントロールできなくなり、血液中にあふれたままになってしまう病気です。高血糖状態は、いわば「濃い砂糖水」が細胞の周囲を取り囲んでいるようなものですから、細胞膜で浸透圧が働き、細胞内の水分が細胞の外にどんどん出ていきます。砂糖漬けにされた細胞をイメージすると分かりやすいかもしれません。

これによって血液の総量が増えるため、私たちの体は血液中の余分な水分とあふれたブドウ糖を、尿として追い出そうとします。

糖尿病の症状として頻尿がよく見られるのはこのためですが、実際には細胞内の水分が不足することになります。また、血液中の「濃い砂糖水」をさらに薄めようとすることから、体は水分補給を要求します。このせいで、頻尿と同時にのどの渇きも生じるわけです。

ブドウ糖は細胞（ミトコンドリア）内でのエネルギー生産に絶対不可欠なものでありながら、糖尿病では細胞がブドウ糖を取り込みにくくなっており、エネルギー生産に支障をきたします。つまり、全身の細胞がエネルギー不足に陥ることで、倦怠感、いわゆる「だるさ」という特徴的な症状が現れるのだと考えられています。

このとき、ブドウ糖の代わりに筋肉（タンパク質）や脂肪組織がエネルギー源として使われるため、異常な体重減少にもつながる場合があります。

日本の「糖尿病人口」の推移

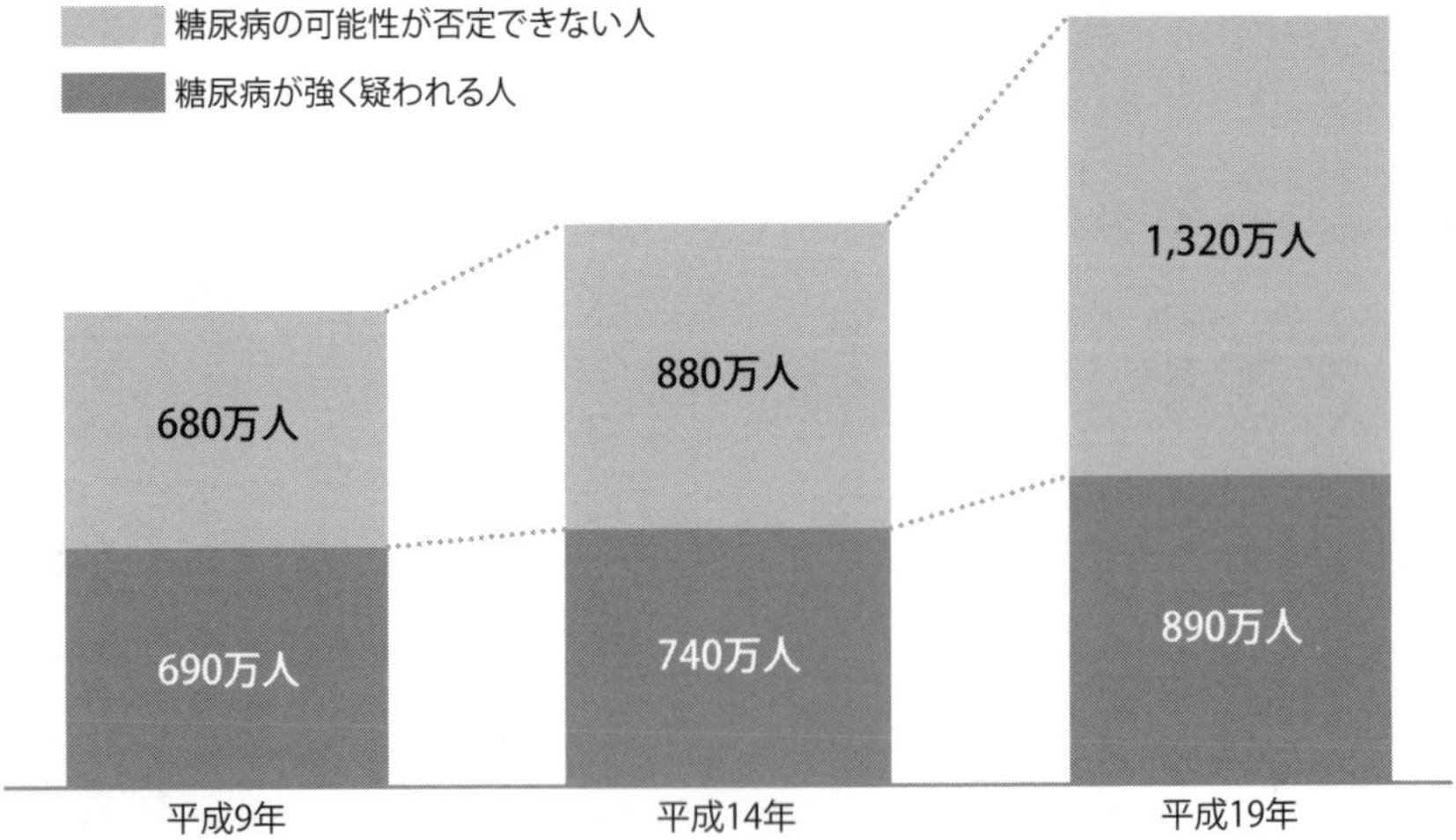

厚生労働省『平成19年国民健康・栄養調査』より

また、血液中にあふれたブドウ糖は、血管や赤血球、白血球のほか、神経や臓器など組織の細胞膜と化学変化（糖化）を起こしてダメージを与え、それぞれの機能を低下させます。その結果、心筋梗塞や脳梗塞などの動脈硬化性疾患、細菌やウイルスによる感染症などのリスクが高まります。糖化については、次の第5章で詳しくお伝えします。

さらに、デリケートな毛細血管は糖化のダメージを最も受けやすく、目や肺、腎臓、手足の先端など、毛細血管の密集する部位に深刻なダメージを受けるケースがよく見られます。このため、失明や重い肺炎のほか、腎機能が低下して人工透析を余儀なくされたり、手足の組織が壊死してやむなく切断したり……という悲惨な事態に見舞われます。

これが、糖尿病に伴う合併症のメカニズムであり、「病気のデパート」と呼ばれるゆえんなのです。

体内で血糖値が下げられる仕組み

さて、糖尿病による数々の合併症は、血液中にブドウ糖があふれ返ることが発端となっているわけですが、その裏側では、全身の細胞でブドウ糖が取り込まれにくいという事態が発生しています。血液中では余っているのに、細胞では足りていない——これがまさに「糖代謝異常」であり、こんな矛盾の元凶ともいうべきものが「インスリンの機能異常」です。要するに、インスリンが効きにくくなるのです。

ホルモンのインスリンが膵臓で合成・分泌され、血糖値を下げる働きを持つことは、皆さんもご存知でしょう。基本的には、細胞内にブドウ糖が取り込まれるのを促すのが主な作用として知られています。

この作用を通じて、全身の細胞ではブドウ糖がエネルギー源として利用され、肝臓では貯蔵型（グリコーゲン）に変換された上で蓄えられます。これらの結果として「血糖値が下がる」わけです。

ただし、そのメカニズムに関してはかなり複雑で、実は現時点でも部分的にしか解明されていません。その中で確実にいえるのは、インスリンがブドウ糖に対してダイレクトに働くわけではないということです。

まず、インスリンが細胞膜の受け取り装置（受容体）に結合します。そのときに耐糖因子（ＧＴＦ）という物質が結合をサポートすると考えられています。

細胞内にブドウ糖を取り込むメカニズム

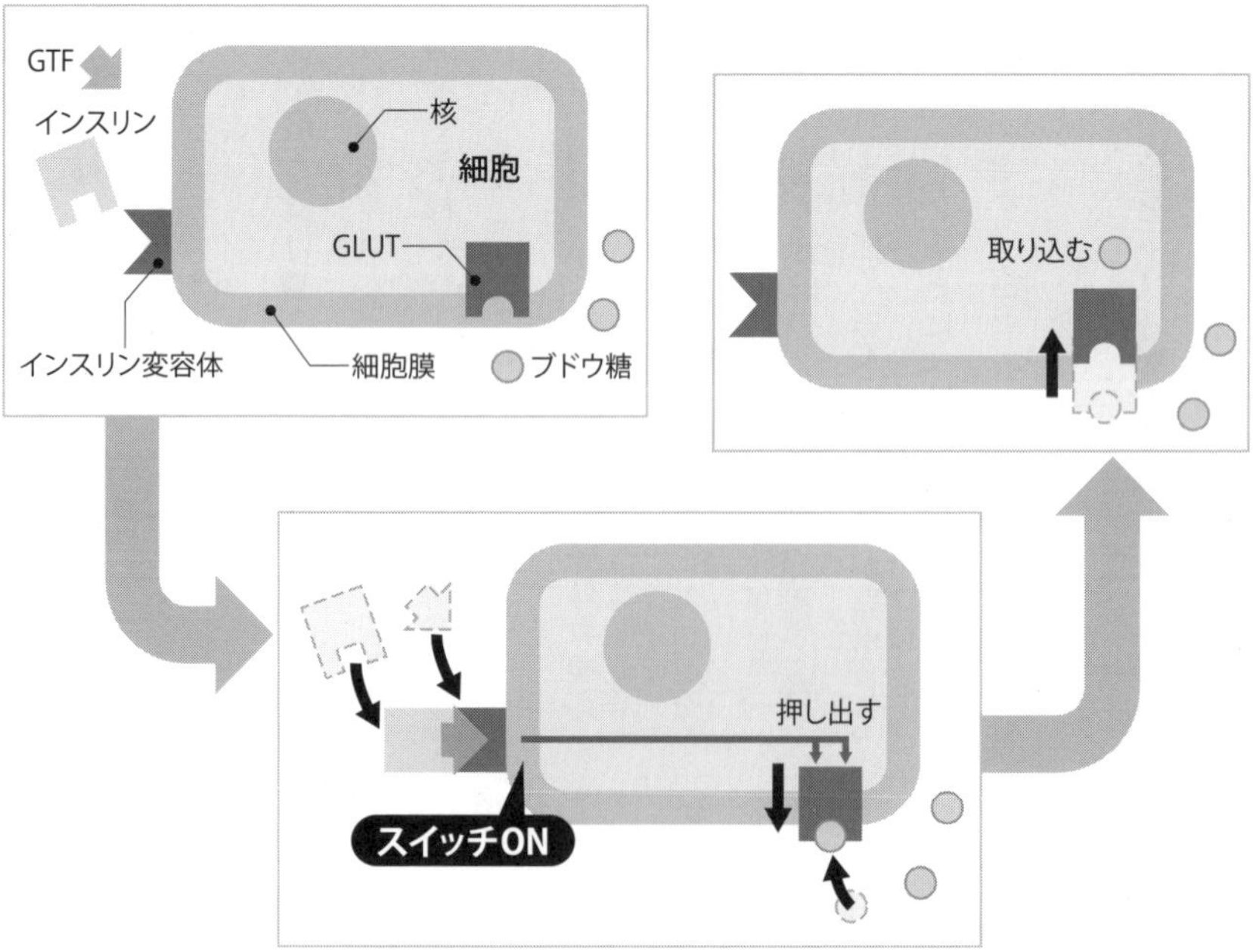

インスリンの結合がスイッチとなり、細胞膜の内側に埋まっているブドウ糖輸送装置（GLUT）が細胞の表面に顔を出します。そこに血液中を漂っているブドウ糖が結合すると、GLUTがそれを飲み込むように移動させ、細胞内へと導き入れるのです。これでようやく、細胞内でのエネルギー生産がスタートできるわけです（前ページの図参照）。

「マゴワヤサシイ＋玄米」で糖代謝異常を撃退！

細胞膜のインスリン受容体やGLUTは「体用のタンパク質」ですし、インスリンもタンパク質系のホルモン（ペプチドホルモン）ですから、ここまでにも何度も登場してきた「タンパク質合成セット」＝アミノ酸、マグネシウム、亜鉛、ビタミンB群などが不可欠です。インスリンの合成にはマンガンというミネラルも関与することが知られています。

GTFはクロムというミネラルを中心に、アミノ酸や、ビタミンB群のナイアシンで構成されていますし、前ページの図に示したメカニズムの随所でマグネシウムが顔を出します。

これら全ての栄養素を適切に摂取し、体内で正しく利用できないと、細胞内へのブドウ糖の取り込みをはじめとするインスリンの機能がスムーズに行われません。

「よく分からないけど、いろんな栄養素をとらないといけないのか……」と、少し面倒に思われたかもしれませんが、ご心配なく。第1章でもお伝えしたマゴワヤサシイ＋玄米の食材には、これらの栄養素が全て豊富に含まれています。しかも、良質な炭水化物の摂取源ばかりで、血糖値が急上昇する心配もありません。これらの食材は、さしずめ「糖尿病撃退食品群」だといってもよいでしょう。

第1章でご紹介したテリー・シンタニ氏によるハワイ先住民の「健康改造計画」でも、その効果は存分に示されています。大幅な体重減や血液検査の数値の改善が見られた上に、これまでは毎日朝晩に欠かせなかったインスリン注射を、全く打たなくてもよくなったというケースさえあったのです。

あとは、糖尿病対策として世間の常識のようになっている「糖質制限」など、愚かな真似は絶対にしないで下さい。

米を1日に3杯以上食べる女性では糖尿病のリスクが1・5倍になる――。2010年、日本のこんな調査結果が報じられました。1日3杯ということは、朝食、昼食、夕食をとる人なら1食1杯に相当します。

「やっぱりお米は食べないほうがいいんだ……」という誤解を招くような報道のされ方でしたが、海外の学会誌に掲載されたこの研究の論文を読めば、米ではなく「white rice」＝「白米」がリスクを高めると明記されていることは、すぐに気がつきます。

これは、アメリカで行われた3つの大規模調査からの研究でも、同様のことが示されています。

ハーバード大学の研究チームは、調査に参加した男女計20万人弱のデータを分析した結果、週に5サービング（5杯）以上の白米を食べる人では、月に1サービング未満の人に比べて糖尿病が17％発症しやすくなる一方で、週に2サービング以上の玄米を食べる人では、月に1サービング未満の人に比べてこのリスクが11％低下することを発見しました。

また、玄米などの全粒穀物全般を白米の代わりにとるようにすれば、糖尿病のリスクを36％下げられることも報告しています。そこからは、主食（炭水化物食品）の精製度合いを下げることの重要性がうかがい知れます。

近年、日本食ブームのアメリカでは米の消費量が増加していますが、実にその7割が白米であるといいます。そして本家本元の日本でも、米といえば白米を指すのが一般的です。

ずばり、この認識こそが糖尿病をここまで蔓延させてしまった主犯格でしょう。事実、「1日に茶碗3杯の白いご飯」は、大半の皆さんにとって何の違和感もない、いたって普通の食事に映るはずです。それでも糖尿病のリスクが高まるのは、そんな「普通の食事」自体に問題があることを意味するものではないでしょうか？

第1章でもお伝えしたように、マグネシウムや亜鉛、マンガン、クロム、ビタミンB群といった、糖代謝の中心的な栄養素は全て、精米時に取り除かれるぬかや胚芽の部分に集中しています。これは、血糖値の急上昇を防いでくれる食物繊維についてもしかりです。

白米と玄米では「全く別の食べ物」です。それを主食として1年365日とり続けていれば、両者の健康状態にとてつもなく大きな差が出てくるのは、誰でも簡単にイメージできることでしょう。

「糖質制限」を続けていると心臓病で死んでしまう!?

循環器系の専門医が考案した、炭水化物の摂取を制限するという有名な食事法が、皮肉にも心臓血管疾患のリスクを高めうることを、ハーバード大学やカロリンスカ研究所（スウェーデン）などの合同研究チームが警告しています。その食事法とは「**アトキンスダイエット**」です。

アトキンスダイエットの名前は、皆さんも一度は見聞きしたことがあるかと思います。米国のロバート・アトキンス博士が考案し、かつては世界的なブームを巻き起こしたもので、「低炭水化物ダイエット」「低インスリンダイエット」などとも呼ばれています。基本的には、炭水化物が肥満や糖尿病といった諸悪の根源であるという認識から、炭水化物食品を毎日の食事から徹底的に排除し、タンパク質や脂肪は気にしなくてもよい……という方法です。

　あまりに極端な方法であることや、考案者のアトキンス博士自身が死亡時に心臓病を患っていたこと、実践者の間に健康状態の悪化などが見られたことなどから、アトキンスダイエットに関しては、これまでにも議論や批判が絶え間なく続いていました。そして今回、「間違った食事法」であることが改めて示されたわけです。

　炭水化物の摂取を極端に制限するこのような食事法が極めて危険であることは、私自身、これまでに講演会や著書などを通じて何度もお伝

アトキンスダイエット度による心臓血管疾患のリスク

- スコアの最小値は2pt、最大値は20pt。
- スコアが高いほどアトキンスダイエットの度合いが強い。

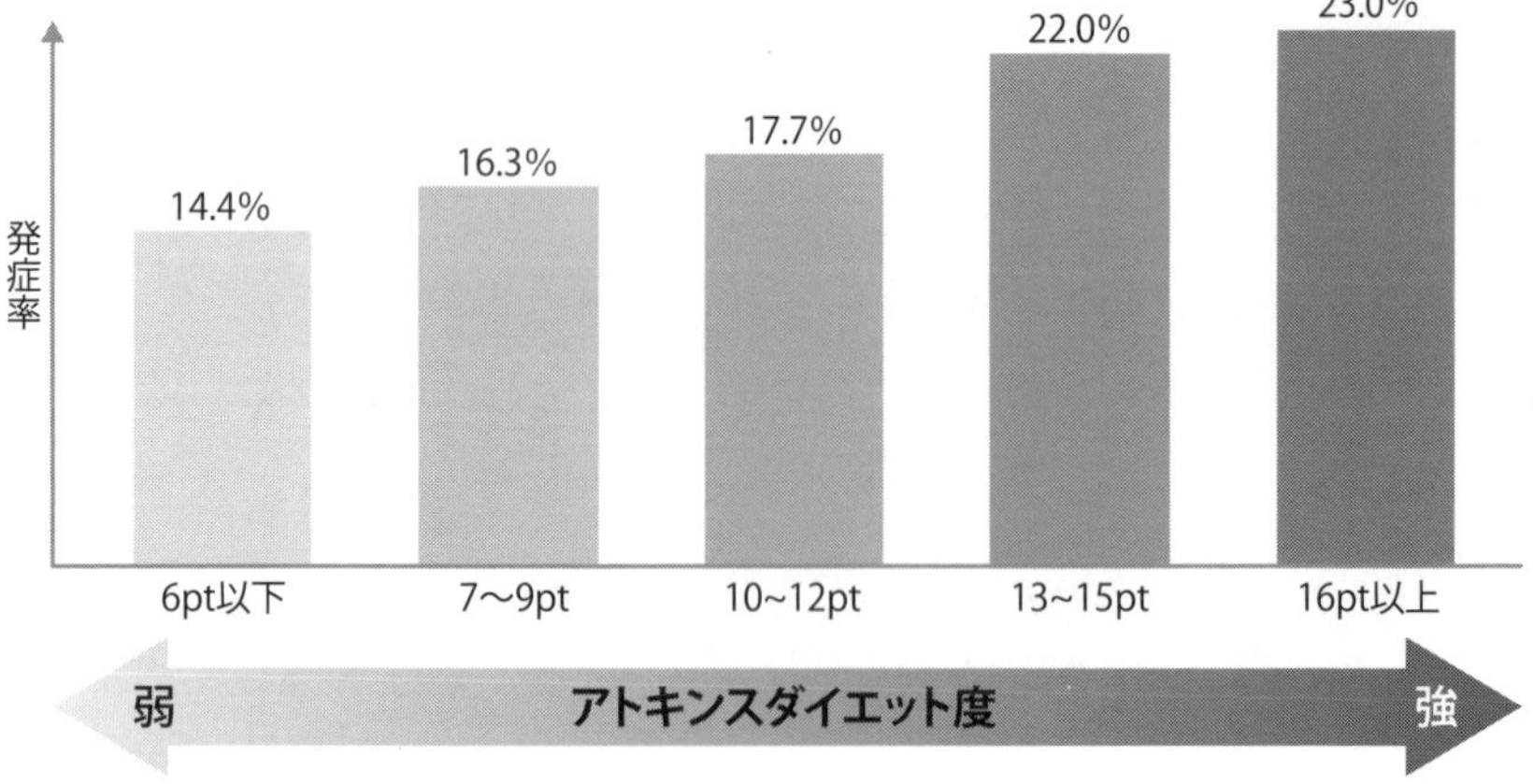

アテネ大学（ギリシャ）、ハーバード大学（アメリカ）、カロリンスカ研究所（スウェーデン）などの研究チームの論文『スウェーデン人女性における低炭水化物-高タンパク食と心臓血管疾患の発生率：前向きコホート研究』（2012年）を参考に作成

えしてきました。それにもかかわらず、いまだにたくさんの人が低炭水化物食を取り入れているのが現状です。

事実、私の周囲でも多くの人がやっているのを知って驚いたことがありますし、スポーツ界でも「炭水化物はよくない」と信じ込んで低炭水化物食を実践しては、ケガや故障を繰り返すなど、コンディショニングに失敗しているケースをよく見かけます。いわば、「牛乳が体にいい」などという認識と同レベルの話であり、物事を部分しか見ていない証拠です。

前述の研究チームは、30〜49歳のスウェーデン人女性４０００人超を対象に、食事に関する質問票から回答を得たほか、平均15年以上にわたって追跡調査を行いました。質問票の回答内容に基づいて、低炭水化物-高タンパクのスコアが計算され、アトキンスダイエットの度合いを数値化しました。その結果、「アトキンスダイエット度」が高い人ほど、つまり低炭水化物-高タンパクの傾向が強い人ほど、心臓血管疾患の発症リスクが高いことが示されました（前ページの図参照）。また、喫煙や飲酒、高血圧、脂肪の摂取量といった別の要因による影響を調整した後であっても、このスコアが2ポイント上昇すると、心臓血管疾患の発症リスクや死亡リスクが5％高まることも確かめられています。

炭水化物食品を制限する食事法を行う人の大半は、いわゆる「ダイエット」が目的であり、「炭水化物をとると太る」というのが世間の常識のようになっています。

百歩譲って、たとえ、このような食事法を通じて減量効果が一時的に得られたとしても、それは決して健康的な方法ではありません。必須栄養素のひとつである炭水化物の摂取をやみくもに制限すれば、健康を害するのは半ば当然のことですし、今回の研究結果も示しているように、ゆくゆくは命にかかわるような重大なデメリットさえはらむことを、絶対に見落としてはいけません。

「糖尿病対策にはマグネシウム」は世界の常識

2012年5月、九州大学の研究チームは、マグネシウムの摂取量が増えるにつれて糖尿病の発症率が低下することを報告しました。この研究では、糖尿病予備群の人ほどマグネシウム摂取効果が高いことも分かっています。

50年以上も続く疫学研究の結果で、しかも、日本人を対象とした、マグネシウムと糖尿病に関する本格的な研究報告はこれが初めてということで、かなりの脚光を浴びたようですが、私にしてみれば「何を今さら……」といった印象です。なぜなら、糖尿病に対するマグネシウムの効果など、海外の研究ではとっくに示されていますし、すでに〝常識〟のようになっているからです。

例えば、ハーバード大学が行った12万人超の大規模研究では、マグネシウムを最も多く摂取していたグループでは最も少ないグループに比べ、糖尿病の発症リスクが男女とも3割以上低かったことが、2004年に報告されています。

そしてその後、複数の研究結果の解析を通じて、マグネシウムの摂取量が1日100㎎増えるごとに、糖尿病の発症リスクが15％減少することなども示唆されているのです。

日本でも糖代謝異常に見舞われている人がどんどん増加していることを考えれば、マグネシウムをとればとるほど糖尿病のリスクが下がるなんて、非常に有益な情報です。それなのに、このような情

「マゴワヤサシイ+玄米」のマグネシウムとカルシウムの含有量

マ

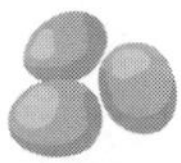

	マグネシウム	カルシウム
きな粉	240mg	250mg
大豆	110mg	70mg
納豆	100mg	90mg

ゴ

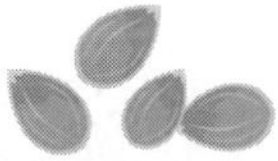

	マグネシウム	カルシウム
南瓜（種）	530mg	44mg
ごま	370mg	1200mg
アーモンド	310mg	230mg

ワ

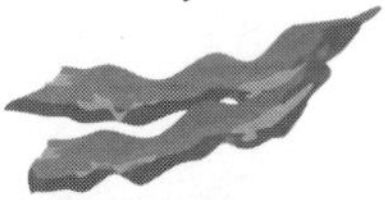

	マグネシウム	カルシウム
ひじき	73mg	165mg
焼きのり	300mg	280mg
わかめ	130mg	130mg

ヤ

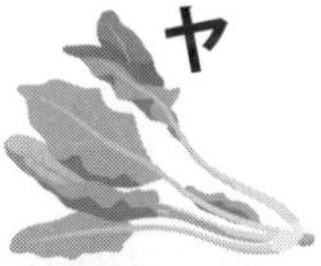

	マグネシウム	カルシウム
切干大根	43mg	135mg
枝豆	72mg	76mg
ほうれん草	69mg	49mg

サ

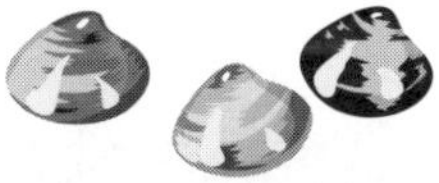

	マグネシウム	カルシウム
煮干し	230mg	2200mg
しらす	130mg	520mg
牡蠣	74mg	88mg
あさり	100mg	66mg
はまぐり	81mg	130mg

シ

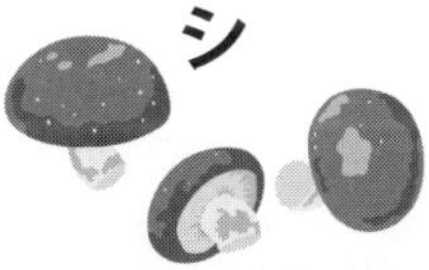

	マグネシウム	カルシウム
きくらげ	27mg	25mg
エリンギ	15mg	1mg
えのき	15mg	0mg
椎茸	14mg	3mg

イ

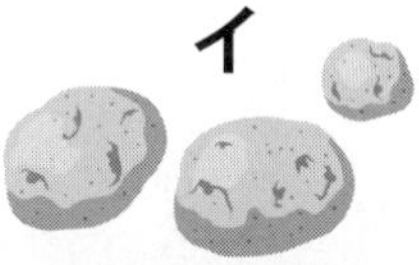

	マグネシウム	カルシウム
山芋	28mg	16mg
さつま芋	25mg	40mg
じゃが芋	20mg	3mg
里芋	19mg	10mg

主な穀類

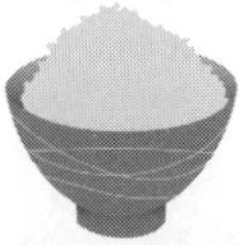

	マグネシウム	カルシウム
玄米	49mg	7mg
白米	7mg	3mg
そば	27mg	9mg

果物

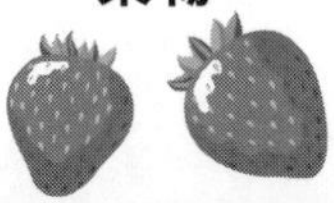

	マグネシウム	カルシウム
プルーン	40mg	39mg
いちご	13mg	17mg
いちじく	14mg	26mg
みかん	11mg	21mg

いずれも可食部 100g あたり。

『日本食品標準成分表 2010』を参考に作成

報が日本には全くといっていいほど入ってきません。現に、皆さんも初めて知ったという方がほとんどではないでしょうか？

今の日本では、糖尿病患者や予備群の人に対し、これほど重要なマグネシウムの摂取や体内での働きを、むしろ妨害するかのような食事指導を繰り返しています。その典型こそ、これまでに何度も指摘している「牛乳の推奨」です。牛乳や乳製品はカルシウムばかりが多くてマグネシウムはほとんど含まれていないため、牛乳でカルシウムを補おうとすると、体内でマグネシウムとカルシウムのバランスを乱すことにつながります。結果として、このことが糖代謝異常をも招いてしまうわけです。

第1章でお伝えしたように、そうでなくても牛乳や乳製品には健康を害する数多くの要因が潜んでいます。こんな危険なものなど一切とらずに、玄米やそば、豆類、青菜類、海藻類、種実類などをしっかり食べていれば、つまりはマゴワヤサシイ＋玄米の食事に従ってさえいれば、良質な炭水化物や糖代謝にかかわるミネラルやビタミンをまんべんなく得ることができるだけでなく、マグネシウムとカルシウムも適正なバランスで摂取できるのです（前ページの表参照）。

日本でこのような食事指導が行われていないのは、こういったミネラル栄養学の基本を全く理解していない証拠です。

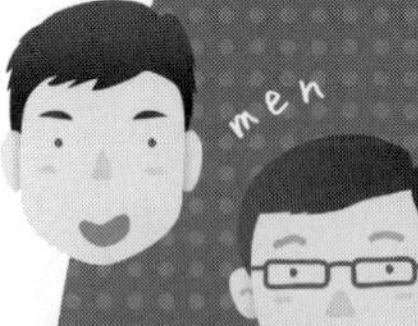

痛風を招く腎臓のダメージ

痛風は本当に「ぜいたく病」なのか？

血液中のブドウ糖や脂質、血圧などと並んで、メタボの指標として用いられるものに「尿酸値」があります。近年では、成人男性の2〜3割で血液中の尿酸値が高い状態にあるといわれています。尿酸といえば痛風、痛風といえば「ぜいたく病」というイメージがつきまといますが、必ずしもそうとは限らないこと、また、結局のところは糖尿病対策が痛風対策にも大いに役立つことを、十分に知っておくべきです。

まずは、痛風がなぜ、どのように起こるかということについて確認しておきましょう。尿酸が結晶になって足の親指の関節などに蓄積し、「風が吹くだけでも痛い」という耐えがたい痛みを発するのは、比較的よく知られています。

先のとがった結晶が関節に突き刺さって、神経を刺激するから痛むんだ――。一般的にはこのように思われているかもしれませんが、実際にはそれだけではありません。尿酸の結晶という〝異物〟に対して白血球が攻撃を仕掛けることで、関節部位に炎症が起こり、結晶による直接的な刺激とあいまって痛みが増大するのです。

ちなみに尿酸は、体温が低く血流が滞りやすい部位で結晶になる傾向があることから、体の末端部分である足の親指の関節に最もよく見られるのだと考えられています。

尿酸は、細胞の核にあるＤＮＡや、エネルギー物質のＡＴＰなどに含まれる、**プリン体**という物質が代謝されて生じる物質（代謝産物）です。

プリン体は、ビールをはじめとするアルコール飲料、動物の肉や肝臓、魚卵などにも多く含まれることから、欧米型の「豪華な食事」が目の敵にされるわけですが、実際には、食べ物由来のプリン体からつくられる尿酸はわずか1割程度に過ぎず、体内のＤＮＡやＡＴＰ由来のプリン体のほうが、尿酸になる割合が圧倒的に多いことが分かっています。そのため、プリン体を多く含む食品をとっても、尿酸値が急速に変動することはないといわれています。

ちなみに、プリン体（purine）はデザートのプリン（pudding）とは全く関係ありませんので、念のために覚えておいて下さい。

尿酸とメタボの深い関係

また、たとえ尿酸値が高くても関節内で尿酸が結晶化しなければ、痛風発作は起きません。塩水などを想像して頂ければ分かるように、塩の濃度が非常に高く、もうこれ以上は水に溶けないという状態、つまり飽和状態になると塩の結晶が現れます。これと同じで、尿酸が血液中で飽和してしまわないように、体の外に追い出す「排泄」がスムーズに行われるかどうかが、痛風対策の鍵となります。

尿酸は、尿から8割、便から2割が排泄されています。通常であれば、尿酸の生成と排泄は体内で調節されているため、血液中の濃度は一定に保たれていますが、何らかの原因で生成と排泄のバランスが崩れ、尿酸値が大きく上昇したままになると、「高尿酸血症」と診断されます。

尿酸は血液に溶けにくい物質で、その上限は一般に、血液1dlあたり7mgといわれており、この数字が血液検査での目安にもなっています。7mgを超えるとすぐに結晶になるわけではありませんが、8mgくらいになるとリスクが高まります。

高尿酸血症の要因としては、体内での尿酸の生成量が増大することと、尿酸が適切に排泄されないことの2つがあげられますが、実に全体の9割ものケースで、尿酸の排泄がうまくいっていないといわれています。

こうして見ていけば、「豪華な食事」は、そこに含まれるプリン体がどうこうというよりも、例えば、先ほどのような糖代謝異常を招くことによって腎臓の毛細血管やデリケートな構造が糖化のダメージを受け、泌尿器としての機能が低下するために、尿酸の排泄に支障をきたし、痛風につながっているのではないかと推測できます。

現に、日本腎臓学会が実施した調査でも、腎機能の低下が疑われる人が全国で2000万人にも及ぶのではないかと報告されており、このことと決して無関係ではないでしょう。

ほかにも、高血圧や肥満、脂質異常症など、痛風の人ではさまざまな「合併症」の発症率が高まることが知られています。メタボの危険因子は皆さんの想像以上にお互いに関係し合いながら、ありとあらゆる面に悪影響を及ぼすのだということです。

「たかがメタボ」などとあなどれないわけが、少しは実感して頂けるようになったでしょうか？

痛風が男性に多い理由とは?

痛風といえば「男性特有の病気」というイメージがあると思います。男性の尿酸値は女性の倍ほどあるといわれていて、確かに女性に比べて高リスクであることは間違いないようです。

その理由として、「男性のほうが暴飲暴食の傾向が強いからね……」などといわれると、何となく納得してしまうかもしれませんが、もっと科学的な根拠があります。それは、「ホルモン」と「筋肉」という2つの性差です。

第3章でも頻繁に登場した女性ホルモンのエストロゲンは、尿酸の排泄を促進する作用を持つことが知られています。エストロゲンは男性の体内でも機能していますが、女性のほうが圧倒的に高濃度であるため、この作用の恩恵を受けやすいと考えられるのです。

また、男性は女性に比べて相対的に筋肉量が多く、心肺機能も活発であるため、潜在的に活性酸素のダメージにさらされやすいといえます。筋肉を動かすためのエネルギーの生産には多くの酸素が必要となり、エネルギー生産のプロセスでは活性酸素が必ず発生します。

実は、尿酸には活性酸素を消去する抗酸化物質としての側面もあることから、このような活性酸素のダメージから身を守るために、男性は女性に比べて尿酸値を高く保っておく必要があるのではないかとも推測されています。

筋肉を使うと、尿酸の原料となるATPが筋肉中に大量に放出されます。男性の場合は筋肉量が多いので、筋肉を動かした後のATP由来の尿酸が、女性よりも増加します。さらに、運動中は筋肉への血液（体液）の送り込みが優先され、尿の生産量が減るため、尿酸の排泄が低下してしまいます。そして、運動中の発汗が加わることで血液が濃縮し、尿酸値が大幅に上昇する恐れがあるということです。

ここに筋力トレーニングなどによる筋肉組織の破壊が重なると、尿酸の生成量がますます増大します。男性のスポーツ選手で尿酸値が高い人が目立つのには、こういったことも大きく関係していると思われます。

同様の理由で、普段あまり運動をしない人が「メタボ対策」と銘打って、ジムなどでいきなり大きな負荷をかけたトレーニングを行うと、尿酸値はやはり急激に上昇してしまいます。

結局のところは、「正しい食事」でメタボの危険因子を遠ざけつつ、水分補給をきちんと行っていれば、血液検査で尿酸値が多少高く検出されたとしても、それほど心配する必要はないのではないでしょうか？

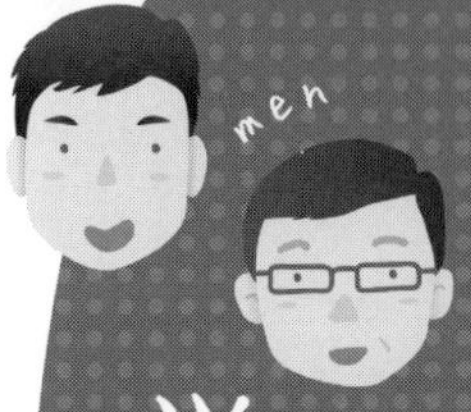

栄養面から治すべき心の病気

本腰を入れて取り組むべき「うつ」の問題

働き盛りのお父さん世代が見舞われる健康問題は、決して「体」に関するものだけではありません。現代社会では、うつをはじめとする「心」の問題も深刻化する一方です。

以前、学生の人気就職先ランキングで常に上位を争うような大手企業に勤めていた知人男性が、履歴書を片手に私を訪れ、「仕事を辞めたので就職を斡旋してくれないか」と相談してきたことがありました。親の介護を理由に退職したものの、実際には仕事に対するストレスが積み重なり、精神的に参ってしまったのだと私に打ち明けました。

当時40代だった彼は、立派な役職が与えられ、多くの部下を従えながら申し分ないほどの収入を得ていたはずです。世間的に見れば誰もがうらやむような、いわゆる〝勝ち組〟の典型例にしか思えませんが、その全てを手放してしまうのかと内心驚いたことをよく覚えています。

彼は、その会社にいる社員の9割以上が心を病んでいるだろうこと、同僚がみんな会社を辞めたがっていたこと、よっぽど心が強い人間じゃないとやっていけない業界だということを、切々と語ってくれました。私は、何とも大変な世の中になったものだなあと気の毒に思うと同時に、こんな形で優秀な人材が辞めていってしまうのはあまりにもったいない話であり、社会経済的な損失を食い止める意味でも、企業でのメンタルヘルスの取り組みが急務ではないかと強く感じた一件でした。

世界全体を見ても、お父さんたちは「うつになりやすい世代」であることが報告されています。アメリカのウォリック大学とダートマス大学の研究チームは、日本を含めた80ヶ国、約200万人ものデータを分析したところ、ほぼ全ての国において、全世代の中でも40代が最も気分の落ち込みが激しく、幸福感も低いことを明らかにしました。なお、既婚／未婚や子供の有無、収入などの条件がまちまちであっても、この傾向が一貫していたといいます。

しかも、これは男性だけのデータではありません。男女両方とも、40代が最も高リスクの「うつ世代」だったというのです。「四十にして惑わず」という言葉とは裏腹に、現実には、あれこれ判断に苦しみながらストレスを抱えやすい世代なのかもしれません。

とはいえ、日本では自ら命を落とす人が14年連続で3万人を超えていること、その男女比が約2対1で、40～60代の男性が全体の4割を占めること、そこにはうつなどの心の病が密接に関連していることなどを考えると、特に中高年男性のうつ対策には本腰を入れて取り組まなければなりません。

うつの治療としては、カウンセリングや認知行動療法などがよく行われています。実際に効果のある人もいるようですし、どちらも無意味であるとは思いませんが、問題だらけの抗うつ剤（これについては後ほどお話しします）と同様、いずれも「対症療法」に過ぎません。根本要因に迫り、本当に有意義な対策を行うためには、うつのメカニズムを細胞レベルから知っておく必要があります。

うつと密接に関連しているのが、神経伝達物質（神経細胞同士の情報伝達を仲介する物質）のひとつである「**セロトニン**」です。神経伝達物質にはさまざまな種類がありますが、特にセロトニンが脳内でうまく働かないことで、思考や感情に支障をきたし、うつにつながっていると考えられます。

つまり、セロトニンを脳内でいかに正しく働かせるかが、うつの予防や改善における極めて重要なポイントとなるわけです。

「心の運転」をスムーズに行うための条件

セロトニンは、ウォーキングをはじめとする軽い運動や、座禅などに伴う腹式呼吸によって分泌が促進されることが知られています。とはいえ、運動や座禅さえ行っていれば際限なくつくられるというわけではありません。

セロトニンをはじめとする神経伝達物質の合成や放出、そして神経細胞間の受け渡しといった一連の仕組みがスムーズに行われるためには、次の3つの最低条件を全てクリアする必要があります。

❶神経伝達にかかわる栄養素を十分に摂取していること
❷それらの栄養素が血液脳関門を通過すること
❸シナプスの細胞膜が正しく機能すること

まず①の条件では、セロトニンであれば、必須アミノ酸のトリプトファンが原料として絶対不可欠となります。他の神経伝達物質も、大半はアミノ酸を主体とした「体用のタンパク質」ですから、食べ物のタンパク質の消化とアミノ酸の吸収、マグネシウムや亜鉛、ビタミンB群などの摂取が重要なポイントとなります。

②の血液脳関門の仕組みについては第2章でご紹介しました。①のさまざまな栄養素をどれだけ摂取していても、血液脳関門を正しく通過しないことには脳内で利用することができないだけに、非常に大きな鍵を握っているといえます。例えば、セロトニンの合成に関与する栄養素の中では、特にトリプトファンが血液脳関門を通過しにくいことが知られていますから、②の条件がクリアされないことによる影響の大きさは計り知れません。

血液脳関門は、免疫システムのように白血球が門番の役目を果たしているわけではなく、主に毛細血管と神経細胞、そして両者を仲介するグリア細胞という、それぞれの接合部分の細胞膜が独自の特徴を持ち、何重ものバリアとなることで成り立っています。このバリアの機能を正しく作動させるには、細胞膜の材料となる脂肪の摂取において、不足しがちなオメガ3の比率を高めることがこの上なく大切になります。

そして細胞膜といえば、神経伝達が円滑に行われるためにも重要です。例えばセロトニンが神経細胞の内側から外側へと放出されるには、細胞膜がうまく変形する必要がありますし、放出されたセロトニンを対岸の神経細胞が受け取るためには、やはりその細胞膜に存在する受け取り装置（受容体）がスムーズに動かなければなりません。

つまり、③の条件である神経細胞、特にシナプス部分（神経細胞同士の接合部分）の細胞膜の柔軟性や流動性をキープする上でも、やはりオメガ3の存在が欠かせないわけです。さしずめ、細胞膜をやわらかくすれば、心もやわらかくなる……といったところでしょうか。

このように、①〜③の条件のどれかひとつが欠けただけでも、何らかの形で「心の運転」にトラブルを招いてしまうことがお分かり頂けるかと思います。これらのことは、うつ以外のさまざまな社会問題にも大きくかかわっていると考えられますので、終章で改めて詳しく説明します。

トランス脂肪はうつにもかかわっていた！

ここでも、やはり注意すべきポイントは、体内のオメガ3の働きを邪魔する人工的なトランス脂肪の摂取を、可能な限り回避する（理想はゼロにする）ということです。

スペインの研究チームは、トランス脂肪の摂取がうつのリスクを高めることを報告しています。トランス脂肪といえば、日本では心臓病との関連性くらいしか知られていないだけに、心の病にもかかわっているとは、かなり衝撃的な研究結果ではないでしょうか。

この研究では、約12000名のスペイン人の食習慣を、10年にわたって追跡調査しました。その結果、トランス脂肪の摂取量が多い人では全く摂取していない人に比べ、うつの発症リス

トランス脂肪の摂取量とうつの発症リスク

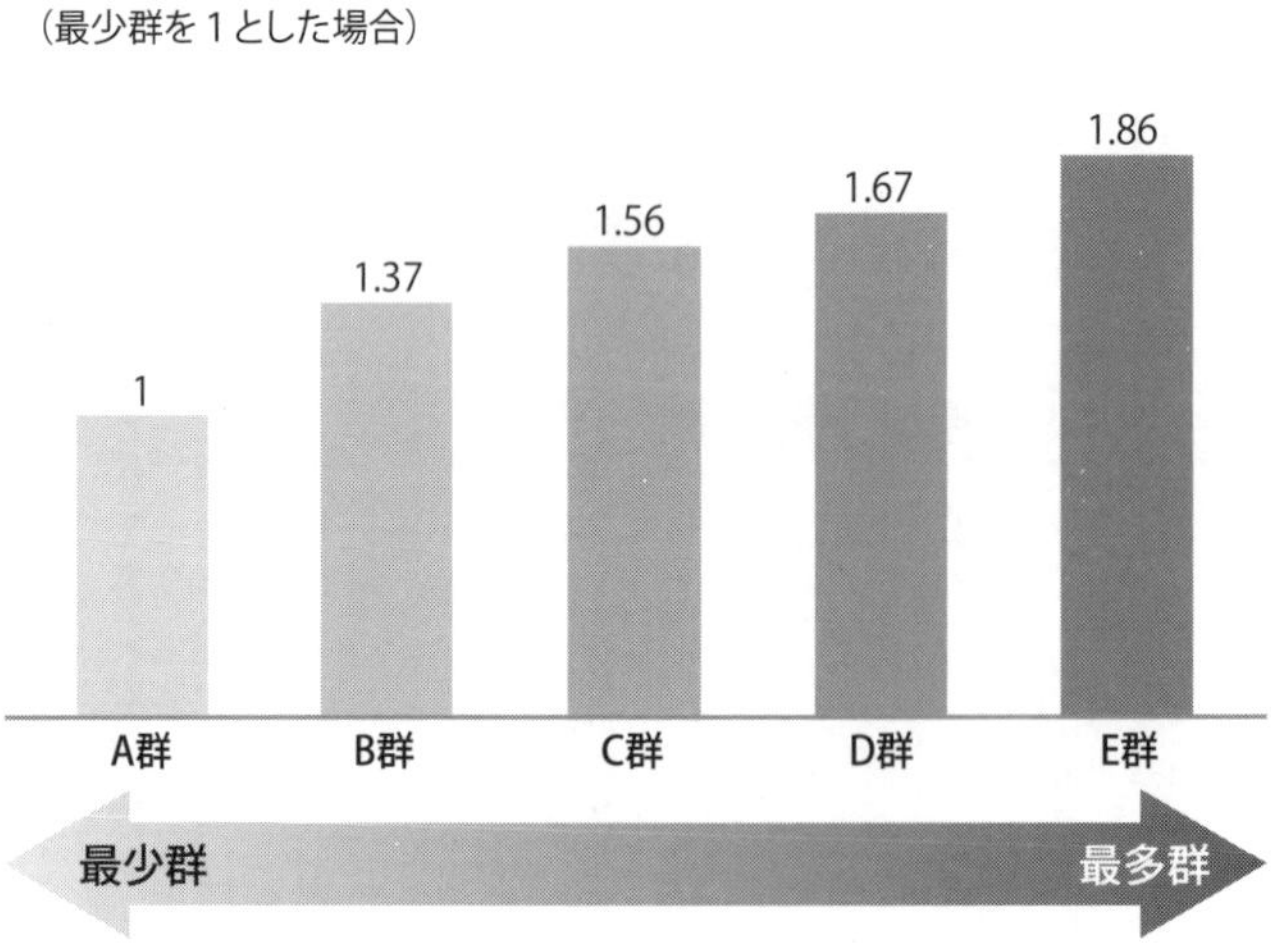

ラス・パルマス・デ・グラン・カナリア大学、ナバラ大学（共にスペイン）などの研究チームの論文『脂肪の摂取とうつのリスク：ナバラ大学追跡プロジェクト』（2011年）を参考に作成

クが増加し、摂取量が多くなるほどリスクも高まっていたことなどが分かったのです（前ページの図参照）。最も注目すべきは、研究の対象となったスペイン人のトランス脂肪の1日平均摂取量が、総エネルギーの0・4％、最多摂取群でも0・6％程度であったということです。

WHO（世界保健機関）とFAO（国連食糧農業機関）は2003年、トランス脂肪の1日摂取量を総エネルギーの1％未満に抑えるよう推奨し、世界各国もこの数字を基準にしていますが、今回の研究結果からは、その1％を下回っていても心の健康を害してしまう危険性が伝わってきます。ちなみに、日本人のトランス脂肪の平均摂取量は、推計で総エネルギーの0・3〜0・7％とされていて、1％超の人も決して少なくないこと（特に女性で顕著）は、第3章でもお伝えしたとおりです。

そう考えると、毎日の食事から無意識のうちに取り込んでいるトランス脂肪が、人口の5％（約600万人）ともいわれるうつの人々に及ぼす影響は、もはや計り知れない規模に達しているといっても過言ではありません。そして、自殺要因の大半にうつなどの心の病がかかわっていることは、皆さんもよくご存知でしょう。

現代人を苦しめる健康問題のいろいろなところで顔を出すトランス脂肪。本当にどうしようもない存在だということが、改めてお分かり頂けるのではないかと思います。

心の病を薬で治そうとしてはいけない！

うつといえば、抗うつ剤の問題にもふれないわけにはいきません。

抗うつ剤にはさまざまな種類のものがありますが、最も一般的に処方されているもののひとつが、選択的セロトニン再取り込み阻害薬（SSRI）と呼ばれるタイプのものです。SSRIには、役目を終えたセロトニンを回収するタンパク質にふたをして、セロトニンを神経細胞同士の隙間（シナプス）に長く留まらせるようにする作用があります。

うつは、主にこのセロトニンが適切に働かないことで生じることから、シナプスのセロトニン濃度を高めるべくSSRIなどが治療に用いられるわけですが、結果としてさらに情緒不安定を助長する――うつ患者の自殺衝動を強めてしまう――など、重大な副作用が問題になっています。

映画化されて有名になった、アメリカの高校での銃乱射事件でも、多くの犠牲者を出した後に自らの命を絶った犯人の高校生は、SSRIを大量に服用していたことが分かっていますし、日本でも、SSRIを処方されるようになってから、見ず知らずの人にいきなり暴力を振るうなど、衝動的な行動をとるようになるケースが相次いで報告されています。

しかも、SSRIの副作用としては、消化器官のトラブルや骨粗鬆症などのリスクを高めたり、肝機能を低下させたりすることも指摘されているのです。これらはいずれも、脳以外の場所で働いているセロトニンに対してもSSRIの影響が及んでしまっていることを意味しています。

『抗うつ薬の功罪―SSRI論争と訴訟』などの著書で知られるイギリスの精神科医、デビッド・ヒーリー氏は、次のように主張しています。

「製薬会社は『薬を売るより病気を売れ』というやり方で、患者の掘り起こしをしてきた。精神科の薬の開発は、科学の衣をまとったマーケティングである」

大半の精神科医は、意図のあるなしにかかわらず、患者に対して「薬を出す」という手段しか持ち合わせていません。もちろん、そうしないと儲からないというのもありますが、そういう仕組みができ上がっていて、それが当たり前のようになっており、しかも患者も薬を要求するから、特に何も考えずにそれに従っているだけ……というケースもあるでしょう。

いずれにせよ、うつの脳の中ではどのようなことが起こっているか、神経伝達がどのようなメカニズムで、どのような栄養素がかかわりながら行われているかということについて、きちんと理解している医師のほうが少ないでしょうし、仮に理解していたとしても、それを患者にも分かりやすく説明するということもないのだろうと思います。

医師にいわれるがまま薬を飲み、効果が出なければ薬の量や種類を増やしたり、別の薬に変えたりする。精神疾患の治療とはそういうものだ――こんな認識の患者も、やはり大半だからです。このようなマーケティング戦略にまんまと引っかかって、〝上お得意様〟=薬の犠牲者となるか、「何かがおかしい」と感じて別の手段をとるかは、全て皆さんしだいだということです。

皆さんは、てんかん（発作性の脳の病気）をテーマにした『誤診』というアメリカの映画をご存知でしょうか？

愛するわが子に対する投薬だらけのてんかん治療に疑問を感じた母親が、もっと自然で子供に負担のかからない治療法があることを知り、意を決してこれまでの病院に別れを告げ、その治療を受けさせた結果、子供は3ヶ月ですっかり改善した……という、感動的な実話をもとにした映画です。

この映画の最後に、名女優のメリル・ストリープ扮する母親が、執拗な投薬治療を続けた医師に対して、「一生許す気にはなれない」というセリフを残すシーンがあり、強く印象に残っています。

ちなみに、『誤診』の原題は『…First Do No Harm』(…何よりもまず、害をなすなかれ)というものです。これは、「医学の父」と呼ばれるヒポクラテスが、古代ギリシャ時代に医療の倫理をまとめた宣誓文「ヒポクラテスの誓い」の中に登場する言葉で、医療を志す者は大前提として、患者にとって害になる医療行為を決して行ってはならないと諭しています。

アメリカやカナダの医学部生は、この「ヒポクラテスの誓い」を卒業式で読み上げるのが風習になっていて、『誤診』の冒頭にもそのようなシーンが映し出されます。

何よりもまず、害をなすなかれ——。現代医療に携わる全ての人が、当然ともいうべきこの原点に、改めて立ち返ってほしいものです。

とはいえ、自分のことは誰も助けてくれません。自然療法に造詣の深い医師の方が、ある講演会で「何の縁もない見ず知らずの患者に対して、医者が懇切丁寧に対応するわけがないでしょう?」と現代医療を皮肉交じりに批判し、聴講者の笑いを誘っていたのが印象に残っていますが、私たちは今の日本の医療に対し、まさにそのくらいの認識でちょうどよいくらいだと思います。

助けてくれるのは、治そうとしてくれるのは、〝あなたの60兆個の細胞〟なのですから。

心身に負担をかけない自然なアプローチを

先ほど、「心の運転」をスムーズに行うための3つの条件をご紹介しました。例えば、セロトニンが体内で正しく働くためには、セロトニンの材料や合成・放出に不可欠な栄養素を十分に含む「正しい食事」が大前提となります。

そして、食事から得た栄養素が細胞に届けられてセロトニンが合成・放出され、役割を果したセロトニンは再びもとの細胞に回収されるか、分解されて老廃物として体の外に出ていったり、ほかの物質の材料として使われたりする……。

これらのプロセスは、まさに「代謝」そのものです。

代謝には、数多くの酵素が必ず関与しています。現在知られているだけでも、体内で働く酵素は実に数千種類にのぼり、それだけの種類の代謝が行われていることになります。そのひとつでも適切に行われなければ、すなわちそれは「代謝異常」＝心身のさまざまなトラブルを意味するわけです。

代謝が適切に行われないのは、代謝の対象となる物質、あるいは代謝を行う酵素の合成や活性のどこかに問題があるからであって、その全てに栄養素の過不足やアンバランス、有害物質の影響などが密接に関連しています。

ところが先ほどのＳＳＲＩの場合は、栄養素ではない〝異物〟を使って、セロトニンの代謝の一部を力ずくで無理やり操作しているだけです。これでは、いつまでたっても根本的な解決にはつながりません。この極めて重要なポイントに、私たちはいち早く気づくべきなのです。

またアメリカでは、うつの最新治療として脳に電気的刺激を与える方法が開発されています。場合によっては頭蓋骨に穴を開けて電極を挿し込み、これまた胸に埋め込んだ機器から電気的刺激を送る……という驚きの治療法も行われているのです。

これらの治療法による奏効率（効果が現れた確率）は実に7割を超えるそうですが、侵襲性（患者の心身への負担）の大きさは異常です。それに、あくまでも対症療法の枠を越えることはなく、治療を続けていないと効果が薄れていくとのことで、やはり薬物治療と同じで根本的な解決にはならないでしょう。自然か不自然かといえば、どう考えても〝不自然〟としかいいようがありません。

その反面、栄養面からのアプローチは、メンタルヘルスだけでなく全身のありとあらゆる健康の維持増進に役立つ上に、他者のサポートを特に必要としませんし、個人個人が意識するだけで簡単に取り組めるものです。しかも、医薬品のような重篤な副作用の心配は全くありません。

メタボの最大の原因は、端的にいえば「過食」にあります。要は間違ったものの食べすぎです。終章で詳しくご紹介しますが、だからこそ何よりも先に、私が提唱する「食を断つ」という習慣、つまり「科学的な断食」を行うべきなのです。その上で、正しい食事に変え、ウォーキングなどの適度な運動を習慣づける……。この3つのポイントを実践すれば、メタボなどすぐさまどこかへ消え去ってしまうはずです。

なかでも、正しい食事を続けていると、自分の体を構成する60兆個の細胞こそが「最大の医者」なのだということに、改めて気づかされます。正しい食事――穀菜食、高ミネラル食、そして高炭水化物食――は、メタボを治すだけでなく、いわば「真の活力」を生み出してくれます。それを自ら体験した人は、「メタボになってよかった」とさえ思うかもしれません。自分の力、全身60兆個の細胞の力で治せるのだという事実、そして真の活力とはこういうものなのだということが、身をもって実感できるからです。

「自分の体は自分で守る」の精神を、ここでも改めてかみしめておいて下さい。

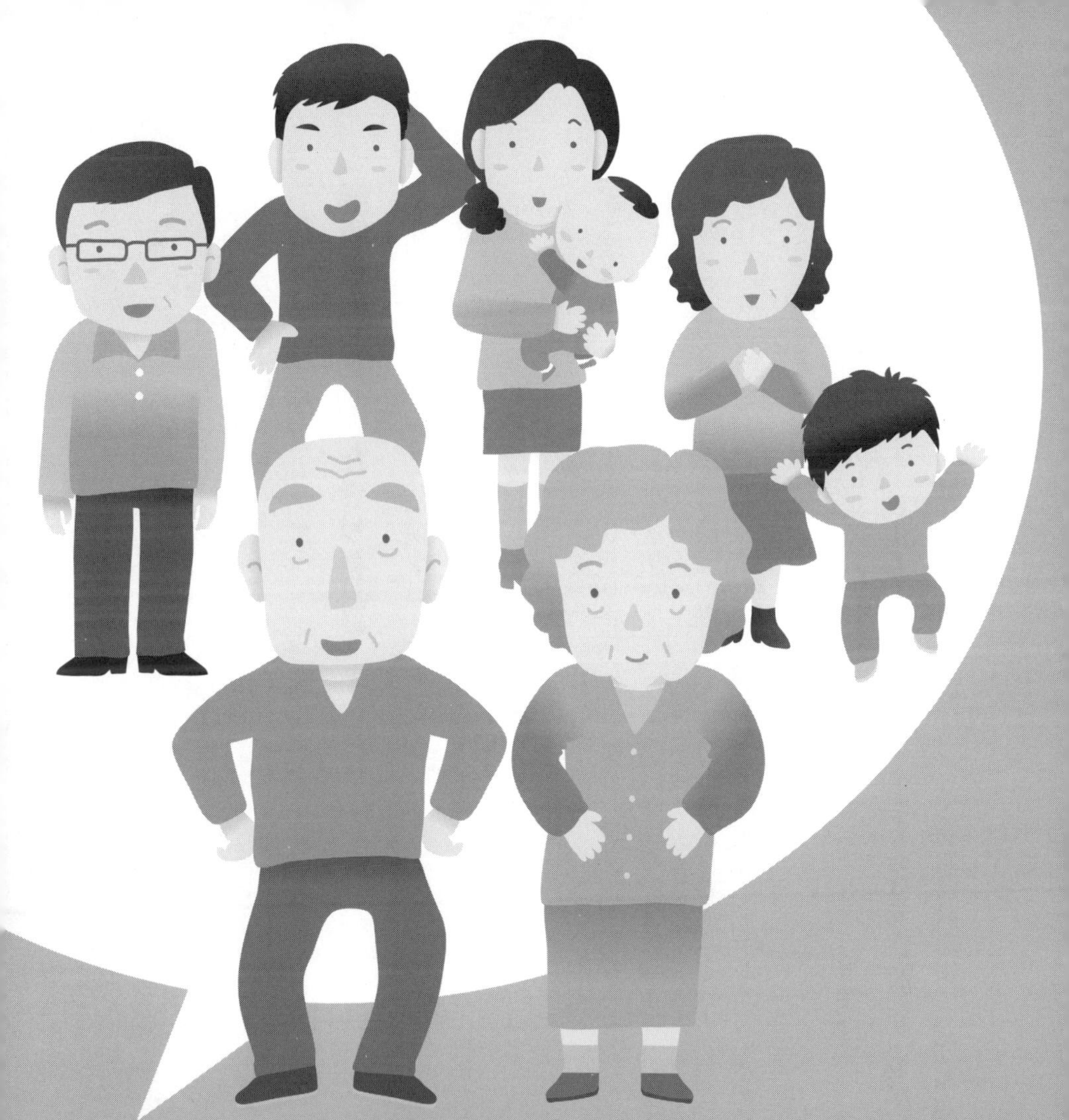

第5章

お年寄りが健康でいられる栄養学 高齢者編

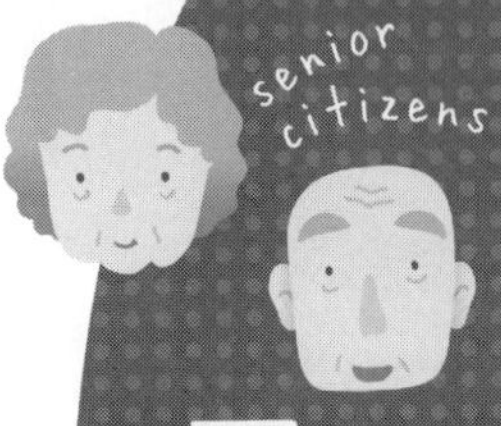

アンチエイジングの6か条

「健康長寿」と「寝たきり長寿」

世界的に有名なイギリスの医学誌『ランセット』は、「日本：皆保険制度導入から50年」というテーマで、日本の保健医療に関する特集号を2011年に発行しました。国内外の専門家60名超が製作に携わったというこの論文は、日本語にも翻訳されていて、同誌のホームページでは無料で閲覧することができます。

そこでは、1950年〜1960年代にかけての、感染症や脳卒中に対する日本の医療政策が高く評価され、これが日本を世界一の長寿国にいたらしめた大きな要因であったとしています。

その一方で、景気の低迷や政治の混乱、不十分なタバコ規制などが今の日本の足を大きく引っ張っており、このまま抜本的な対策を講じなければ、日本の平均寿命はランクを下げる恐れがあるとも指摘しているのです。

とはいえ、日本が世界に誇る長寿国であるのは、まぎれもない事実です。

厚生労働省の調査では、2011年の日本人の平均寿命は女性が約85・9歳、男性が約79・4歳だったと報告されています。これを諸外国と比較すると、女性は前年までの26年連続の世界1位から転落してしまったものの、香港に次ぐ2位であり、男性は前年の4位から8位へと後退しています。いずれも東日本大震災による犠牲が大きく影響しているのですが、世界保健機関（ＷＨＯ）に加盟する約２００ヶ国中の順位ですから、依然として上位にいるのは間違いありません。

しかし、よく指摘されるのは、いくら長寿であっても「寝たきり長寿国」になっていないかということです。

ＷＨＯは２０００年に、「健康寿命」という考え方を提唱しました。つまり、介護を必要とすることなく、自力で健康に生活している期間をできるだけ長くしてこそ、本当の意味での長寿なのではないか……という考え方です。

ＷＨＯの報告によれば、日本は健康寿命も世界トップレベルであるとのことですが、平均寿命と健康寿命の差は、男女とも7〜8歳あります。つまり、人生の最後の7〜8年間は、自力で生活できない状態を余儀なくされている人が多いということです。

日本は１００歳以上の長寿者（百寿者）が他国に比べて多いことでも知られています。しかし、実にその6割以上が寝たきりで、いわば医療技術によって「生かされている」ような状態だというのです。誰もが一定の水準の医療を受けられるという皆保険制度の充実が「病院に行きさえすれば何とかしてくれる」といった風潮を生み出し、結果として「寝たきり長寿国」を繁栄させているかもしれない……。もしそうなら、まさに皮肉としかいいようがありません。

アンチエイジングは食べ方しだい

現代の日本人は、戦前に比べて「生命力」が大幅に低下しているように感じます。例えば、食べ物を消化する力やホルモンの合成能力、それに免疫力といったように、体内のあらゆる面に何らかの問題を抱えていて、それらが総合的に健康レベルを下げ、結果として「寝たきり長寿」を招いてしまっているように思えてなりません。

あるとき、医師である肥田舜太郎氏の講演を聴く機会がありました。肥田氏は、自身の広島での被爆体験をもとに、被爆者の治療や核廃絶運動を積極的に行ってきた「被爆医師」として知られている方です。

講演のテーマは長寿の秘訣に関するものだったのですが、肥田氏自身、被爆を経験しているにもかかわらず、百寿者の仲間入りも目前というほど健康で長生きしていらっしゃいます。

講演で、肥田氏は世界の長寿地域を訪問し、各地域の長寿者に生活習慣などを聞き回ってきたというエピソードを紹介していました。

その結果、健康長寿の人たちは共通して、よく歩く、食事をよく噛んで食べる、早寝早起きである……ということが改めて分かったといいます。一見すると何でもないことのように思える、こういった生活習慣の長年の積み重ねが、寝たきり長寿とは無縁で、いつまでも「生命力」が衰えない体を、しっかりと支えているのだということです。

高齢者介護の経験などがある方なら、病院のベッドで寝たきりのまま、酸素吸入器や栄養点滴、尿道カテーテルなどのたくさんの管につながれた、いわゆる植物状態の高齢者の姿を、一度は目にしていることでしょう。

人の尊厳にかかわってくる話なので、その是非をここで語るつもりはありませんが、おそらく多くの人が「自分はああいうふうになりたくない」「自分の親にはあんな思いをさせたくない」と思うはずです。

どうせなら、いつまでも若々しく健康で長生きしたい——。それが、誰しもの率直な願いではないでしょうか？

英語の「aging」は、日本語では「加齢」と訳されたり「老化」と訳されたりします。カタカナ語としてすっかり定着した感のある「アンチエイジング」(anti-aging) も、「抗加齢」と「抗老化」の両方が、同じニュアンスであてがわれています。

実際には、加齢、つまり年を重ねることに対しては、何をどうやっても抗《あらが》うことはできません。それに、年を重ねていくのは人間的な深みを増していくことであり、実に素敵なことです。決して抗うような、ネガティブなことではありません。

しかし、老化となれば話は別です。加齢に伴うやっかいな現象全てが老化であり、こちらのほうは、その人の生き方、あるいは「食べ方」しだいで、その進行をゆっくりにしたり、程度を軽くしたりすることができます。

つまり、アンチエイジング＝「老化を防ぐ対策」なのだと認識すべきなのです。

この章では、健康長寿の元気な高齢者を目指したアンチエイジングの有意義なアプローチについて、皆さんやご家族に役立つ情報をお伝えしていきます。

まず、アンチエイジング対策を行うにあたり、皆さんに知っておいて頂きたいキーワードがあります。それは次の6つです。

❶抗酸化
❷抗糖化
❸カルシウムの悪玉化（異所性石灰化）を防ぐ
❹油のとり方
❺酵素
❻長寿遺伝子

なかには、すでに詳しくご紹介したり、何度も登場したりしているものもありますので、ここでは①と②、そして⑥について、順を追って説明していくことにしましょう。

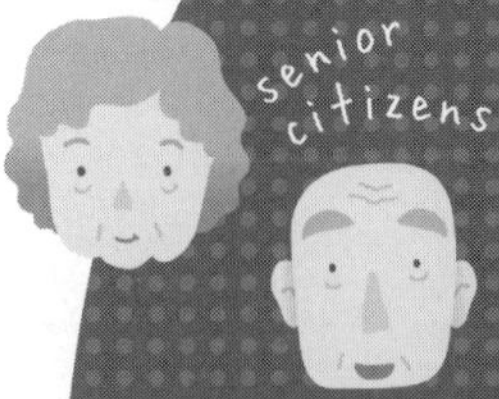

抗酸化と共に重要になる抗糖化

「必要悪」の活性酸素と上手に付き合う

まずは①の抗酸化です。アンチエイジングと共に、「活性酸素」や「抗酸化」という言葉も、テレビや新聞などを通じて頻繁に見聞きするようになりました。

アメリカの生物学者、ラジンダー・ソハルは１９８５年、ハエを使って実験を行いました。それは、ハエを２つのグループに分けて、一方は自由に飛び回れる広いカゴ、もう一方は這い回るのがやっとの窮屈なカゴに入れて、それぞれの生存日数を観察するというものでした。すると、広いカゴのハエの生存日数は約１ヶ月と平均的なものであったのに対し、狭いカゴのハエでは、なんと２ヶ月以上も生きていたのです。

この実験結果は、「活発に動き回りすぎると体内で活性酸素が大量に発生し、そのダメージを受けることで寿命が短くなってしまう。活動量を少なくすれば活性酸素の発生量が抑えられ、結果として長生きできる」ことを示しています。

１９９４年、やはりハエを使って、ソハルは別の実験を行います。ここでは遺伝子操作により、活性酸素を処理する物質（抗酸化物質）を多くつくるハエをつくり出したのです。すると、このハエはどんどん元気になり、数週間のうちに普通のハエとの違いが一目瞭然になったといいます。また生存日数でも明確な差が生じ、普通のハエに比べて20日以上長生きしたとのことです。

こちらの実験では、活性酸素の発生量を減らすのではなく、体内の抗酸化物質を増やすことで活性酸素のダメージを少なくできること、これによって健康状態が高まる上に寿命も伸ばせることを、初めて証明しました。

全身60兆個の細胞ひとつひとつでエネルギーをつくり出すためには、酸素が絶対不可欠です。この酸素が細胞で用いられる過程で、1〜2％が必ず活性酸素に変わります。つまりは、私たちが生き続ける限り、活性酸素と無縁ではいられないということです。

世間では「悪玉」のイメージばかりが先行している活性酸素ですが、実は、第3章で詳しくご紹介した免疫システムに欠かせないものなのです。なぜなら、白血球が細菌や異物を攻撃する際の武器になるからです。また、細胞内で合成されたホルモンなどの物質が細胞の外へ放出される際に、その「通路」をつくるのにも活性酸素が働いているといわれています。

それでも、活性酸素の作用は非常に強力です。たとえ私たちにメリットをもたらしてくれる場面であっても、適切に処理（還元）されなければ細胞をサビ付かせ（酸化させ）、さまざまな老化現象をもたらしてしまいます。

だからこそ、酸化を防ぐ「抗酸化」のアプローチがとても重要な鍵を握るのです。

がん予防に役立つ「ファイトケミカル食」とは？

皆さんは「ファイトケミカル」(phytochemical)という言葉をご存知でしょうか？ 直訳すると「植物性化学物質」で、植物に含まれる有用な天然成分の総称です。皆さんに比較的おなじみのポリフェノールも、実はファイトケミカルの中の「分類名」のひとつに過ぎません。そして、ファイトケミカルにはポリフェノール以外にもさまざまな種類があります（下図参照）。

これらはミネラルやビタミンのような必須栄養素ではありませんが、その多くが強力な抗酸化作用を持っているため、アンチエイジ

ファイトケミカルの主な種類

ポリフェノール	フラボノイド	**アントシアニン類**［赤ワイン、ブルーベリー］ **イソフラボン類**［大豆］ **フラボン類** ルテオリン［シソ、セロリ、パセリ］ **フラバノール類**［リンゴ］ **フラボノール類**［リンゴ、タマネギ］ **フラバノン類**［柑橘類］
ポリフェノール	非フラボノイド	**カフェー酸誘導体** クロロゲン酸［野菜］、ロズマリン酸［シソ］ **リグナン類**［ゴマ、亜麻］
	硫黄化合物	**イソチオシアネート類** スルフォラファン［ブロッコリー］、アリルイソチオシアネート［ワサビ］ **システインスルフォキシド類** メチルシステインスルフォキシド［ニンニク、ネギ］
テルペノイド	色素成分	**カロテノイド類** ルテイン［ホウレンソウ］、β-クリプトキサンチン［ミカン］、リコペン［トマト、スイカ］
テルペノイド	香気成分	**オイゲノール**［バナナ］ **リモネン**［柑橘類］
	糖関連物質	**β-グルカン**［キノコ］ **フコイダン**［海藻］
	辛味成分	**ジンゲロール**［ショウガ］ **カプサイシン**［トウガラシ］

ングには欠かせない存在です。

アメリカ国立がん研究所は１９９０年、野菜や果物、穀物、ハーブなど、約40種類の植物性食品に注目し、がん予防に有効なファイトケミカルの研究を実施しました。そして、がんの予防効果の高い食品を順番に並べたのが、次ページのピラミッド型の図です。上に行くほどがん抑制効果が高いとされています。

数ある植物性食品の中でも、ニンニクやキャベツ、大豆、ショウガ、そしてセリ科の野菜（ニンジン、セロリなど）については、極めて重要度が高い食品として位置付けられています。いずれも、日本でも身近なものばかりです。ちなみにセリ科の野菜には、セリやミツバといった「和のハーブ」も含まれます。

また、ピラミッドの中央あたりには玄米や亜麻の名前も並んでいます。玄米ご飯を主食とし、オメガ3の補給目的に亜麻仁油を活用していれば、そこに含まれるファイトケミカルの恩恵を受け、無意識のうちにがん予防にも役立っているというわけです。

ちなみに、亜麻仁油の原料となる亜麻の種子（フラックスシード）には、第3章でもご紹介したリグナンという植物エストロゲンが豊富に含まれており、ホルモンバランスの改善（性ホルモン系のがんの予防）に大いに役立ちます。水溶性と不溶性の両方の食物繊維も多く、アメリカでは「スーパー・ヒーリング・フード」、つまり人を治癒させる素晴らしい食品としても知られています。

アブラナ科の植物については、ブロッコリーやカリフラワー、芽キャベツだけにとどまりません。菜の花そっくりの花を咲かせる野菜は全て該当します。具体的には、大根やカブ、白菜、小松菜や水

がん予防効果の高い食品

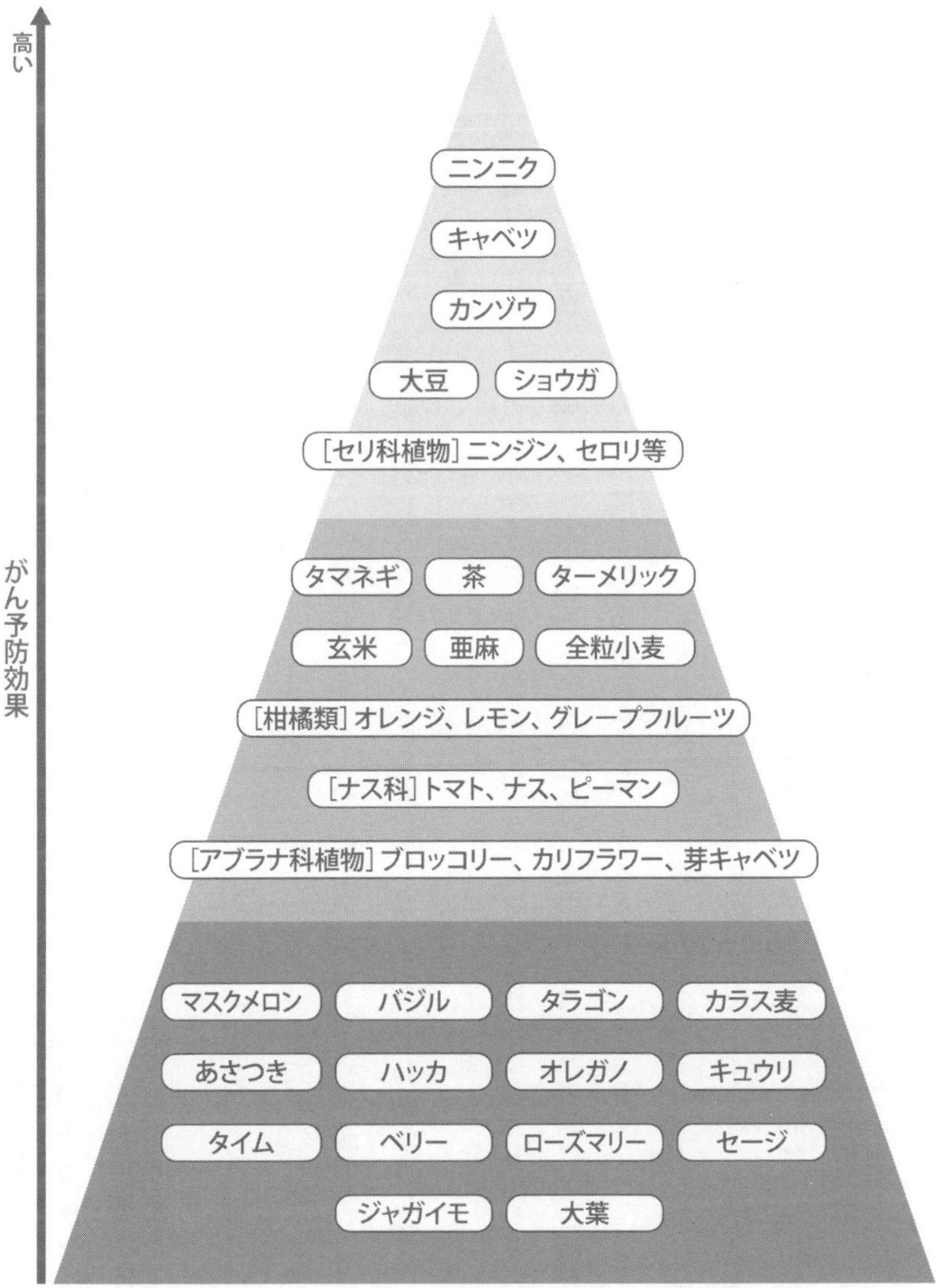

アメリカ国立がん研究所が発表した「デザイナーフーズ・ピラミッド」を参考に作成

菜、菜の花、チンゲン菜、クレソンやルッコラ、そしてカラシやワサビなども、アブラナ科の野菜の仲間です。これらに共通しているのは独特の辛味や苦味ですが、それらの成分こそがまさにファイトケミカルの一種（イソチオシアネート類）です。イソチオシアネート類は、強力な抗がん作用や殺菌作用、解毒作用を持つことが知られています。

ワサビといえば、チューブ入りのワサビや粉ワサビの原料として知られるホースラディッシュ（セイヨウワサビ）も、やはりアブラナ科の植物です。ホースラディッシュに含まれるイソチオシアネート類の量は、ブロッコリーや芽キャベツの10倍以上に及ぶという報告もあります。北海道などでは、おろしたホースラディッシュを醤油漬けにするなど、ご飯のお供としてもおなじみのようですので、機会があればぜひ試してみて下さい。

現在知られているファイトケミカルの多くは、その野菜が自分の身を守るためにつくり出していると考えられています。赤や黄、オレンジ、紫といった色素成分は、太陽光からの紫外線による活性酸素のダメージを抑え、辛味や苦味の成分は虫などの食害を少なくするといった具合です。

結局のところ、バラエティに富んだ新鮮な旬の野菜や果物を食べれば食べるほど、ビタミンCやE、亜鉛やセレンなどの抗酸化ミネラル、そしてファイトケミカルも、まんべんなくとることができます。抗酸化対策のポイントは、とにかく野菜をたくさん食べることにつきます。私たち人間は、植物の持つこういった力を拝借し、自らの健康にも役立てているのだということです。

糖化が生み出す「超悪玉」のコレステロール

さて、抗酸化に続いてのアンチエイジングのキーワードは「抗糖化」です。抗酸化をサビ対策とするなら、抗糖化はコゲ対策といったところでしょうか。

糖化は、血液中にあふれたブドウ糖が体内のタンパク質と結合し、まさに焼け焦げたような化学反応を示すことで、さまざまなダメージをもたらす現象です。第4章でもご紹介した糖代謝異常（糖尿病）に伴う問題の大半は、この糖化が引き起こしているといっても過言ではありません。

体内では、ありとあらゆるタンパク質が糖化の餌食となります。タンパク質というと、何となく「肉の塊」や「筋肉」をイメージしてしまうかもしれませんが、実際には多種多様な「目に見えないタンパク質」が無数につくり出され、それぞれ重要な役割を担っています。

ホルモンや神経伝達物質、酵素、それに細胞膜の受容体。ここまでにさまざまな場面で登場した「体用のタンパク質」が、もしも糖化のダメージを受けて正しく機能しなくなった場合、私たちの心と体にとってどれだけマイナスか……。本書をここまで読んで下さった皆さんであれば、きっとお分かり頂けることでしょう。

第3章の貧血のところでも出てきた赤血球中のヘモグロビンも、「体用のタンパク質」のひとつでした。最近、いろいろなところでよく見聞きするようになった「ヘモグロビンＡ１ｃ」（ＨｂＡ１ｃ）は、ヘモグロビンが糖化を受けたものです。この割合を調べることで、糖代謝異常の度合い——体内がどのくらい糖化のダメージを受けているか——が読み取れるというわけです。

また、動脈硬化の真犯人ともいうべき「超悪玉コレステロール」が糖化と深くかかわっていることが、イギリスの研究チームによって明らかにされました。

血液中のコレステロールはリポタンパクというタンパク質の「船」によって運搬されています。この船が活性酸素のダメージを受けてサビ付き、血管内に沈没することで、動脈硬化を引き起こしてしまう……というのがこれまでの考え方でした。

ところがイギリスの研究では、「超悪玉コレステロール」には部分的に糖化が見られること、糖化によっていびつな形になること、この変形のせいでさらに新たな糖化を受けやすくなることが確かめられています。また、糖化した部分は粘着性が強く血管内に付着しやすいため、これが動脈硬化の助長につながることも分かったのです。

サビ対策とコゲ対策は常にセットで!

この研究結果を見る限り、「超悪玉コレステロール」の出現プロセスでは、酸化と糖化が同時に進行していることが推測されます。なぜなら、糖化の主な標的はタンパク質であるのに対し、体内で最も酸化されやすいのは脂肪だからです。そして、コレステロールの運搬船はリポタンパク、つまり脂肪とタンパク質でできた物質なのです。

その結果、酸化のダメージと糖化のダメージを一挙に受けつつ、その悪影響を血管壁などの他の組織にも及ぼしてしまうのではないかと考えられます。この研究では、心臓病のリスクが高い2型糖尿病患者や高齢者の間で「超悪玉コレステロール」が多く見つかることも報告されているだけに、この推測はほぼ間違いないでしょう。

なお、先ほど、糖化のダメージを受けやすい「体用のタンパク質」のひとつとして酵素の名前があがっていましたが、そこにはもちろん、活性酸素を除去する抗酸化酵素も含まれます。なかでも、その代表格のスーパーオキシドディスムターゼ（SOD）は糖化の標的になりやすいことが知られています。

つまり糖化は、体内の抗酸化力をダイレクトに低下させる大きな要因でもあるわけです。

こういったこともふまえて、抗酸化のアプローチ（サビ対策）と抗糖化のアプローチ（コゲ対策）は、常にセットで行うことが非常に有意義だといえるのです。

酸化ダメージを受けた脂肪性の物質は「**過酸化脂質**」、タンパク質が糖化ダメージを受けて生じた物質は「**終末糖化産物（AGE）**」と呼ばれます。

これまでは、アンチエイジングといえば抗酸化であり、主に脂肪でできた細胞膜の酸化（過酸化脂質化）や活性酸素によるDNAのダメージなどをいかに防ぐか、ということばかりが注目されてきましたが、最近ではようやく、糖化の問題も取り上げられるようになってきました。

糖化は、炎症や痛みなどにも間接的にかかわると同時に、酸化と糖化の密接な関連性も知られるようになりました。アンチエイジングは「anti-aging」であると共に「anti-AGEing」――体内でのAGEの生成をいかに抑えるか――であるという認識も、徐々に広がってきています。

体の外からも低AGEを心がけよう！

糖化では、活性酸素や過酸化脂質の存在によって化学反応の速度が増し、それに伴ってAGEの生成も促されることが知られています。また、細胞膜にはAGEを認識する受容体があり、この受容体にAGEが接合することで、糖尿病や動脈硬化、アルツハイマー病などが誘発されるとも考えられていますが、そのメカニズムについては、まだまだ未解明な部分も多いのが現状です。

さて、第1章でもお伝えしましたが、このようなAGEは、私たちの食べ物の中にも含まれています。また、食品に含まれるAGEの約1割が腸から吸収され、体内で生じたAGEと同じように私たちの体にダメージをもたらすといわれています。

例えば、味噌や醤油、酢、ビール、ウイスキーなどが、茶色っぽかったり黒っぽかったりするのは、いずれも発酵・熟成が進む途中で、それぞれの原材料の中で糖化反応が生じ、AGEなどが生成されるからです。これらに含まれるAGEは、色合いだけでなく、それぞれの食品が持つ独特の風味もつくり出しています。

とはいえ、ビールやウイスキーはともかくとしても、味噌や醤油、酢といった調味料は、私たちの毎日の食生活に欠かせないものです。皆さんも、これら抜きでの食生活はちょっと考えられないのではないでしょうか？

ずばり、「AGEの害が気になるから」という理由でこれらの調味料を控える必要は全くありません。なぜなら現代の食生活には、これらをはるかに上回る、まさに桁違いの「高AGE食品」が数多く存在するからです。

その最たるものは、スナック菓子やシリアルなど、袋詰めされた市販の加工食品です。例えば、これらの加工食品1食分に含まれるAGEは、大さじ1杯の醤油に含まれるAGEの実に100倍以上に達します。

第1章では、同じ食品でも調理方法の違いによってAGEの含有量が大きく違ってくることについてもご紹介しました。基本的には、煮たりゆでたりするよりも、揚げたり焼いたりといった高温調理になるほどAGEが増加するということでしたが、これは加工食品も同じです。

例えば、スナック菓子やシリアルなど、「パリッ」「カリッ」とした食感のものは高温・高圧のもとで成型加工が行われることが多く、このプロセスで糖化が急激に加速し、大量のAGEが発生しやすいのです。

高齢者は1日の中で自由な時間が比較的多く、テレビを見ながら無意識におやつをつまむ……といった習慣が定着してしまっている人も少なくないでしょう。その結果、揚げ物などをそれほど多食しない人でも、食事由来のAGEを取り込みやすいと考えられるのです。

これが、体の外側からも低AGEを心がけるべき理由です。

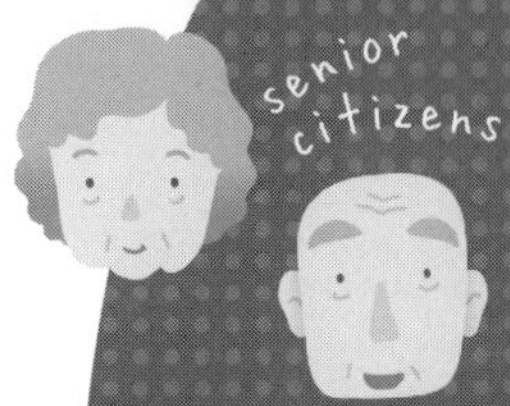

少なく食べるCRON食の効果

長寿遺伝子のスイッチをオンにする

そして、アンチエイジング対策の6番目のキーワードが「長寿遺伝子」です。長寿遺伝子は、近年になって注目を集めるようになった、とても重要なキーワードのひとつです。NHKのテレビ番組などでも取り上げられたことがあるため、その名前を一度は見聞きしたことがある方も多いでしょう。

正確には「サーチュイン」と呼ばれる遺伝子の仲間の総称で、どんな生物にも存在しており、マサチューセッツ工科大学のレオナルド・ガレンテ博士が２０００年に発見しました。もともとは１９３５年、アメリカのコーネル大学のクライド・マッケイ博士が行ったラットの実験がきっかけとなっています。この実験では、必要量のタンパク質やミネラル、ビタミンは維持したままで、カロリーを7割に減らしたラットでは、寿命がおよそ25%長くなることが示されました。

その後、ガレンテ博士は酵母菌の寿命をコントロールしている遺伝子が存在することに気づき、同じ遺伝子を活性化したハエや線虫において、寿命が延びることを突き止めました。さらには、私たち人間においても、がんの抑制や活性酸素の消去、筋肉の強化、糖尿病の予防、脂肪の燃焼、そして老化の抑制といったような、さまざまな健康効果をもたらすことを明らかにしたのです。

さて、そんな夢のような遺伝子は、放っておいても勝手に働いてくれるというわけではありません。サーチュインを活性化させるためには、あるコツがいります。

ずばりそれは、「少なく食べる」ということです。

NHKの番組でも紹介されていたのが、アメリカのウィスコンシン大学マディソン校が行った、サルを使った研究です。研究チームは同じ年齢のサルに対し、一方には普通の量の餌、もう一方には普通よりも3割少ない餌をそれぞれ与え、同じ時期に飼育を開始しました。そして、20年経過した時点で両方のサルを比較しました。

その時点で、両方のサルは24歳でした。このサルの平均寿命は26歳くらいで、24歳だと人間の75歳くらいに相当します。

すると、普通の量の餌が与えられていたサルは、皮膚にシワが多く、毛が薄くなっていて、動きも緩慢でした。まさに、年をとった人間と同じような老化現象です。

ところが、通常よりも3割少ない餌を20年間食べ続けたサルは、見た目が全く違っていたのです。毛がふさふさで、皮膚のシワやたるみもほとんどなく、顔の色つやもよくて、ケージの中を活発に動き回っていました。両者が「同い年」とは到底思えません。

両者では、外見だけでなく脳にも違いが見られました。普通の餌のサルの脳では、神経細胞が死んで隙間が多かったのに対し、餌を減らしたサルの脳では、隙間がそれほど見られませんでした。いわば「脳も若かった」のです。

その結果として、寿命にも差が出ました。20年経過時点での生存率が、普通の餌のサルでは5割であったのに対し、少ない餌のサルでは8割に達していました。

これらは全て、長寿遺伝子のスイッチがオンになったか、オフのままだったかによって生じた差だといえます。

CRON食で「プチ飢餓状態」の毎日を!

本来、生命にとって最大のテーマは「飢餓との闘い」です。食べ物がなければ生命活動を行えず、子孫を残せないまま絶滅してしまうからです。そこで、過酷な環境を生き延びるための仕組みを少しずつ獲得していきました。

はるか昔、私たち人間の祖先が単細胞生物だった頃は、生命活動も実に単純なものでした。そのため、生命活動を妨げる要因といえば体内で生じる老廃物くらいであり、それを体の外へ追い出す働きがあれば十分だったと考えられます。

ところが、進化するにつれて、活性酸素や炎症、そして代謝異常など、老化をもたらす要因はどんどん増えていきました。それに応じてサーチュインなどの遺伝子も進化し、数々の老化要因を抑制するようになっていったのです。

ところが、「飽食の時代」といわれて久しい現代社会では、多くの人が、飢餓や過酷な環境などとは無縁の生活に終始しています。その結果、サーチュインが十分に働かなくなって、さまざまな老化現象や病気に見舞われていると推測できます。

だからこそ、現代の私たちは意図的に「過酷な環境」を再現し、長寿遺伝子のスイッチを入れてやる必要があります。それにうってつけなのが、カロリー制限による軽い飢餓状態なのです。

ただし、「なんだ、カロリーを減らせばいいのか」という早合点は禁物です。サーチュインのスイッチがオンになった後、さまざまな酵素が正しく働くためには、数々のミネラルやビタミンが絶対不可欠だからです。カロリー制限ばかりに目がいき、結果としてミネラルやビタミンが不足していては、まさに本末転倒だといえます。

ポイントは、最高の栄養状態をしっかり保ちながらカロリー制限を行うことです。「Calorie Restriction with Optimal Nutrition」――略して「CRON」は、「マゴワヤサシイ＋玄米」を〝少なめに〟とるという食事法です。

例えば、朝食、昼食、夕食のうちのどれか1食をとらないようにして、1日2食を「細胞から元気になる食事」にすれば、自然とＣＲＯＮが行えます。

私の友人に、自然療法を行う全国的に有名な医師がいます。年齢を全く感じさせないほどのバイタリティにはいつも驚かされるのですが、あるとき私に、「80歳も目前になって、最近はさすがに疲れるようになってきた。何かいい方法はないだろうか」と電話で相談してきたことがありました。そこで私は、3食のうち1食を抜いてみてはどうかとアドバイスしました。また、経験上、夕食を抜くのが最も効果を体感できるはずだと伝えました。

彼は私のアドバイスに従い、夕食をとらないようにしてみました。そして何日かすると再び電話があり、今度は「おかげでめちゃくちゃ元気になったよ！」と喜びの報告をしてくれたのです。彼は傘《さん》寿《じゅ》を過ぎた今でも相変わらず、毎日精力的に仕事をこなしています。

そもそも、「細胞から元気になる食事」に従ってさえいれば、食べすぎるようなこともないはずです。加工度合いが低く食感がしっかりしたものをよく噛むことで、脳の満腹中枢が刺激され、「腹八分目」でも十分に満足感が得られるからです。

特に高齢者では、「食欲がない」などといいながら、栄養的な価値の低いおやつや間食を頻繁にとり、肝心の食事がおろそかになっているケースも少なくありません。これでは、わざわざ長寿遺伝子のスイッチを切って、老化や病気を自ら招いているようなものです。CRON食の実践を通じて、ぜひとも若返り効果を体感してみて下さい！

そして実は、このような食事をさらに上回る「究極のCRON食」が存在するのですが、これについては次の終章でお話しすることにしましょう。

仏教の文化は「CRON食の文化」でもあった

天皇家はもともと、朝10時と夕方の4時に食事をとっていたといいます。また江戸時代までは、日本人の大半が1日2食でした。このような1日2食の習慣が定着した背景には、仏教の歴史が大きく関係しているように思います。

釈迦が説いた『医法経』というお経では、食事のとり方について説明しています。1日の食事の比率を見た場合、朝食を1とすると、昼食が2、夕食が3で、合計は1＋2＋3＝6となりますが、この合計を半分の3に減らせば、人は病気にならないと記しているのです。1日3食ではなく「1・5食」にすべきだといったところでしょうか。

仏教の戒律では、僧侶は午後に食事をしてはならないとされています。実際に、チベットやタイの寺院では、朝食と昼食をとり、夕食はとらないというのが基本的な考え方になっているそうです。朝食１＋昼食２で、確かに『医法経』の示す「３」になっています。

また仏教の世界では、朝食のことを「少食《しょうじき》」、昼食のことを同音異義で「正食《しょうじき》」、戒律でも「とらないもの」という位置づけの夕食は、読んで字のごとく「非食《ひじき》」と呼びます。それぞれの食事に対する仏教での認識が、このような表現からも感じられます。

しかも、精進料理は豆類や野菜をふんだんに用いる「穀菜食」であるため、ミネラルやビタミンが豊富な栄養の濃い食事です。つまり、自然とＣＲＯＮ食が行われていることになります。

皆さんは水野南北という人をご存知でしょうか？　江戸時代に日本一の観相家と称されると共に、「節食開運説」を唱えた人物でもあります。

幼少の頃から問題を繰り返し、酒に溺れていた南北は、18歳のときに事件を起こして捕まった際、罪人達の顔つきには共通点があることに気づき、そこから観相学に興味を持つようになりました。そこで、釈放された南北が自分の相を見てもらったところ、観相家から「刃物で刺され、あと1年しか生きられない」といわれました。

出家すれば受難を逃れられると聞いたため、南北はある禅寺を訪ねるのですが、南北があまりにひどい相を示していたために、禅寺の住職は入門を断るつもりで「麦と大豆だけの食事を1年間続けたなら入門してもよい」と伝えました。

結局、南北は住職から提示された条件を1年間成し遂げ、禅寺に向かう前に再び観相家に見てもらったところ、南北の顔から受難の相が消えていると驚かれます。南北の行いが陰徳を積んだことになり、よい相に変わったということでした。

この経験から、南北は出家せずに観相家となり、「節食開運説」を世に広めていったのです。

●少食の人は、不吉な人相をしていても運勢がよく、それなりに幸せな人生を送り、早くに死んでしまうこともない。特に晩年は「吉」となる。

●常に食べすぎの人や豪華な食事を続けている人は、良相であっても問題が起こりやすい。

●豪華な食事を続けている人の運勢も「凶」であり、節制しなければ仕事面でも成功しない。

●少食の人は、病気で苦しんだり長く患ったりすることがない。

●人格は飲食を慎むかどうかで決定する。酒を飲み、肉を多く食べて太っている人は出世しない。

いかがですか？　これらは全て、南北が説いた言葉です。ＣＲＯＮ食を続けているうちに運まで開けていくというなら、皆さんも今すぐ実践したくなってきたのではないでしょうか？

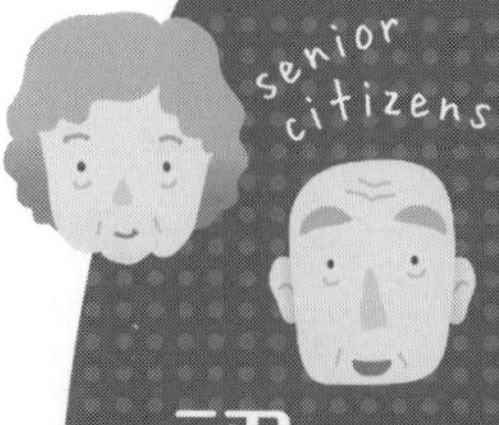

認知症のリスクを下げる栄養素

「認知症は年のせい」と思っていないか

高齢者介護への社会的関心が高まる昨今、「認知症」や「アルツハイマー病」という言葉を見聞きしない日はありません。ご近所や親戚、あるいは一緒に暮らす家族の中に認知症の人がいるという方は、皆さんの中にもたくさんいらっしゃることでしょう。

認知症は「なってはいけない老化」あるいは「許せない老化」の代表格です。シミやシワ、白髪などとはわけが違います。いわば、前述の「アンチエイジングの6か条」を総動員して防がなければならない、象徴的な病気だといえます。

なかでも、アルツハイマー型認知症（アルツハイマー病）は、全国で200万〜300万人ともいわれる認知症患者のうちの大多数を占めることが分かっています。一般的に、両者は同義語として用いられがちですが、厳密には認知症を生じる原因（タイプ）のひとつがアルツハイマー病です。

ただし、認知症全体の約4割がアルツハイマー型であり、全体の3割ほどを占めるとされる脳血管性（脳梗塞など）のタイプでさえ、アルツハイマー病との混合型が少なくないといわれることから、アルツハイマー病による認知症への影響は実に甚大です。

しかし、認知症やアルツハイマー病を「年をとれば誰でもなるもの」と捉えるのは誤りであり、通常の老化よりも猛スピードで脳細胞の変性や死滅が進行する、れっきとした病気です。

現に、65歳未満の人が発症する「若年性認知症」も増加の一途をたどっており、やはりアルツハイマー型が多数派であることが、まさにそのことを物語っています。

私たちは、「自分の家族の名前や顔を忘れるなんて……」「こんなに世話をしているのになんで信用してくれないんだろう……」など、元気だった頃と比較し、認知症の人に対して何かとネガティブな印象を抱きがちです。血のつながった親子などであれば、なおさらでしょう。しかしそうかといって、精神論や感情論に終始していても事態は変わりません。

また、認知症の人との接し方を工夫して、社会全体でサポートしていくような姿勢は大変素晴らしいと思いますが、残念ながらそれはあくまでも「対症療法」に過ぎません。現時点で、認知症は一度発症してしまうと元には戻らない、治らない病気（変性疾患）であると位置付けられているからです。

だからこそ、認知症にならないようにすることが何よりも肝心であり、私たちにもできることはたくさんあります。そして認知症対策を行う上でも、やはり栄養面からのアプローチがとてつもなく大きな鍵を握ります。そのアプローチは、認知症の進行抑制や症状緩和にも役立ちうるのです。

「ボケやすい食事」と「ボケにくい食事」

コロンビア大学の研究チームは、65歳以上の健康なニューヨーク市民2000名超の食習慣について、約4年間にわたってデータを集めました。すると、ナッツ類や魚、トマト、アブラナ科の野菜などが多く、肉類や乳製品の少ない食事をしている人では、果物や野菜が少なく肉類や乳製品が多い人に比べ、アルツハイマー病の発症リスクが最大で4割近く低くなることが分かりました(下の図参照)。

この研究では、飽和脂肪酸がリスクを高める一方で、不飽和脂肪酸やビタミンE、ビタミンB12、葉酸といった栄養素がリスクを下げていることにも言及しています。ここまでにも何度も登場しているオメガ3とオメガ6の不飽和脂肪酸を、ひとくくりにしてしまっている点はやや難がありますが、「アルツハイマー病になりにくい食事」＝マゴワヤサシイに従ってさえいれば、こういった脂肪酸の摂取比率も自ずと理想的になるのだ……というふうにも解釈することができます。

なお、不飽和脂肪酸については、カリフォルニア大学がマウスを使った実験で興味深い研究

食品群とアルツハイマー病リスクの関連性

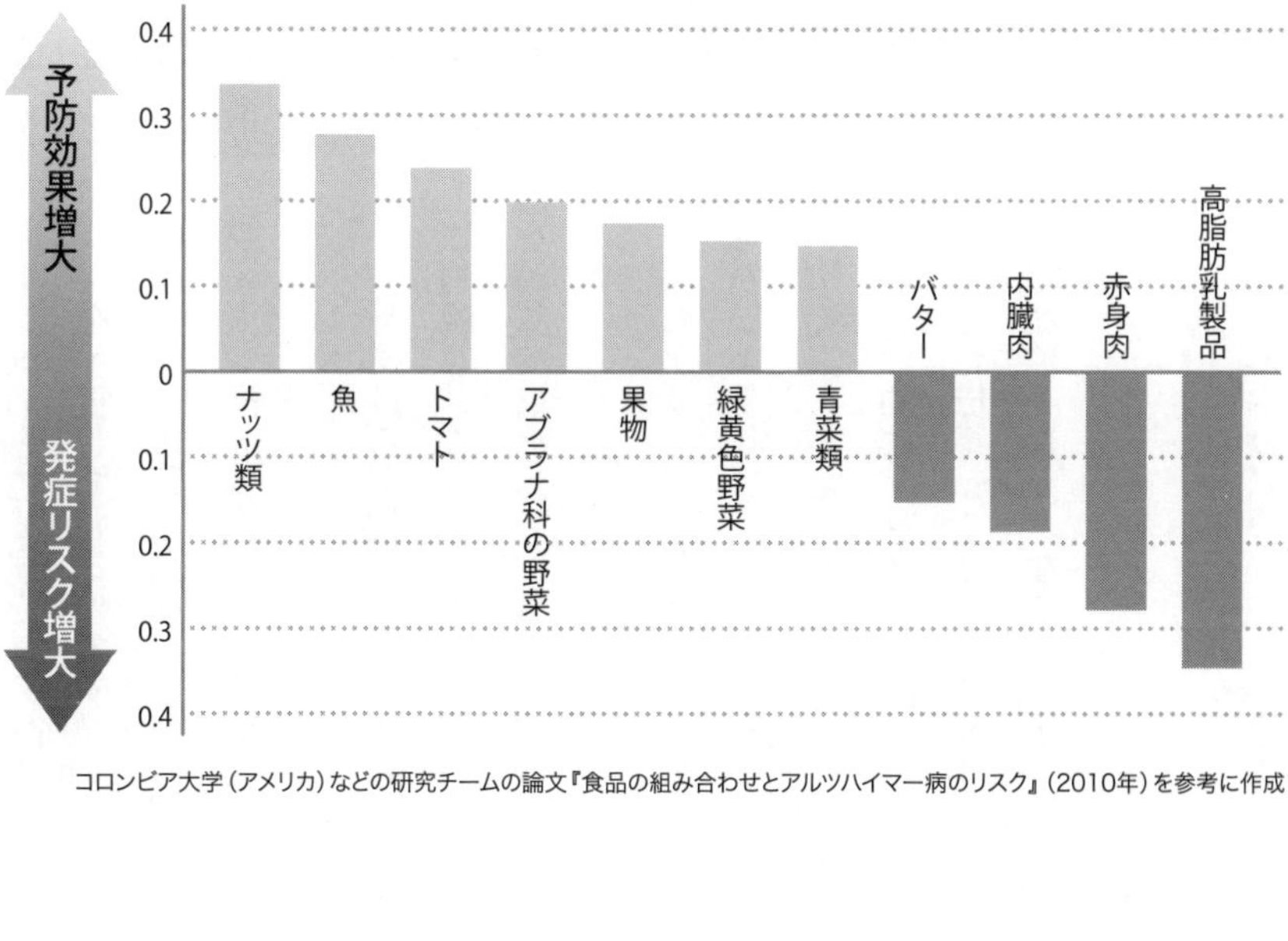

コロンビア大学（アメリカ）などの研究チームの論文『食品の組み合わせとアルツハイマー病のリスク』（2010年）を参考に作成

結果を報告しています。それによると、オメガ6のひとつであるアラキドン酸の脳内の量を減らすことで、アルツハイマー病の症状を緩和したり、進行を抑えたりする可能性を示唆しているのです。

この研究では、遺伝子操作によってアルツハイマー病と同じ状態にしたマウスの脳を調べたところ、最も著しい変化として、脳内の海馬という部位で、アラキドン酸やアラキドン酸の代謝産物が増加していたといいます。

海馬は記憶の中枢です。アルツハイマー病では、初期に深刻なダメージを受ける部位としても知られています。研究チームは、過剰なアラキドン酸が脳細胞を必要以上に刺激し、これがアルツハイマー病につながっているのではないか、このため、脳内のアラキドン酸を減らせば症状の改善に役立つのではないかと推測しています。

脳内にオメガ6のアラキドン酸が多いということは、脳の神経細胞の膜にアラキドン酸が多いことが考えられます。では、アラキドン酸だらけの細胞膜ができる原因は何でしょうか？　ずばり「オメガ6のとりすぎ」にほかなりません。オメガ6は体内では合成できない栄養素だからです。

オメガ6は、アラキドン酸の形で食事から得る機会は少ないことから、必然的に、リノール酸の過剰摂取が最大の問題ということになります。要するに、ここまでにも何度もお伝えしてきたオメガ3とオメガ6の摂取比率の是正が、アルツハイマー病の対策にも非常に重要なポイントとなるのです。

認知症も「メタボの一環」と考えるべし！

さて、海外では、「心臓によい食事をとっている人はアルツハイマー病にもなりにくい」ということがよく知られています。逆にいえば、心臓病のリスクを高める要因——脂質異常症（高脂血症）、肥満、高血圧、糖尿病（高血糖）——は、全てアルツハイマー病のリスクも高めるということになります。

心臓病とアルツハイマー病の共通点は、「血管の不健康」です。全身に張り巡らされている血管の健康状態が悪ければ、脳内の血管の健康状態も同じように悪いと考えられます。近年では、認知症患者の大半が、血管のトラブルによるもの（血管性認知症）と神経の変性が関与するもの（アルツハイマー病）の両方の影響を受けていることが分かってきています。

脂質異常症、肥満、高血圧、そして糖尿病。これらはまさにメタボそのものです。メタボによって血管や神経が相乗的にダメージを受け、そのダメージが脳にも及ぶことによって、

認知症の種類と不整脈の関係

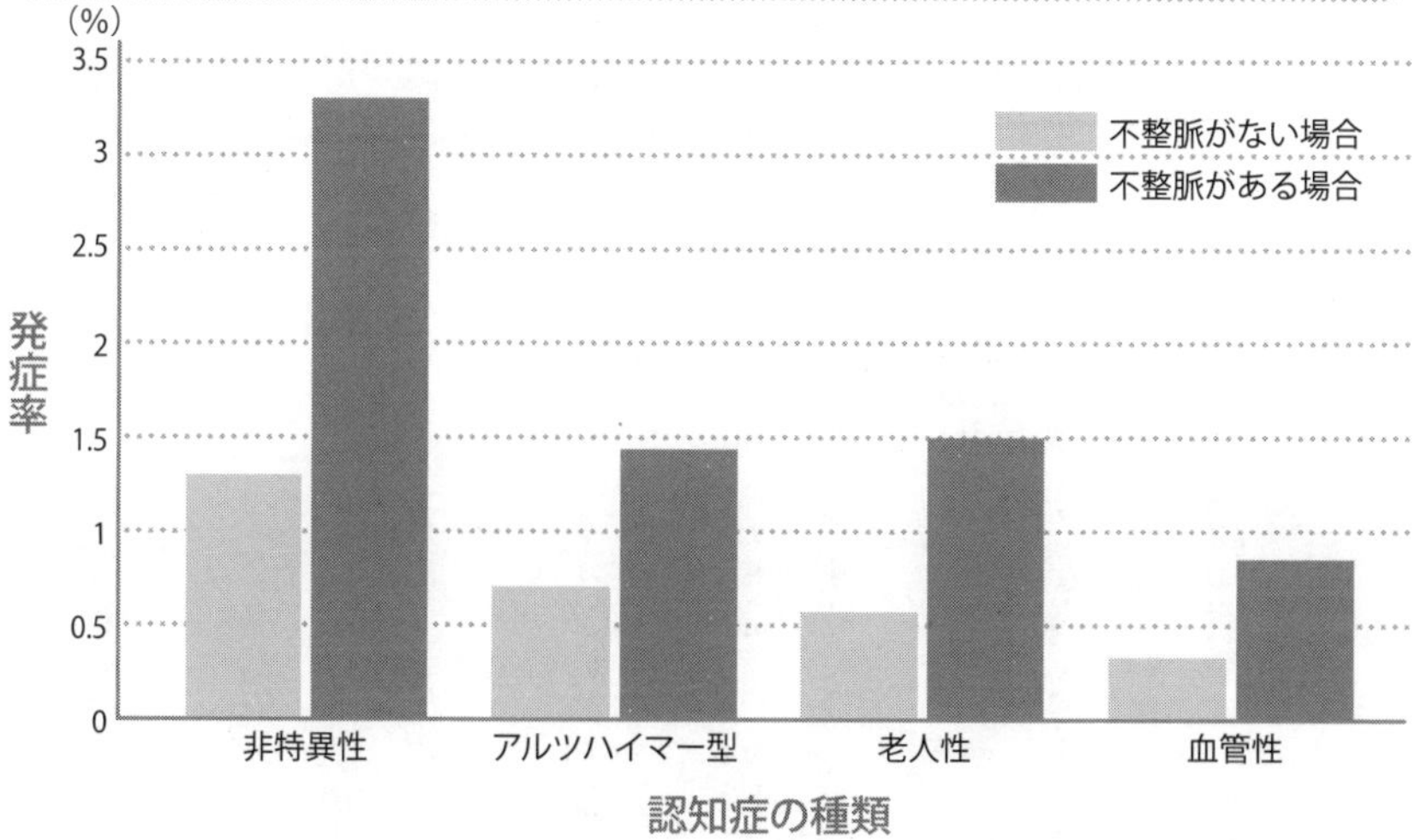

インターマウンテン医療センター（アメリカ）の研究チームの論文
『老人性、血管性、及びアルツハイマー型の認知症それぞれが独立して不整脈と関連』（2010年）より

認知症やアルツハイマー病を発症しやすくなる――。こう考えれば、かつては「年をとれば誰でもなる」と思われていた認知症やアルツハイマー病が、最近では、高齢者に限らず中高年層にも目立つようになってきた理由についても、説明がつくのではないでしょうか？

約37000名の健常者を対象に行われたアメリカの研究が、このような「メタボ真犯人説」をまさに後押ししています。それによると、不整脈を起こした人では、そうでない人に比べて認知症を発症しやすいほか、70歳未満の不整脈患者でこのリスクが最も高かったこと、さらに、このグループでは死亡リスクも4割近く高まることが分かっています。

さらに特筆すべきは、不整脈を生じていると、血管性のみならず、あらゆるタイプの認知症の発症リスクが高まっていたという結果です（前ページの図参照）。

不整脈を起こすと認知症になる……。一般的には、まるで「風が吹けば桶屋が儲かる」の図式にさえ感じられるかもしれませんが、不整脈が心臓のトラブルやストレスが原因で生じることを考えれば、前述のように、両者の背後には「メタボ」という共通点が見え隠れします。

実際、この研究チームも、不整脈と認知症の両方が高血圧などの共通のリスク要因によって生じるのではないかと仮説を立てています。また、全身の炎症性が高まった人で認知症が多く見られること、不整脈が血液循環の異常を招き、炎症の増大につながっていることなどにも言及しています。

つまりは、第4章でご紹介したメタボ対策をきちんと行っていれば、自然と認知症やアルツハイマー病の対策にもなっているということなのです。

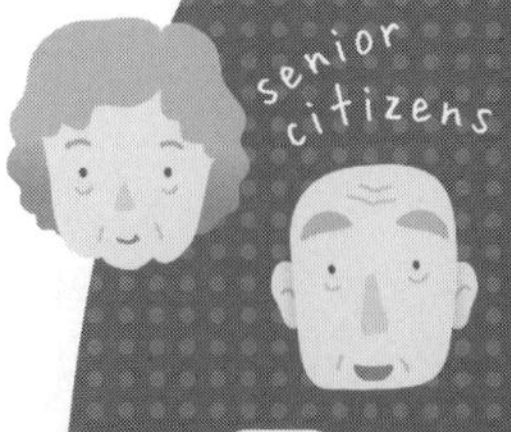

目を守る食事と栄養

急激な視力低下につながる「加齢黄斑変性」

老化は、目と歯の衰えと共に始まるともいわれます。

このうち、目の病気といえば、一般に「白内障」や「緑内障」などを思い浮かべる人が多いかもしれませんが、近年、増加の一途をたどっているのが「**加齢黄斑変性**《かれいおうはんへんせい》」という病気です。「加齢」という文字が示すとおりに、年齢と共に発症率が高くなって、60歳以降の喫煙男性に多く見られるのが特徴です。日本国内の潜在的な患者数は、40万人に達するともいわれています。欧米では途中失明要因の1位になっているほど、非常にポピュラーな眼疾患のひとつです（日本では4位）。最近ではテレビや新聞でも見聞きする機会が増えてきたように思います。

白内障では水晶体、緑内障では視神経に、それぞれトラブルが生じるのに対し、加齢黄斑変性は、眼底の網膜にある黄斑という組織がダメージを受けることで発症します。網膜は、瞳から入ってきた光を感じ取る部分で、その網膜の中でも、物や色の識別を司るデリケートな細胞が集まっているのが黄斑です。このため、黄斑のトラブルは視力低下に直結します。

加齢黄斑変性には、黄斑が縮んでしまう「萎縮《いしゅく》型」と、黄斑に余計な血管ができてしまう「滲出《しんしゅつ》型」の2種類があります。欧米では前者の萎縮型が多いのに対し、日本では後者の滲出型が大半を占めるといわれています。

萎縮型では黄斑が少しずつ退縮し、視力が徐々に低下していきます。これに比べ、滲出型では網膜と脈絡膜（網膜のすぐ外側にある膜）の間に血液や体液が漏れ出して膨張し、黄斑を圧迫してダメージをもたらすことから、萎縮型よりも視力低下が急速に進みやすいのが特徴です。

黄斑がダメージを受けると、周囲はよく見えるのに、視野の中心部分がぼやけたり、ゆがんだり、黒く見えたりすることから、「一番見たいところが見えなくなる病気」とも形容されます。

最初は片目だけ見えづらくなり、おかしいと思っているうちにもう片方の目にも同じ症状が現れるというケースが多く、最悪の場合は失明につながります。滲出型では、1・0ほどあった視力が、わずか1年で0・1にも満たなくなってしまう場合さえあるようです。

「目のアルツハイマー病」にも予防が肝心！

ところで、そんな加齢黄斑変性が先ほどのアルツハイマー病と深くかかわっていることをご存知でしょうか？

東京医科歯科大学の研究チームは、アルツハイマー病と加齢黄斑変性が、その発症において共通のメカニズムを持つことを明らかにしています。

それによると、アルツハイマー病で脳に蓄積し、神経細胞の変性や死滅を促進する「β-アミロイド」というタンパク質が、加齢黄斑変性を発症する前の網膜にも見られ、これが黄斑にダメージをもたらしているというのです。

脳に蓄積したβ-アミロイドからは、有害な活性酸素が発生し、神経細胞の変性を促進することが知られているだけに、網膜でも同様のことが生じていると考えられます。また、言語や記憶力、集中力に問題が生じている高齢者ほど、加齢黄斑変性になりやすいのではないかということも指摘されるようになっています。

一見すると、目の病気と脳の病気は全く別のようにも思えますが、目は視神経を通じて脳と直接つながっており、いわば「脳の一部」のようなものです。このため、脳に生じることが目で起こっていても全くおかしくはありません。

そう考えると、加齢黄斑変性は「目のアルツハイマー病」ともいえるわけで、前述のような「ボケない食事」が役立つと考えられます。

ただし現時点では、やはりアルツハイマー病と同じく、いったん加齢黄斑変性を発症してしまうと完治の手段はありません。つまり、症状の進行を遅らせることしかできない変性疾患であることから、何よりもまず「予防」を最優先しなければなりません。

低GI食が目にもよい理由とは？

タフツ大学（アメリカ）の研究チームは、4000名を超える被験者の食習慣を分析した結果、ビタミンC、ビタミンE、亜鉛、ルテイン、ゼアキサンチン、オメガ3（EPAとDHA）が豊富な食べ物に加え、**グリセミック指数（GI）**の低い食事によって、加齢黄斑変性の発症リスクが下がることを明らかにしています。まずはＧＩに注目してみましょう。

ＧＩは、炭水化物の摂取源となる食品をとった際の血糖値の上昇速度を、主にブドウ糖を基準（１００）として、相対的な数値で食品別に示したもので、ＧＩが高い食品ほど急激に、低い食品ほどゆっくりと、血糖値が上がることを意味します。

では、なぜＧＩが加齢黄斑変性のリスクに関係しているのでしょうか？

その理由は、アンチエイジング対策の６つのキーワード（230ページ参照）の２番目にある「抗糖化」にあります。

ＧＩの高いものばかり食べていると、高血糖状態が慢性化し、血管壁などの細胞膜に糖化のダメージを受けます。このことによる毛細血管への悪影響は非常に大きく、酸素や栄養素を全身の細胞に届けるという重要な役割に、支障をきたすようになります。

すると、私たちの体はその血管に見切りをつけ、無理やり新しい血管をつくって活路を見出そうとするのです。ところが、この新しい血管は構造的に不完全で壊れやすいため、その周囲に血液が漏れ出て組織を圧迫し、余計な炎症を招いてしまうのです。

眼底は毛細血管が密集していて、糖化による一連のダメージを最も受けやすい部位のひとつです。その結果、黄斑部分が圧迫され、炎症による障害もあいまって加齢黄斑変性につながってしまうというわけです。

このため、低ＧＩ食を習慣付ければ、こういった高血糖の害を免れ、黄斑へのダメージを防ぐことができます。ＧＩはあらゆる食品が対象になりますが、調理法や食品の組み合わせなども大きく影響するため、あくまでも目安として捉えた上で、基本的には「主食」や「糖分」にだけ注意しておけばよいでしょう。

具体的には、白米や精白小麦粉などの代わりに玄米や全粒粉、白砂糖ではなく黒砂糖や蜂蜜、果物……といったように、精製度合いが低く食物繊維の豊富なものを選ぶようにしていれば、自ずと低GI食になるはずです。マゴワヤサシイ＋玄米に則している限り、高GIの心配はありません。

網膜の健康を支える三大ミネラルとタウリン

日本大学医学部講師の石川弘氏は、加齢黄斑変性の患者に亜鉛を与えたところ、視力の改善や視力低下の遅延が見られたことを報告しています。顕著な例では、亜鉛投与前の視力が0・4だったのが、最終的には1・0にまで回復した人もいました。

亜鉛が目に役立つ最大の理由は、「視力をつくり出す」というダイレクトな働きを持つことにあります。

私たちがものを見るとき、網膜ではロドプシンという物質が機能します。ロドプシンは目で光を認識する初期の段階にかかわる物質で、ビタミンAをもとにつくられますが、ビタミンAの代謝プロセスに作用する酵素は、亜鉛を必要とするのです。つまり、「亜鉛がないとものが見られない」ということになります。

なお、視力とビタミンAといえば「夜盲症」を思い浮かべる人が多いかもしれません。「鳥目」などとも呼ばれ、暗い場所でものが見えにくくなる病気ですが、暗い場所での視力に最も深く関与しているのもロドプシンであることから、そのロドプシンの材料となるビタミンAが不足すると夜盲症になりやすい……と一般的にはいわれるわけです。

しかし前述のように、ビタミンAがロドプシンに変わるためには亜鉛を含む酵素が欠かせません。ビタミンAよりも亜鉛のほうが食事で不足しやすいことを考えても、やはり亜鉛の摂取をより重視すべきでしょう。

網膜のトラブルということでは、糖尿病の合併症（糖尿病性網膜症）も有名です。国立栄養・健康研究所の江崎治氏は、糖尿病の合併症を予防するという観点からも、マグネシウムや亜鉛、セレンといったミネラルの補給が重要であると述べています。ちなみに、マグネシウムが糖代謝の中核を担うことは、第4章でもお伝えしたとおりです。

そして、亜鉛やセレンは抗酸化酵素の構成成分としても活躍するだけに、これらのミネラルは、網膜の健康状態を高め、視力を維持する上での「三大ミネラル」であるといえます。

さらに、目の健康には「タウリン」という栄養素も忘れてはいけません。タウリンはアミノ酸に近い物質です。体内でタウリンの濃度が最も高い部位のひとつが網膜であり、網膜中に存在するアミノ酸類の実に4〜5割を占めます。網膜では、光による情報を脳に伝える際に神経伝達のコントロールを行うことで、目の保護や視力の確保に役立っているほか、加齢黄斑変性の予防にも効果があることが知られています。

「ネコは魚介類を食べないと失明する」という話を、どこかで聞いたことはありませんか？　これは、ネコがタウリンの合成酵素を持っていないため、タウリンの豊富な魚介類などを通じて、餌から必ずとらなければならないからです。事実、ネコにタウリンを与えないと、数週間のうちに網膜変性を生じることが確かめられています。

一方で私たち人間は、含硫《がんりゅう》アミノ酸（硫黄を含むアミノ酸）やマグネシウム、ビタミンB6をとっていれば、体内で合成できます。しかし、現代人はマグネシウムやビタミンB群が十分に摂取できていなかったり、体内での作用を阻害する要因を抱え込んでいたりすることから、タウリンの合成に支障をきたしている人が数多く存在すると考えられます。さしずめ「人間のネコ化」が進んでしまっているといったところです。

そういう意味では、タウリンは私たちにとって必須化しつつある栄養素であり、タウリンの形で積極的にとるべき栄養素です。タウリンは目の中だけでなく、体内で実に幅広く働いているため、皆さんには良質なサプリメントの活用もお勧めします。

「サビ止め」と「よい油」も目を守ってくれる

さて、再びタフツ大学の研究結果に戻りましょう。目の健康においても、やはり数々の抗酸化物質やオメガ3の名前が登場しています。

黄斑は、その名のとおり直径2㎜ほどの黄色い斑点ですが、この色は、青菜類（ホウレンソウや小松菜など）や未熟な豆類（サヤエンドウや枝豆など）、オレンジ色の果物（柑橘類やマンゴーなど）に豊富な色素成分（ファイトケミカル）である、ルテインやゼアキサンチンに由来するものです。

目は、光を通じて情報を得ている一方で、紫外線やブルーライト（青白光）との接触を常に強いられています。紫外線は日光から、ブルーライトは日光のほか、パソコンのモニターやテレビ、蛍光灯、携帯端末などからそれぞれ発せられていて、活性酸素や炎症を生じる原因となります。昨今では節電対策に伴ってLEDの照明やディスプレーが多く出回っていますが、LEDはブルーライトを特に大量に発することが知られているだけに、これまで以上に注意が必要です。

これらからのダメージを防ぐため、黄斑部分のルテインやゼアキサンチンは紫外線やブルーライトを吸収して無害化するほか、他の抗酸化物質と協力し合いながら、その強力な抗酸化作用によって活性酸素を消去し、炎症が起こらないようにしているのです。

ルテインやゼアキサンチンは、ビタミンのような必須栄養素ではありませんが、黄斑の機能に不可欠で、体内では合成できない物質です。このため、食事から積極的にとるべきであり、限りなく必須栄養素に近い物質だといえます。

そして、またもやオメガ3の登場です。もはや「万能栄養素」と呼ぶにふさわしい存在ではないでしょうか。

「油のとり方」が加齢黄斑変性のリスクを左右することについては、オーストラリアで行われた2つの研究でも示されています。

一方の研究では、植物油などリノール酸（オメガ6）の摂取源を控えながら、魚などから定期的にオメガ3をとり、なおかつ加工食品などからのトランス脂肪の摂取を回避することによって、加齢黄斑変性のリスクを下げられることが示唆されています。単に「オメガ3がよい」と主張しているのではなく、必須脂肪酸の摂取比率やトランス脂肪をとらないことの重要性を総合的に説いている点が、実に有意義な研究結果だと思います。

加齢黄斑変性に対するオメガ3の効果としては、黄斑部位や周囲の血管の細胞膜を柔軟に保つほか、炎症や動脈硬化、血管新生などを減らすことが考えられます。

もう一方の研究では、トランス脂肪を大量に摂取する人では加齢黄斑変性が進行しているケースが多かったのに対し、オメガ3の摂取が最も多い人では、初期の加齢黄斑変性すらほとんど見られなかったことが確かめられています。

また、オリーブ油についても、豊富な抗酸化物質や抗炎症物質が目を保護し、主成分のオレイン酸（オメガ9）も加齢黄斑変性のリスクには無関係であったとしています。

なお、こういった食事や栄養のポイントが、白内障や緑内障、飛蚊症といった数多くの目のトラブルへの対策、さらには全身の健康にも役立つことは、改めていうまでもありません。これも、細胞の立場で考えた上での対策、つまり「細胞環境デザイン学」に基づいたアプローチであるからこその恩恵なのです。

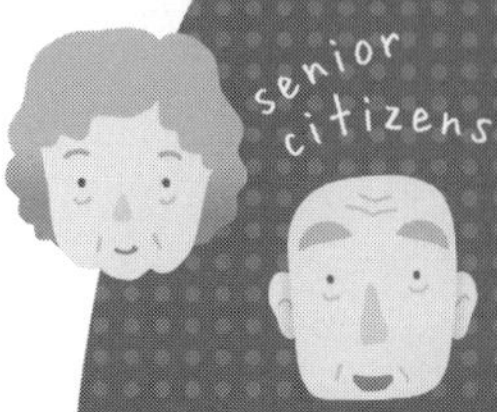

歯周病の進行を止める食事

歯を失うのは「年寄りの宿命」ではない！

目と同じくらい、衰えが気になるのが「歯」の健康ではないでしょうか？

20本以上の歯がある高齢者は、そうでない高齢者に比べて活動的で、寝たきりになる人も少ないことが知られています。食事を楽しむだけでなく「健康長寿」を目指す上でも、歯の存在がいかに重要であるかが伝わってきます。

これを受けて、当時の厚生省と日本歯科医師会は、80歳になっても自分の歯を20本以上残しておこうという「８０２０運動」を、１９８９年から提唱し始めました。これは逆にいえば、年を重ねるにつれて歯を失う人が非常に多いという現状を物語っています。

上下の親知らずを除くと、永久歯は合計28本あります。しかし、厚生労働省が行った歯科疾患実態調査によれば、80歳時点で残っている歯の数は平均で10本程度に過ぎず、80代前半で自分の歯が20本以上残っている人は、全体の2割ほどにとどまっています。

「年をとれば歯が減っていくのは仕方がない」「歯が残っている人は特別なんだ」——おそらく、多くの人はこのような認識を持っているのではないかと思いますが、これは誤りです。なぜなら、歯を失うのは、歯周病などが進行した結果だからです。

一般に、歯を失う原因というと虫歯などをイメージするかもしれませんが、実際には、虫歯よりも歯周病の影響のほうが大きいことも知られています。

自覚のあるなしにかかわらず、成人の約8〜9割が歯周病にかかっているといわれます。下のグラフは、厚生労働省の歯科疾患実態調査をもとに、各世代における歯周病の発生状況を示したものです。黒い部分の「特に問題なし」以外は全て、歯茎などに何らかのトラブルがあったことを意味します。

近年では、歯周病が歯や顎の骨の損失要因となるばかりか、全身の健康状態にも悪影響を及ぼしていることが知られるようになってきました。単に

世代別に見た歯周病の発生状況

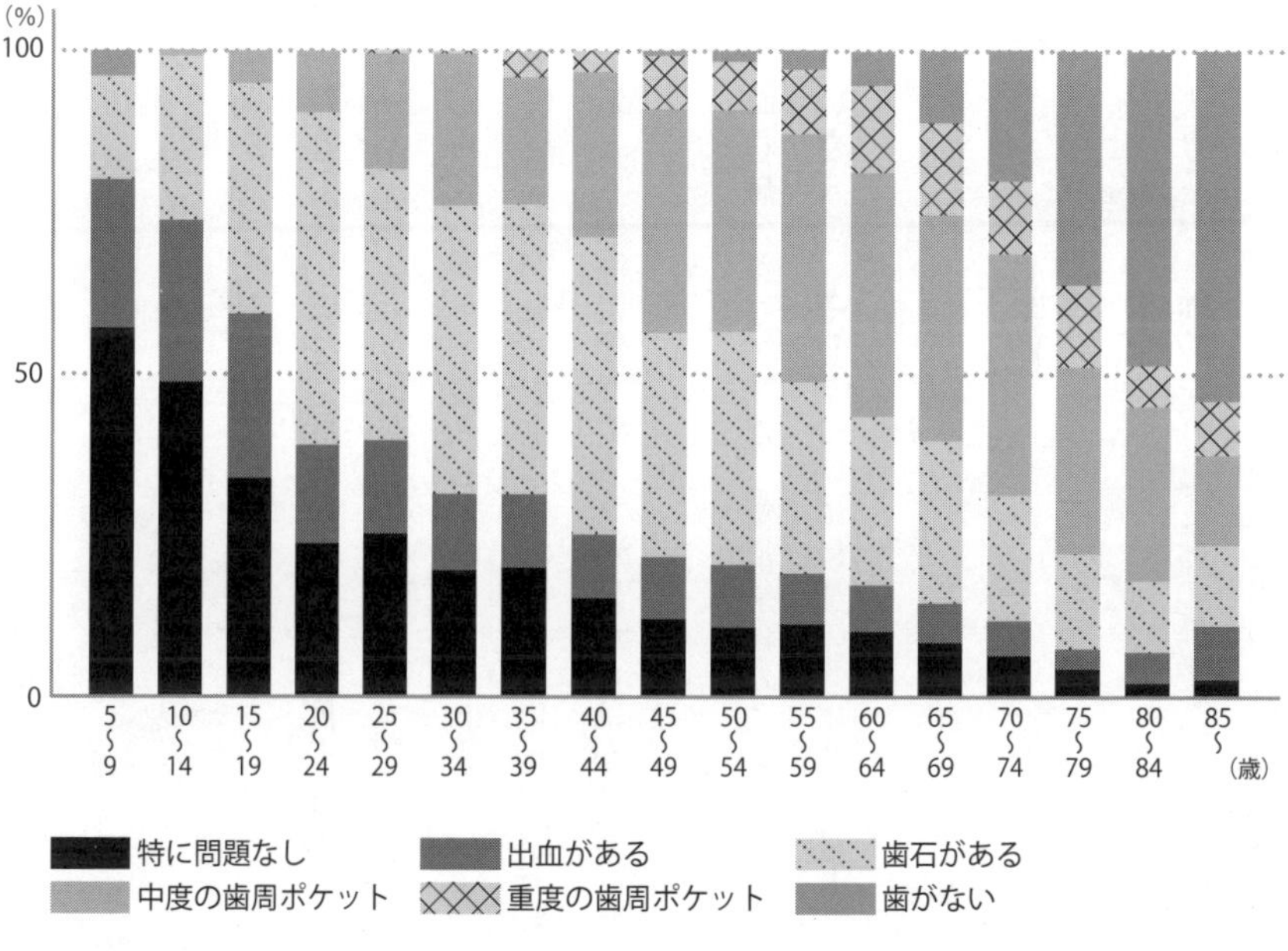

厚生労働省「平成17年歯科疾患実態調査」を参考に作成

「歯茎が腫れるだけ」ではすまない病気なのですが、その潜在的な恐ろしさについて、世間ではまだまだ十分に理解されているとはいえません。

歯周病には口腔内の常在菌が深く関与しています。つまり、〝外敵〟として体内に侵入してくる病原菌が原因なのではなく、もともと口の中にいる細菌が悪さをしているのです。

腸内と同様、口腔内にもさまざまな種類の細菌が存在しています。腸内細菌の勢力図が変わると健康に悪影響を及ぼすように、何らかの要因で口腔内細菌のバランスが崩れると、悪玉菌（歯周病菌）が勢力を拡大し、歯茎などの口腔内組織を破壊しながら奥へ奥へと侵入していこうとします。

これにより、歯周病の初期段階では歯茎の腫れや炎症（歯肉炎）が生じ、ちょっとした刺激でも出血したり、痛みを感じたりします。もう少し進行すると、炎症に伴って歯茎が歯からはがれ、いわゆる「歯周ポケット」が形成されます。

本来であれば、歯と歯茎のつなぎ目にある溝は１㎜程度の深さですが、歯周病菌がこの溝の中で増殖すると、組織の破壊が進み、だんだん深くなっていきます。そしてついには顎の骨にまで達してしまうのです。

歯周病が全身を蝕んでいくメカニズム

前述のように、その影響は口の中だけにとどまりません。

歯周病菌は炎症や破壊が進んだ部位から血管内に入り込み、血液を介して体のいたるところに到達します。そして、歯周病菌そのものが体を脅かすばかりか、歯周病菌の侵入に伴って免疫システムが刺激され、異常事態の信号（炎症反応）が延々と発せられるようになります。いわゆる「慢性炎症」の状態です。

歯周病菌との関連性で最もよく知られているのが、心臓や血管のトラブルです。歯周病で生じた炎症物質が動脈硬化を引き起こしたり、歯周病菌が血栓を形成したりすることも知られており、これによって心筋梗塞や脳梗塞のリスクが高まります。

最近では、糖尿病や肝臓病（肝炎）、腎臓病などとの関連性も指摘されています。すでに糖尿病になっている人は歯周病にかかりやすく、また歯周病が悪化しやすいことは、これまでにも広く認識されていましたが、逆に歯周病で生じた炎症物質が糖代謝に悪影響をもたらすことで、糖尿病のリスクを高めることも示されているのです。

そして、横浜市立大学や大阪大学などの研究チームは、非アルコール性脂肪性肝炎（ＮＡＳＨ）という肝臓の病気にかかっている人では、健康な人に比べて歯周病菌を保有している割合が約4倍にもなること、歯周病の治療を行えば肝機能が大幅に改善することを、それぞれ明らかにしています。

さらに驚くべきは、歯周病が早産や流産にもかかわっていることです。例えばアメリカの研究では、妊婦が歯周病を適切に治療すれば、早産を起こしにくくできることが報告されています。

それによると、歯周病をきちんと治療した妊婦では、妊娠35週以前の出産が約7％に見られたのに対し、歯周病のままの妊婦ではこの数字が23％を超えたというのです。母親が歯周病にかかっていると、母親本人はもちろん、お腹の中の子供にまで悪影響を及ぼす恐れがあるということです。

早産や流産の犯人として疑われているのは、ここまで何度か登場した、オメガ6由来の「プロスタグランジン」という炎症物質です。歯周病が慢性炎症をもたらすことは前述した通りですが、その際、全身の細胞では細胞膜を構成しているオメガ6が切り離され、プロスタグランジンE2（PGE2）の合成が促進されています。

PGE2は、発熱や血小板の凝集（血液を固める）、骨吸収（古くなった骨を破壊する）などのほかに、出産のタイミングのコントロールにおいても重要な役割を果たしています。

実は、産婦人科で「陣痛促進剤」として用いられているのが、このPGE2です。PGE2には、筋肉を収縮させる働きがあることから、人為的に分娩を誘発する必要がある際にPGE2を投与し、子宮の収縮を促すわけです。

つまり極端な表現をすれば、歯周病に伴って体内でPGE2の合成が促進されるのは、妊婦にとっては陣痛促進剤を自ら投与し続けているようなものです。早産や流産のリスクが高まることにも合点がいくのではないでしょうか。

これだけは知っておきたい歯周病対策

さて、進行度合の差こそあれ、成人の約8〜9割が歯周病であるという実態から、本書をお読みの皆さんの誰もが歯周病になっていると仮定すれば、何とかして進行を食い止めたいものです。もちろん、歯磨きなどで口腔内の衛生状態を良好に保つことは非常に重要ですが、日本では歯磨きの習慣が100％近い普及率を誇っているにもかかわらず、歯周病の罹患率がこれだけ高いという現実は、歯磨きだけでは対策として不十分であることを如実に示しています。

ただ、歯磨きの方法自体が適切でないという事実も否定できません。歯周病の予防や改善に絶大な力を発揮する、「つまようじ法」というものがありますので、下の図を参考に、ぜひ今日から取り入れてみて下さい。

この方法を正しく行うと、最初は口の中が「血まみれ」になりますが、心配ご無用です。毎日続けていくうちに出血しないようになり、歯茎が引き締まっていくのを実感できるはずです。コツがつかめない方は、つまようじ法を勧めている歯科医師に相談するとよいでしょう。

アメリカ歯科医師会は、ずいぶん前から「Floss or Die」（フロスを選ぶか、死を選ぶか）というスローガンを掲げています。歯ブラシにあわせてデンタ

つまようじ法

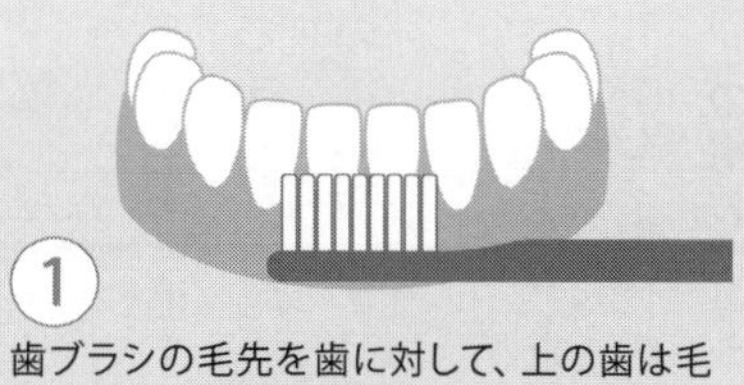

歯ブラシの毛先を歯に対して、上の歯は毛先を下に、下の歯は毛先を上に向けて、歯と歯肉の境目に当てます。

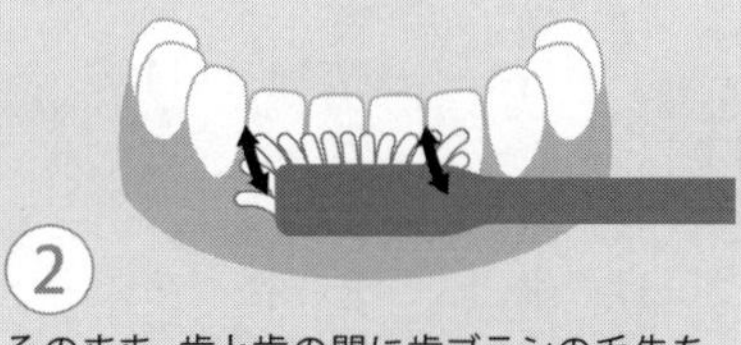

そのまま、歯と歯の間に歯ブラシの毛先を突き抜けるようにして入れます。そのとき、歯と歯の間の隙間の大きさに合った毛の量が入っていきます。この「入れて出す」動作を1ヶ所につき7〜10回程度繰り返します。

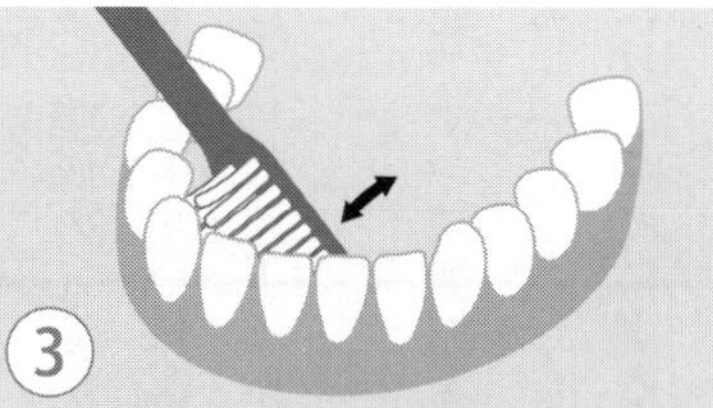

①②の要領で、表側からと裏側から、歯と歯の間を磨きます。歯の裏側は毛先を立てて磨いて下さい。

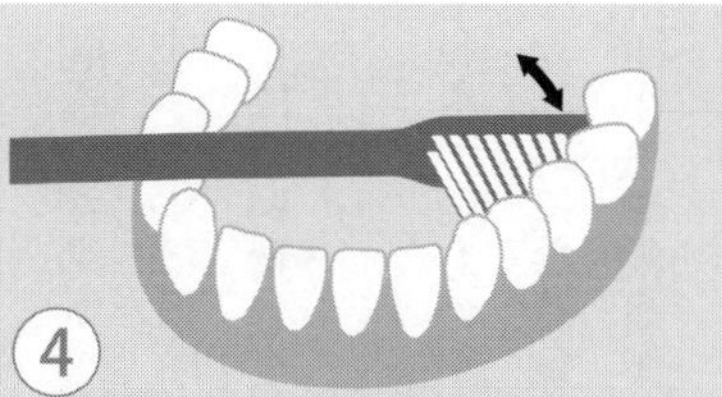

奥歯はほぼ水平に毛先を入れていくイメージで、1〜2本でも毛先を入れることを意識して磨いて下さい。

ルフロスなども用いるようにすれば、歯周病に伴って生じる前述のような健康上のトラブルで命を落とすようなこともない……という意味です。

ちなみに、欧米でのデンタルフロスの普及率は8〜9割に達する一方で、日本では2割程度に過ぎないといわれています。しかし、そんなアメリカでさえも歯周病が蔓延しているだけに、これでもまだ十分とはいえません。事実、口腔衛生や歯科での定期的なケアだけでは限界があるというのが、世界的にも共通の見解となっています。

そもそも、歯周病は、悪玉歯垢（悪玉菌の繁殖によって生じた歯垢）や歯石などが歯に付着していなければ、むしろ起こりにくいはずの病気です。しかし、現代の食生活では、どれだけ気をつけていても精製・加工を経た食品（特に砂糖や小麦粉などの精製炭水化物系食品）を口にしない日はなく、その残りかすが歯や歯茎に蓄積し、悪玉歯垢をつくりやすくなっています。

また、第1章でもお伝えしたマグネシウム不足や脱灰の亢進が慢性化し、間違った場所でカルシウムが沈着する「異所性石灰化」が促され、歯石も生じやすい状況下にあります。まずは日頃の食生活を見直し、マゴワヤサシイ＋玄米の原点に立ち返って、悪玉歯垢や歯石が生じにくい食事を心がけるべきです。

そして、これらをよく噛んで食べることも重要です。精製加工食品にはやわらかいものが多く、必然的に噛む回数が減り、唾液の分泌量も少なくなってしまいます。「細胞から元気になる食事」をしっかり噛んで食べていれば、唾液の分泌が刺激され、唾液による口腔内の自浄作用や殺菌作用、抗炎症作用などが正しく働くというわけです。

オメガ3が歯周病の位置付けを変えた！

また、炎症やプロスタグランジンの話が登場することからも分かるように、やはり「人を生かす油」ことオメガ3の存在は欠かせません。現に、ハーバード大学の研究でも、オメガ3の摂取による歯周病の予防効果が示されています。

研究チームは、1999～2004年にアメリカで行われた大規模調査の参加者9000名強について、食事からのオメガ3の摂取量に応じてそれを3つのグループに分けました。すると、オメガ3の摂取が最も多いグループでは最も少ないグループに比べ、歯周病の発生率が2～3割低くなっていました。

早産や流産のところで、歯周病によって合成が促進されるプロスタグランジンE2（PGE2）についてふれました。PGE2はオメガ6由来の局所ホルモン（60ページ参照）のひとつですが、このPGE2の作用を抑制する（バランスを保つ）代表格がプロスタグランジンE3（PGE3）であり、こちらはオメガ3由来の局所ホルモンです。

この研究でさらに興味深いのは、オメガ3の中でもDHAの効果が群を抜いて高かったと報告されていることです。実は、PGE3はDHAからではなくEPAからつくられる物質であるため、PGE3の抗炎症作用だけに注目していると、この理由がいまいちイメージできません。

そのヒントは、近年になって注目を集めている新型局所ホルモンの「**レゾルビン**」にあります。レゾルビンはEPAとDHAの両方からつくられる局所ホルモンの仲間の総称で、これらがそれぞれ抗炎症作用をもたらすほか、なんと歯周病でダメージを受けた歯茎や骨の組織を回復させる働きもあることが、ボストン大学の研究チームによって確かめられているのです。オメガ3の万能ぶりがここでも実感できます。

歯周病はこれまで、「歯周病菌による感染症」であると認識されてきました。このため、歯周病の治療においても、歯磨きでの歯垢（プラーク）の除去、歯石や歯周病組織の除去、薬による歯周病菌の殺菌といったような、いわゆる「対症療法」が主なものでした。ウイルス感染や細菌感染に対して内科学がこれまでにたどってきた道と、基本的には同じ方向性です。

しかし2010年、アジア予防歯科学会は歯周病について、「感染症」から「炎症性疾患」というカテゴリーへと移動させました。そして、歯周病菌ではなく、私たち人間の体内での炎症反応こそが重要なのであり、歯肉組織の破壊も体内で生じた炎症反応によるものであると定義付けたのです。細菌主体から人間主体へ――。これは、歯周病の概念を根底から覆す「パラダイムシフト」だとしています。

このような経緯から、歯周病の予防や治療においては、体内の炎症性をいかにコントロールするか、つまり、レゾルビンやオメガ3の重要性に注目が集まるようになったというわけです。

歯周病は、痛みや腫れなどの自覚症状が現れないまま発症・進行することも多いため、「沈黙の病」とも呼ばれます。常に予防や改善の対策をとっておくことが「健康長寿」につながるのです。

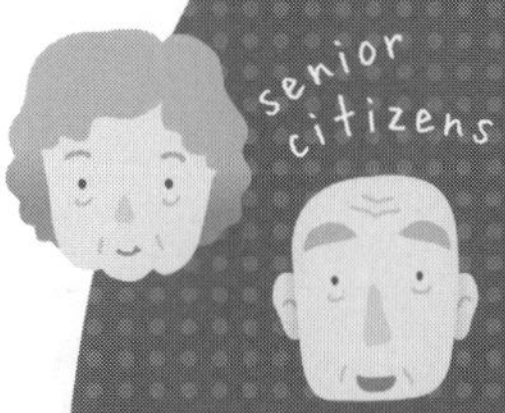

関節を支える保水の力

メタボと共に気をつけたい「ロコモ」

第4章でふれたメタボに続く言葉として、近年になって注目されているのが「ロコモ」こと、**ロコモティブシンドローム**（locomotive syndrome）です。

ロコモは「運動器症候群」と訳されていて、運動器（locomotive organ）、つまり筋肉や骨、関節などの障害によって日常生活の自立度合いが低下し、要介護や寝たきりになる可能性が高い状態を意味します。2007年に日本整形外科学会が提唱した言葉です。

体内には、600個の筋肉と200個の骨、そして300個以上の関節が存在しています。これだけの数の運動器のおかげで、立ったり座ったり、歩いたり走ったりといった体の動きが、自在に行えるわけです。

日本全国でおよそ4700万人がロコモの対象者として推定されており、約3人に1人がロコモを発症する恐れがあるといわれています。

ロコモの問題点は、何といっても「自力で生活が送れなくなる」ことにつきます。筋力が低下したり、骨が弱くなったり、膝や腰の痛みが慢性化したりするほか、バランス感覚なども鈍ることにより、身の回りのことが自分で行えなくなるなど、日常生活に支障をきたすようになるのです。

日本整形外科学会では、自己診断のための項目を作成しています。片脚立ちで靴下がはけない、家の中でつまずいたり滑ったりする、階段を上るのに手すりが必要、横断歩道を青信号で渡りきれない、15分くらい続けて歩けない……といった項目にひとつでも当てはまれば、ロコモの可能性があると考えられています。

シドニー大学が行った研究によると、1日のうち座っている時間が合計11時間を超えると、普段からどれだけ体を動かしているかに関係なく、今後3年間で死亡する確率が4割も高まることが分かっています。また、この時間が1日に8～11時間の人でも、死亡リスクは15％ほど上昇していたといいます。

ロコモによって日常生活が制限されたり、動くのがおっくうになったりすると、テレビの前で過ごす時間が長くなりがちです。また、仕事をリタイアした高齢者だけでなく、ほぼ丸一日パソコンのディスプレーとにらめっこしているなど、長時間の座業を伴うような内勤の人も、非常に高リスクであることを意味します。

ロコモの症状は全て、メタボの問題とも密接に関連しています。つまりは、メタボ対策＝ロコモ対策であり、アンチエイジング対策でもあるわけです。

この章のまとめとして、ロコモを引き起こす要因である「関節のトラブル」について、有意義な対策法をお伝えしておきたいと思います。

関節の異常を招く悪循環

私たちの体は関節だらけです。首や肩、ひじ、手首、指、腰や股関節、それに足首……。こういった関節を合計すると、優に300個を超えます。これらがうまく協調してくれるからこそ、さまざまな姿勢をとったり、体を自由に動かしたりすることが可能であるわけです。

しかしその分、軟骨や骨、腱、靭帯、筋肉、神経が組み合わさった、非常に複雑な構造をしていて、トラブルを起こしやすいデリケートな部位であることも事実です。

なかでも、高齢者が訴える関節のトラブルの大半は、体重を支える「ひざ」に集中しているように思います。私たちは普段から無意識のうちに、それだけひざを酷使しながら生活しているのだということです。

骨と骨の連結部分である関節では、通常であ

関節の構造

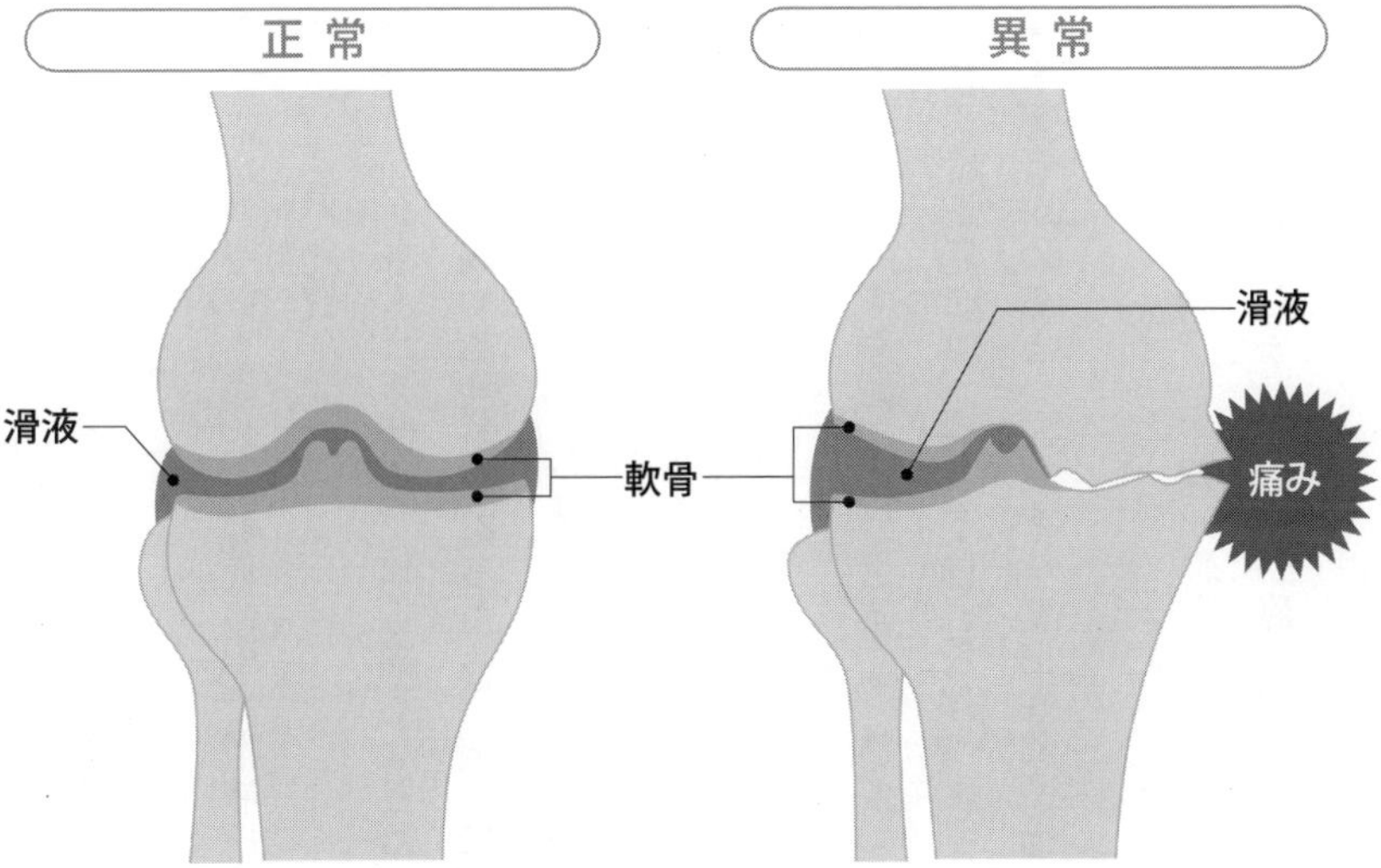

れば骨同士が直に接することはありません。双方の骨の接点には軟骨があり、向かい合う軟骨と軟骨の隙間には滑液が満たされていて、これが関節のスムーズな動きを生み出す「潤滑油」の役を果たしています（前ページの図参照）。

滑液は、関節に力が加わる度に軟骨から染み出してくるようになっていますが、軟骨の中で滑液を大量に抱え込んでいるのが、主に「**ムコ多糖類**」と呼ばれるネバネバ物質です。

関節の軟骨は、その７～８割が水分でできているほか、コラーゲンやムコ多糖類、軟骨細胞などによって形成されています。ムコ多糖類にはスポンジのように水分を吸収する性質があるため、関節に圧力がかかった場合でも、含んでいる水分量をうまく調整することで、軟骨の動きをスムーズにコントロールしているのです。

また、ムコ多糖類が抱え込む水分の中には、マグネシウムやカリウムなどのミネラルのほか、ビタミンＢ群やビタミンＣが含まれていて、軟骨組織の生成に深く関与しています。

ところが、加齢と共に軟骨の保水力が低下し、軟骨同士がぶつかってすり減っていきます。ひざの場合は半月板にもダメージを受けます。これらのせいで関節に炎症が起こり、痛みや腫れを伴って動作に支障をきたすようになるのが、日本に１０００万人以上も患者がいるといわれる「変形性膝《しつ》関節症」です。

トラブルを起こしている関節の組織では、コラーゲンやムコ多糖類が減少して保水性が失われているために、本来そこに含まれているべきミネラルやビタミンが不足してしまい、組織の修復が妨げられるなど、悪循環が生じていると考えられます。この場合、不足した栄養素をいくら摂取しても、軟骨部分にとどまってくれません。
だからこそ、関節の健康は「保水力」にかかっているのです。

若々しい関節をつくる食事のポイント

ムコ多糖類の中でよく知られているものには、ヒアルロン酸やコンドロイチンなどがあります。ムコ多糖類を含む食品としては、動物の軟骨のほか、ウナギやアナゴ、ドジョウなどの魚、そしてナマコやフカヒレなどがありますが、どれも日常的に食べるものではありませんし、吸収面でもそれほど優れてはいません。

それよりも、体内でのムコ多糖類の合成をサポートするほうが得策でしょう。

ヒアルロン酸やコンドロイチンの合成には、マンガンというミネラルが欠かせません。マンガンというと、マンガン乾電池や、理科の実験で酸素を発生させるときに用いる二酸化マンガンなどをイメージする人が多いかもしれません。マンガンは、活性酸素を消去するSOD（239ページ参照）の成分としても働くため、炎症を起こした関節で発生する活性酸素の害から身を守る上でも、重要な役割を果たすと考えられます。

マンガンは玄米などの未精製の穀物や豆類に多く含まれているため、「細胞から元気になる食事」に従っていれば、比較的しっかりとることができます。反対に、「細胞から不元気になる食事」を続けていると、マンガン不足によってムコ多糖類の合成に支障をきたし、炎症性も高まることで、関節のトラブルを招きやすくなります。

ちなみに、ムコ多糖類は関節だけでなく、「細胞外マトリックス」と呼ばれる成分として、細胞と細胞の間を埋めて構造的に安定させたり、細胞同士をつないだり、細胞間の情報伝達をサポートしたりして、全身のいたるところで働いています。

例えば、高齢者に多い難聴や耳鳴り、転倒などにも、ムコ多糖類の不足や、ムコ多糖類の合成に不可欠なマンガンの不足が大きく関係しています。なぜなら、耳の中を構成する器官の成分では、ムコ多糖類が非常に重要であり、不足することで聴覚や平衡感覚の低下につながるからです。

「保水力」は、まさに全身の若さの象徴であるともいえます。

そして、関節の痛みや炎症を和らげる上でオメガ3（ＥＰＡやＤＨＡ）が有効であるとする研究結果が数多く報告されています。炎症が関連する健康問題には、役立つ栄養素としてオメガ3の名前がことごとく登場しますが、関節の場合、変形性膝関節症のみならず、特に女性に多い関節リウマチの症状緩和にも効果があることが示されています。

関節リウマチは、炎症を伴う点は変形性膝関節症などと同じですが、白血球が関節を攻撃してしまう自己免疫疾患のひとつです。つまり、第3章でお伝えした、免疫を正しく働かせるためのポイントも役立つことになります。

こういった幅広いアプローチができるのも、「細胞の環境をデザインする」という考え方に基づいているからにほかなりません。

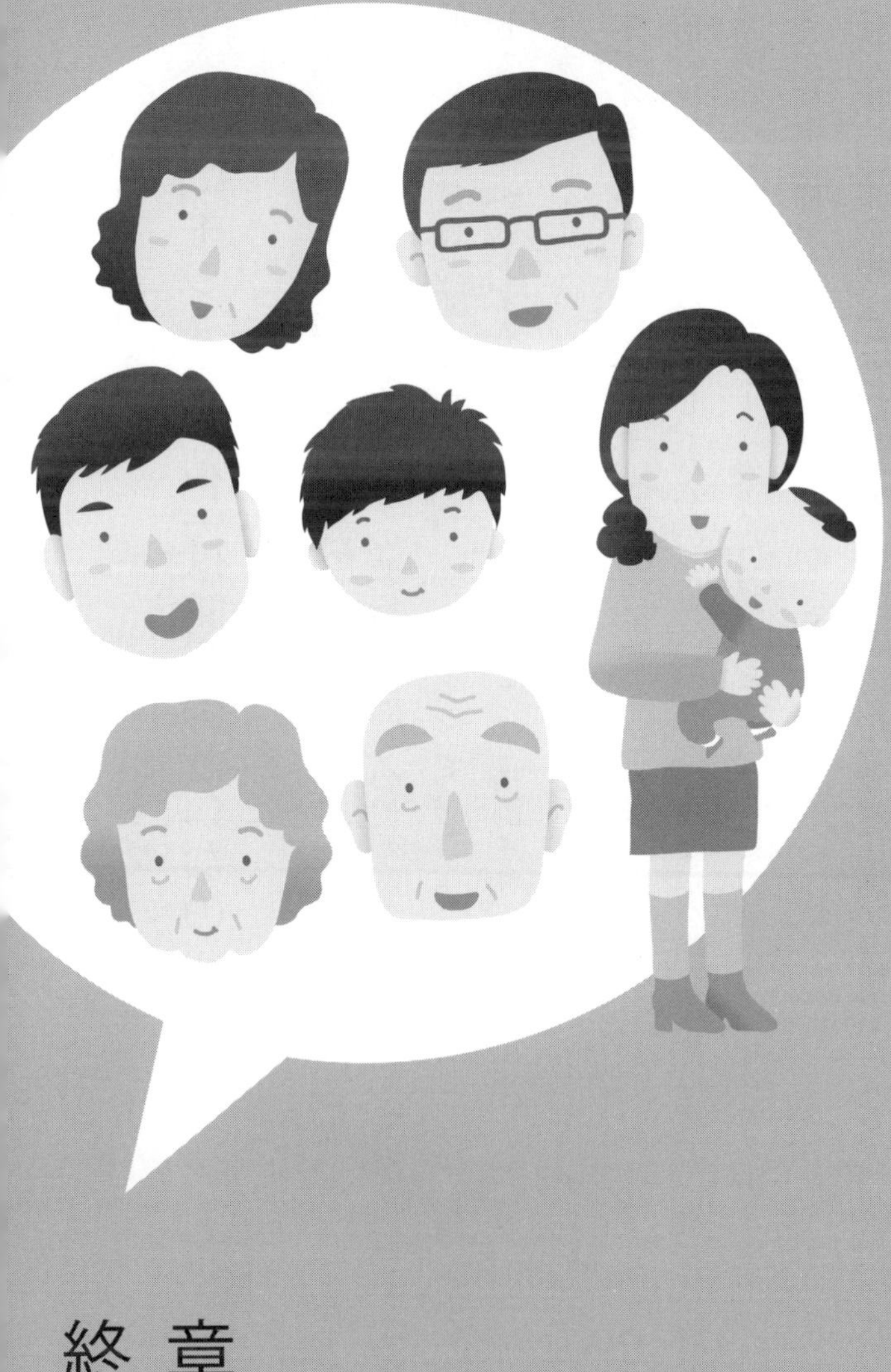

終　章

細胞から元気になる生活術

大人の「モンスター化」は時代のせいなのか

第2章では、人間の絆や愛情にかかわるホルモンとして、オキシトシンについてご紹介しました。母子間の絆だけでなく、家族や男女の愛情、仲間との信頼関係にも関係しているのですが、そんなオキシトシンに関する近年の研究では、オキシトシン欠乏によってコミュニケーション能力や協調性、そして社会性が低下するのではないかということも推測されています。

こういう話をしていると、どうしても頭に浮かんでくるのが「モンスターペアレント」や「モンスターペイシェント」の問題です。

前者は学校や教職員に対し、自分の子供への理不尽な要求を繰り返す保護者、後者は病院の医師や看護師などを相手に、モラルに欠けた言動をとったり、暴力を振るったりする患者を指す言葉として、すっかり市民権を得た感があります。

他にも、電車の中で平然と化粧をする人や、列に並ばず横から強引に入る人、公共の狭い空間で電話や会話を大声で続ける人、人に注意されると逆上して相手に暴行を加える人など、マナーの悪化や大人の幼稚化が叫ばれて久しい今日この頃です。

「仕方がない。今はそういう時代なんだ」「昔とは価値観が変わってきたから……」といった声も聞こえてきそうですが、果たしてそうやってあきらめてしまっていいのでしょうか?

答えは「ノー」です。これらの中には、「モンスター」たちから精神的に追い詰められてしまい、自ら命を絶ったり、暴力を受けて重傷を負ったりするなど、命を脅かされる深刻な例も少なくないからです。決して見過ごすわけにはいきません。

モンスターな大人たちに共通して疑われるのは、周りに迷惑がかかることが想像できない、相手の立場で物事が考えられない、自分のことしか見えていない……といった点です。これは性格の問題だからどうしようもないのでしょうか？　いいえ、決してそんなことはありません。

実はオキシトシンについては、人の性格や精神疾患にも関係しているのではないかと疑われています。第2章では、子供の発達障害に有害物質や食事内容が関係していることをお伝えしました。食事を改善すれば子供の頭がよくなったり成績が上がったりしたという研究結果も、皆さんなら覚えていらっしゃる

主な神経伝達物質とその働き

アセチルコリン	世界で初めて発見された神経伝達物質。記憶に関与している。
ギャバ（γ-アミノ酪酸）	代表的な鎮静系の神経伝達物質。GABAとも表記される。
グルタミン酸	最も一般的な興奮系の神経伝達物質で、記憶にも関与している。
セロトニン	鎮静系物質で、覚醒・睡眠などの体内時計や情動に深く関与。
タウリン	興奮系と鎮静系の神経伝達物質の調整役と考えられている。
ドーパミン	興奮系の神経伝達物質。攻撃性・創造性などに深く関与。
ノルアドレナリン	興奮系の神経伝達物質。うつ・幸福感・不安など情動に深く関与。
ヒスタミン	脳内ではオキシトシン分泌や覚醒、学習などとの関与が知られている。
メラトニン	セロトニンからつくられる。体内時計に深く関与している。

はずです。

同様に、モンスターな大人たちの脳でも、何かおかしなことが起こっているのだと考えるほうが自然です。なぜなら、私たちの体が食べたものからできているように、私たちの〝心〟も、やはり食べたものからできているからです。そして、「健全な精神は健全な肉体に宿る」ものだからです。

それを理解するには、私たちの心が「物質に操られている」という事実を知り、その事実をきちんと受け入れなければなりません。

私たちの心を操る中核的な存在が神経伝達物質です。神経伝達物質とは、脳にある千数百億個もの神経細胞が形づくっているネットワークの中で、情報を伝えていくために働いている物質の総称です。前ページの表にもあるように、脳の中ではさまざまな種類の神経伝達物質がつくられ、それらが連携することによって私たちの思考や感情が成り立っています。

つまり、モンスターな大人たちは、そういった神経伝達物質が脳の中で正しく働いていないために、傍若無人な態度をとってしまっているのではないかと考えられるのです。

アクセルとブレーキの絶妙なさじ加減

さて、前ページの表にも登場する神経伝達物質のうち、皆さんにも比較的なじみのあるのは、第4章のうつのところでも登場した「セロトニン」ではないでしょうか？　セロトニンは、数ある神経伝達物質の中でも、私たちの言動や判断、思考や感情といった「心」の部分に特に深くかかわっていて、現代社会に見られるさまざまな事件やトラブルとの関連性なども、徐々に指摘され始めています。

しかし残念ながら、セロトニンという言葉ばかりが独り歩きしているようで、実際に脳の中でどのようなことが起こっているかということについては、あまり目が向けられているようには思えません。体と同様に私たちの「心」も、栄養素を材料に細胞レベルでつくられていることを知っておく必要があります。

脳の神経細胞と神経細胞のつなぎ目には「シナプス」と呼ばれる隙間があいていて、この隙間をセロトニンなどの神経伝達物質が行き来しています（下の図参照）。本来であれば、Aの神経細胞から放出されたセロトニンをBの神経細胞が受け取り、それが刺激となってさらに次の神経細胞に情報が伝えられる……という、下の図のような流れが連続して行われます。

役目を終えたセロトニンは再びAの神経細胞に戻され、再利用されます。セロトニン以外の神経伝達物質でも、基本的な仕組みは同じです。

ただし、281ページの表を見ても分かるように、神経伝達物質はそれぞれ違った役割を担ってい

神秘伝達のメカニズム

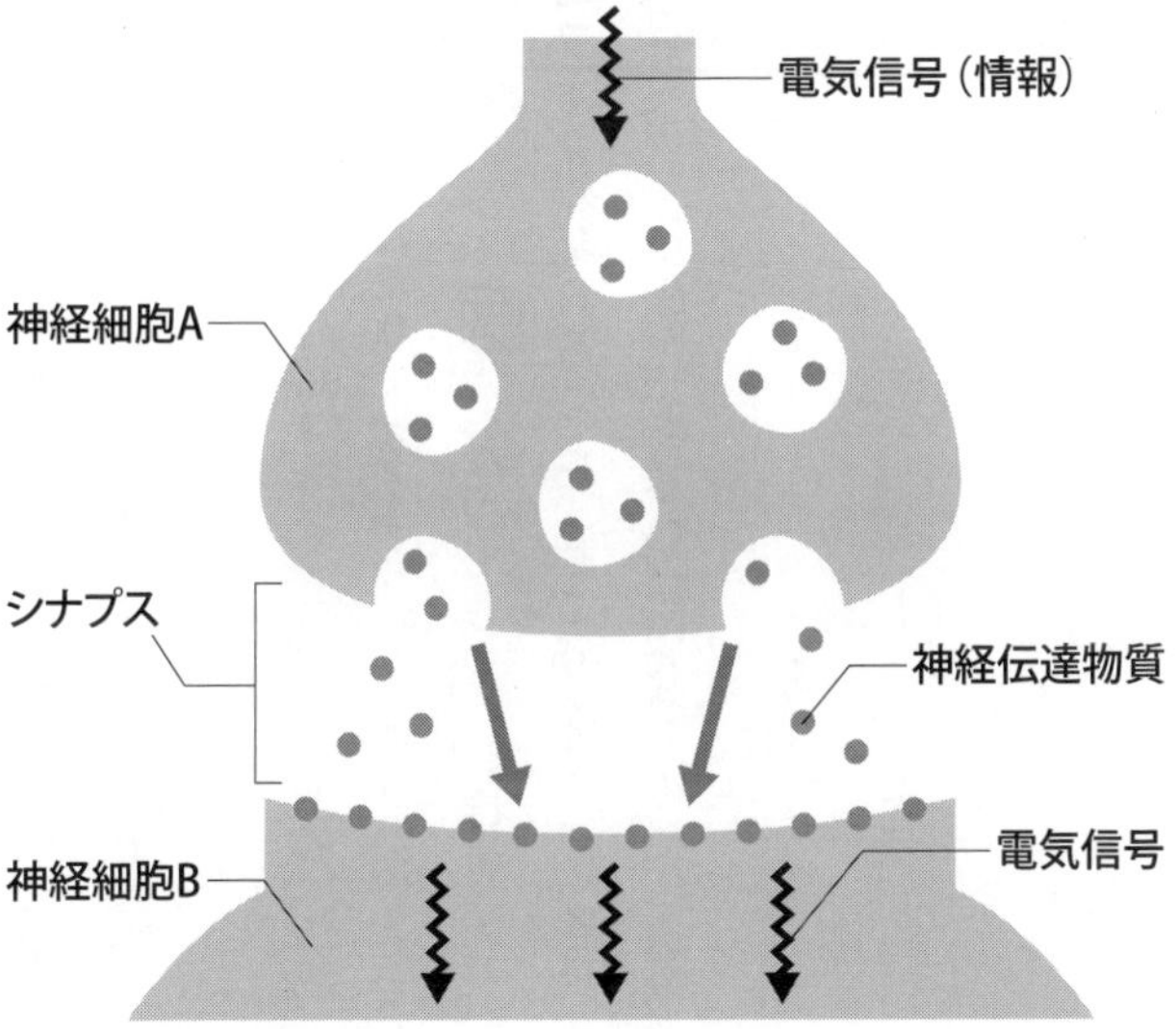

ます。大きく分けると、「アクセル系」＝人を活発にさせるもの、そして「ブレーキ系」＝人を落ち着かせるもの、という2種類があります。つまり、これらの巧みなチームワークによって、私たちの心が操縦されているのだと考えて下さい。

逆に、このチームワークが乱れるようなことがあれば、アクセルやブレーキの踏みすぎになったり、急発進や急ブレーキになったり、アクセルとブレーキを踏み間違えたり、サイドブレーキをかけたまま引きずるように前進したり……といったように、「心の運転」が不安定になってしまうわけです。

心のトラブルの多くは、こういった神経伝達のチームワークが乱れることで起こります。例えば、それを神経伝達物質の立場から見てみると、次のようなことが、特定の、あるいは複数の神経伝達物質で起こっていると考えられます。

●神経細胞Aでの合成量が少ない
●神経細胞Aでの合成量が多すぎる
●神経細胞Aからうまく放出されない
●神経細胞Bがうまく受け取れない
●役目を終えても神経細胞Aに戻されない

例えば、近年の研究結果では、セロトニン不足が損得勘定の判断や「先を読む力」の低下、ドーパミンの神経伝達の過剰につながることなどが示されています。また、ノルアドレナリンが神経細胞Aにきちんと戻されないと、将来をネガティブに捉える傾向になることも分かっているのです。これらが大人のモンスター化と無関係であるとは、到底思えません。

正しい食事は「世直し」に貢献する

一般に、心の問題は体の問題とは切り離して考えられがちです。しかし、心は「心臓」にあるわけではありませんし、実態のつかめないミステリアスなものでもありません。それは「脳」でつくられ、「脳」に存在しているのです。

私たちが何かを考えたり感情を表したりするときには、脳にある無数の神経細胞同士が情報のやりとりをめまぐるしいスピードで行っていて、そのやりとりは、多種多様な神経伝達物質やホルモンがお互いに協力しながら、絶妙にコントロールされています。

つまり、心の状態には体の中での作用が深くかかわっているということです。これが、私たちの心が「物質に操られている」ことの本質です。

心の問題は人格や自尊心にかかわり、その人物に対する社会的な評価そのものに直結するだけに、「自分という人間性が体内の物質に操られて成り立っている」という感覚は、なかなか受け入れがたいことかもしれません。

しかし、心の問題が脳内の神経伝達の異常に端を発しているのは、まぎれもない事実です。だからこそ、細胞レベルに目を向け、細胞の環境を整え、「細胞から元気になるアプローチ」を講じることが、本当の意味で有意義な、ただひとつの対策となるのです。

そしてその中心となるのは、「食」にほかなりません。

下の図に、栄養素と心の基本的な関係をまとめました。私たちは、心も食べ物からつくられていること、栄養や物質しだいで心が変わることを、改めて頭に入れておくべきです。そうすれば、メンタル面のトラブルを薬で安易に対処したり、精神鑑定で心理状態を分析したりしても、根本的な解決にはつながらないことが自然と理解できるようになるでしょう。

凶悪な犯罪や残酷な事件、不可解な社会問題が起こった際、当事者の不幸な生い立ちや特殊な家庭環境などが紹介されると、「それならやりかねないなあ……」という世間の雰囲気をつくりがちです。私はその度に、彼らが「細胞から元気になるアプローチ」を講じてさえいれば、そういった問題を起こすこともなかったのではないかという複雑な思いになります。

こうした一面だけでも、食や栄養の改善は必ず「世直し」につながると確信しています。

栄養素と心の基本的な関係

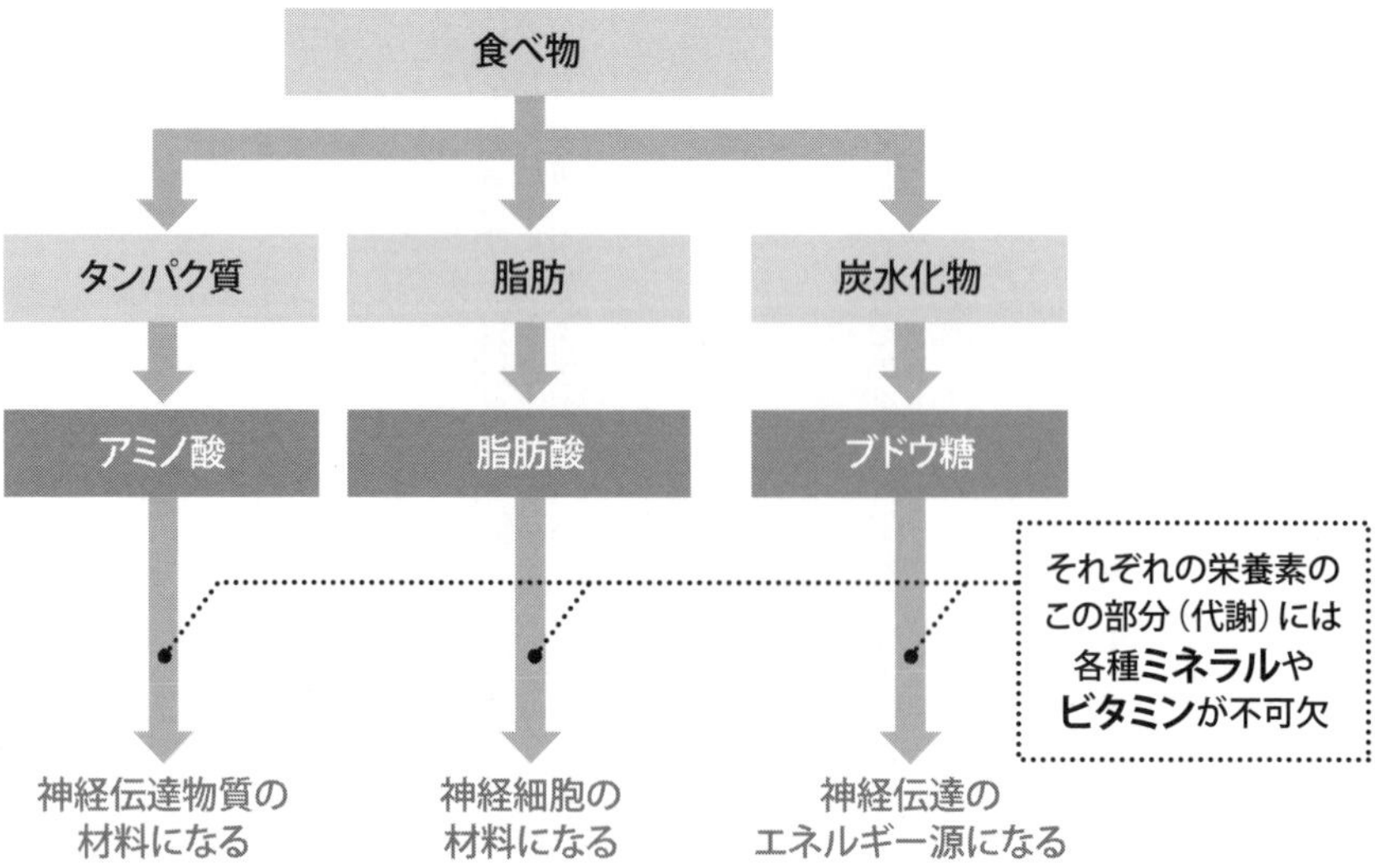

良質なサプリメントによる「善玉のドーピング」

オリンピックなどの大規模なスポーツイベントが開催されると、必ずといっていいほどドーピングの問題がメディアから報じられます。例えば、4年に一度の大舞台で最高のパフォーマンスを披露し、見事にメダルを獲得すれば、競技引退後も「五輪メダリスト」として輝やかしい人生が待ち構えているであろうことは、想像に難くありません。

ドーピングを行うと、筋肉増強や血流促進、持久力の向上、精神的興奮などの効果が得られます。これらを通じて成績が確実に向上するというメリットだけを享受できるのなら、ドーピングは大変素晴らしいものであり、どんなアスリートでも積極的に、そして合法的に行うことでしょう。

ところが実際には、ドーピングは世界中で禁止されています。競技の公平性が損なわれるなどの理由もありますが、何といってもその最たるは、ドーピングで用いられる薬物がアスリートに対して深刻な副作用をもたらすからです。

例えば、アナボリックステロイド、いわゆる「筋肉増強剤」は、代表的な禁止薬物のひとつです。体内でタンパク質の合成を促進し、筋肉を大きくするほか、ある種の高揚感や自信をもたらすなど、精神面にも影響します。しかし一方で、男性では睾丸が萎縮し、女性では体が男性化するなど、生殖系の異常が現れることが知られていますし、肝臓や心臓のトラブルや発育障害に加え、最悪の場合は死にいたるケースさえ報告されているのです。

ひょっとすると皆さんは、「ドーピングなんて自分たちには関係のない話だ」と思われたのではないでしょうか？　いえいえ、とんでもない！　日常生活の中で無意識に「ドーピング」を繰り返している人は多いはずです。何を隠そう、それは「薬（医薬品）」にほかなりません。

ここまでにも何度もご紹介したとおり、薬の大半は、全身の細胞で行われている精緻な代謝システムの一部を無理やり押さえ込んだり、強めたりするものです。そのため、一時的には症状が和らいだり病気が治ったりしたような気分にさせられますが、根本要因が解決するわけではありません。このような「ニセモノの効果」を期待して安易に薬を使用していると、やがてはそのツケとして重篤な副作用に苦しめられることになる……。つまり、「ドーピングがアスリートに及ぼす恐ろしい副作用」は、そっくりそのまま「薬が患者に及ぼす恐ろしい副作用」に置き換えられないでしょうか。

こうした「悪玉のドーピング」は徹底的に排除すべきですが、その一方で、私たちに不可欠な「善玉のドーピング」ともいうべきものが、良質なサプリメント（栄養補助食品）です。細胞内の代謝システムがスムーズになるように働きかけ、ドーピングや薬のような副作用とは無縁で、しかも特定の健康問題の改善のみならず、全身の健康状態の向上に役立ちます。まさにいいことずくめです。

良質なサプリメントを高単位（メガドース）で摂取することで、細胞に必要な栄養素を体内で高濃度に保ち、たとえ遺伝的に弱い部分があったとしても強力にバックアップし、心身の健康問題の予防や改善を行う。これが「細胞環境デザイン学」の基本的な概念です。

細胞環境デザイン学は、ちょっとした体調不良から、私たちの命を脅かすような深刻な病気にいたるまで、実にさまざまな場面において、その人の人生を大きく変えるような劇的なパワーを発揮します。同時に、「善玉のドーピング」は、本来は医師が率先して患者に行うべきことです。このような医療の仕組みが日本全国に構築されるよう、国が医療機関を全力で支援していくべきですし、心身の健康問題に対し、このような理にかなった治し方や防ぎ方があるのだということを、皆さんにはぜひとも知っておいてほしいと思います。

とはいえ、世間には数々のサプリメントや健康食品があふれ返っています。どれがいいのかよく分からないし、効き目も中身も今いち信用できないものが多い……というイメージが定着しているかもしれません。その大きな理由は、「生命の鎖」に基づいた「本物の栄養学」を理解していない人たちが、細胞レベルに目を向けないままにつくっているからでしょう。これでは、質のよいサプリメントなどできようがありません。

序章でもご紹介した「生命の鎖」は、20種類のミネラルと20種類のビタミン、8種類のアミノ酸、そして2種類の脂肪酸で形づくられています。これらを体内で最善のバランスにすべく、また最善の働きをさせるべく、細胞の立場で考えた良質なサプリメントを高単位でとることは、現代社会を生きる私たちにとってとても心強い、「善玉のドーピング」となることでしょう。

ちなみに、「普段の食事にさえ気をつけていれば十分じゃないの？」という質問には「ノー」と即答します。その理由は明快です。

●農作物に含まれるミネラルやビタミンの量が昔よりも少なくなっていること
●食品の精製加工に伴ってミネラルやビタミンが大幅に失われていること
●数々の環境汚染物質や有害物質が体内に取り込まれ、「生命の鎖」を断ち切っていること

●現代はストレス社会であり、ストレスによっても数々の栄養素を消耗してしまうこと

ずばり、この4つのポイントに集約されます。

良質なサプリメントは、老若男女全ての人が現代社会を元気に暮らしていく上で、もはや食事の一部を構成する「必須アイテム」だと認識すべきなのです。

「健康のナンバーワン」を勝ち取るために

髪の毛に含まれるミネラル濃度を調べる「毛髪分析」という検査があります。髪の毛には血液中のミネラル濃度の履歴が記録されているため、毛髪分析を受けると、有害ミネラルの蓄積や必須ミネラルの過不足の度合いが示され、これによって、どんな栄養素や成分を強化すべきかが大まかに把握できるわけです。それに伴って、活用すべきサプリメントの優先順位も自ずと見えてくることでしょう。

私のもとで開発・検定した総合アミノ酸のサプリメントは、各種アミノ酸やマグネシウム、亜鉛、セレン、ビタミンB群、ビタミンCなどの栄養素を豊富に含んでいます。その効果は、2006年の日本衛生学会の総会でも報告されました。

このサプリメントを用いて行われた、自閉症の子供を対象にした東邦大学医学部などの研究では、サプリメントの摂取前と摂取後で髪の毛に含まれるミネラルの濃度を分析した結果、水銀や鉛、カドミウムといったさまざまな有害ミネラルの値が一様に減少したことが分かりました。また、過不足が著しかった必須ミネラルのバランスもよくなっていたのです。研究チームは、これらの変化が自閉症

の改善にも役立つことを示唆しています。

良質なサプリメントには、健康の維持増進の効果はもちろんのこと、心身のさまざまな健康問題の「治療効果」さえ期待できるのだということです。

1960年代、アメリカンフットボールのナショナルリーグ（NFL）で、コーチとして伝説的な成功を収めたビンセント・ロンバルディは、『What It Takes to Be #1』（ナンバーワンとして必要なこと）というタイトルの有名な著書を遺しています。私は、かつて渡米した際にミネラル栄養学を教えてくれたあるドクターからこの言葉を聞いたのですが、そのドクターは、体内のミネラルバランスを良好に保ち、有害ミネラルが少ない体をつくることの重要性を私に語り、このことこそが「ナンバーワンとして必要なこと」なのだといっていました。

序章でもご紹介したライナス・ポーリング博士は、「人は誰でも、もっと何十年も寿命を延ばすことができる。もっと健康で生きられる」といった素晴らしい言葉を遺していますが、これにも通じるような言葉として、とても印象的だったのを覚えています。私の原点ともいうべきものです。

そのドクターは、さまざまな有害ミネラルが多く、必須ミネラルのバランスがことごとく乱れた毛髪分析のデータを示す人では、殺人を犯す傾向さえ見られることも教えてくれました。ミネラルがどれだけ私たちに深くかかわっているかということを物語っていますが、それほどまでに悪影響を及ぼす有害ミネラルを適切に解毒することができれば、現代人の心と体は大きく変わることでしょう。

実際、多くの子供たちが有害ミネラルに侵され、必須ミネラルが少なかったりアンバランスだったりすると考えられます。このことが大きな要因となり、1997年に起きた神戸連続児童殺傷事件のように、子供でさえも人を殺すケースが生じているのではないでしょうか。

体内のミネラルバランスの改善は、現代人の全てが取り組まなければなりませんが、小さな子供は特に、年に1回の毛髪分析を必ず行い、先ほどご紹介した自閉症などの有無にかかわらず、デトックスの対策を積極的に講じるべきです。そのためには、先ほどの総合アミノ酸サプリメントを筆頭に、数々の「細胞から元気になるサプリ」をフル活用しない手はありません。

私はこれまで、スポーツの世界で「ナンバーワン」を目指してもらうべく、アスリートのコンディショニングに対しても毛髪分析を活用しながらアドバイスを続けてきました。有害ミネラルが解毒され、必須ミネラルのバランスが改善したアスリートの皆さんは、見違えるくらいに体質が変わり、パフォーマンスにもさらに磨きがかかっていくのを、これまでに何度も経験してきました。

ナンバーワン——。それは決して、他を蹴落としてでも頂点にのぼり詰めたいという支配欲などではなく、また世間から賞賛されたいという自己顕示欲でもなく、ただただその分野でゆるぎない自信や確信を得たいという、純粋な気持ちにほかなりません。プロフェッショナルとしての誇り、とでもいうべきでしょうか。

以来、私自身も日本でナンバーワンの健康スペシャリストを目指し、一心不乱に突き進んできました。もちろん、私とて今なお道半ばです。一生涯、この道が途切れることはありません。皆さんも、「細胞から元気になる食事」や良質なサプリメント、そして次にお話しする「山田式ミネラルファスティング」を組み合わせて、健康のナンバーワンを目指してみませんか？

究極の若返り法「山田式ミネラルファスティング」

第5章で、最善の栄養状態を保ちながらのカロリー制限、「CRON」の重要性についてご紹介しました。CRONを実践することで、長寿遺伝子のスイッチがオンになり、あらゆる面でのアンチエイジング効果や若返り効果が期待できる……という話でした。

ここで皆さんに、究極のCRONともいうべき最高の健康法を伝授しておきましょう。それは「ミネラルファスティング」というものです。

原始の生物たちは、ケガを負ったり病気になったりしたときに、現代人が行うような手段——薬を飲んだり病院に行ったりするといった方法——は持ち合わせていませんでした。その代わりに行っていたのは、「食べないこと」や「じっとしていること」でした。それだけが唯一の治療法であることを、いわば本能的に知っていたわけです。

また、その人のスピリチュアルな部分やメンタリティを磨くことは、人生そのものを磨く上での最高の方法です。そのために、古代ギリシャの偉大な哲学者であるソクラテスやプラトンは、「断食」を繰り返し行っていました。ピタゴラスにいたっては、弟子たちにまで40日間もの断食を行うよう命じていたといいます。

現代社会で生活する一般の人には、全く理解できない、想像すら困難な世界かもしれませんが、私は自らも体験することを通じて、「断食」の持つ計り知れないポテンシャルを、これまでことあるごとに実感してきました。

近年、細胞内のＤＮＡや、細胞内に蓄積した有害なタンパク質をリセットする２つの仕組みが相次いで解明されたのは、新たな時代の幕開けといってもいいほどセンセーショナルなことでした。その仕組みのひとつは「**ストレスタンパク質**」（分子シャペロン）、もうひとつは「**オートファジー**」です。ストレスタンパク質については後で再び説明しますが、病んだ細胞を修復する働きがあります。オートファジーのオートとは「自分」、ファジーとは「食べる」を意味する言葉で、修復できなかった細胞を一掃し、きれいにしてくれるシステムです。この２つの仕組みによるチームワークの結果、細胞のＤＮＡをなんと10年前、20年前の状態に戻すことができるというのです。このような生命科学の最先端の理論は、今、世界中で注目されています。

私たちは誕生日を迎えるごとに、1年に1歳、年をとります。これは誰も逃れられない、避けることのできない現実です。このような「暦年齢」（chronological age）についてはなす術がないとしても、細胞の年齢、つまり「生物学的年齢」（biological age）の時計の針を10～20年も元に戻せるとすれば、細胞から若返ることができるとすれば、実に画期的なことだと思いませんか？

なぜミネラルファスティングが最高の健康法で、どんな治療法よりも、どんな薬よりも優れているのか。それは、**ストレスタンパク質とオートファジーのパワーを存分に発揮してくれる**からです。

私たちは何かにつけ暦年齢を気にします。サバを読んだり、年齢を伏せたり、年齢を尋ねないのが美徳とされたり……。では、細胞たちはどう考えているでしょう？　おそらく、自分たちには無関係の「どうでもいいこと」であり、暦年齢に振り回される私たちに失笑すらしているかもしれません。

むしろ、暦年齢を気にするのは人間だけで、動物は自分の生年月日を知らないし、気にしたこともないはずです。そしてそれは細胞も同じであり、各々が天寿を全うする、ただそれだけです。

ずばり、その天寿を決定付ける唯一のものが生物学的年齢です。本来であれば、私たち人間も全く同じで、いかに天寿を全うするか、つまりは**生物学的年齢をいかに若く保つかということが、結果として、細胞にとって快適な環境をデザインすることにつながる**わけです。そして、その最適な方法こそ、今からお話しするミネラルファスティングなのです。

ミネラルファスティングが確立するまでの経緯

ファスティング（fasting）はもともと、断食を意味する言葉です。断食というと、日常とはかけ離れた、どこか悲壮感さえ漂う修行のようなものをイメージしがちかもしれませんが、私がお勧めするミネラルファスティングは、そんな断食とは全く異なります。飲み食いをいっさい行わないのではなく、食事の代わりにミネラルの豊富な専用ドリンクを水で割って飲むという、誰でも安全かつ簡単に行える方法です。

1985年、アメリカの最新の栄養学を身につけるために渡米していた私は、新鮮な野菜や果物をジューサーで絞ったものを飲んで行う「ジュース断食」（juice fasting）を体験し、その潜在的な健康効果を自ら実感しました。

それは、そこで出会った日系人の医師が教えてくれたのですが、その彼が、頭をよくする目的、いわば「脳開発法」として、週に1回の断食を習慣にしていたのには驚きました。そして、彼が私に勧めてくれた断食に関する本には、数々の病気が治ったというだけでなく、心身の機能がことごとく改善されるなど、実にさまざまな感動的なエピソードが満ち満ちていたのです。

私は高校生のとき、ジュース断食のことをたまたま知る機会があり、さっそく実践してみたところ、当時悩んでいた体の不調が改善したという経験を持っています。その当時は「改善してよかった」とは思ったものの、そのことについてあまり深く考えることはありませんでした。しかし、渡米時の体験や身についた知識を通じて、ジュース断食がなぜ健康にいいのかという理由がよく分かりました。こうして「断食力」の真髄を知った今では、まさに私の健康法の柱となっています。

渡米時に飲んだこのジュースは、ミネラルやビタミンなど、私たちに不足しがちな栄養素を豊富に含んでおり、これらが健康効果をもたらしていたことは間違いありません。ただ、当時の私はそれに加えて、ジュースに含まれる食物酵素が大きな鍵を握っているのではないかと直感しました。

そこで、帰国後すぐに開発したのが、野菜や果物を発酵させた専用ジュースによる、独自のファスティングです。

そして、スポーツ選手や芸能人といった著名な方々に対し、食事の改善と共にこのファスティングを行うようアドバイスしたところ、これまで何をやっても回復しなかった体調が劇的によくなったり、競技パフォーマンスが大きく向上したりしたのです。

これが、テレビや新聞、雑誌などで取り上げられ、日本で初めてファスティングを知らしめるきっかけとなりました。その後、日本でもファスティングがブームになり、「ファスティング」や「ジュース断食」「プチ断食」といった言葉が世の中に定着していきました。

私はその間にも研究を続け、専用ジュースの改良を重ねました。こうしてようやく、究極のCRONとなる「山田式ミネラルファスティング」が完成したのです。

ヨーロッパの病院では「断食」で病気を治す

2012年4月にNHKで放送された『絶食療法の科学（Science of Fasting）』という海外のドキュメンタリー番組は、「食べないこと」の持つ無限の可能性を示す、まさに圧巻の内容でした。

ロシアやドイツには、病気に対する効果的な治療法として、なんと患者に断食を指導するという病院があります。番組では、その様子が詳しく紹介されていました。

両国では、医療現場で断食療法が積極的に実施されており、幅広い病気に対して高い治療効果を示すことが確かめられています。またアメリカでも、がん治療をサポートする手段として、断食の研究がどんどん進められているのです。

いずれのケースでも、「人間本来の自然治癒力を高める」ということを目的に行われていて、対症療法としての投薬治療などが主流となった結果、その副作用が深刻な問題となっている慣習的な現代医療に対し、一石を投じる形となっています。

特に、ロシアやドイツの病院は、60年も前から病気の治療に断食を取り入れており、まさに「断食先進国」といえます。

旧ソ連では、数千人の患者を対象にした断食療法の臨床試験を行い、40年にわたって科学的な研究を続けてきました。シベリアにあるブリヤート共和国では、現在、その研究から生まれた厳格な治療法を、公衆衛生政策の柱のひとつとして実施しています。また、同共和国にあるゴリアチンスク病院では、断食療法が健康保険でまかなわれているというのです。

そこでは、15年間で1万人もの患者がこの病院で断食による治療を受けた結果、糖尿病や喘息、リウマチなど、さまざまな病気を持った患者の実に3分の2で症状が消失するという、めざましい効果を上げています。

ロシアで断食療法の研究が進められたきっかけは、食事を拒む精神疾患の患者に対し、無理には食事を与えないようにしたところ、みるみるうちに患者の状態が改善していったことにありました。そこで、他の患者にも適用してみると、統合失調症やうつ、強迫性障害といった多くの精神疾患に効果があったほか、高血圧や喘息、皮膚炎、関節炎なども改善したのです。

ドイツも国民の約1~2割が断食療法を経験しているといわれるほどで、国際的に評価の高いブヒンガークリニックでは、毎年２０００人の患者が断食による治療を受けているといいます。

また、ヨーロッパ最大級の公的医療機関として知られるベルリン大学の付属病院には、断食療法の専用フロアまで設けられていて、リウマチやメタボリックシンドローム、心臓疾患などの治療を行っています。ここでも毎年５００人以上が受診し、患者のあまりの多さに受け入れを断るケースさえあるとのことでした。

なぜ「水だけの断食」ではダメなのか

ところで、ロシアやドイツの病院で主に行われているのは「水しか飲まない断食」です。期間はいずれも2週間前後、長い場合は3週間以上にもわたって行われます。

人間は、水を飲まずにいると1週間ほどしか生きられませんが、水さえ飲んでいれば1ヶ月以上も生き延びられることが知られています。

そうはいっても、「そんな長い間、何も食べずにいるなんて、自分には絶対に無理だ！」「食事をとらなかったら体力がなくなって、むしろ逆効果なんじゃないの!?」――今にもこんな声が聞こえてきそうです。しかし実際には、私たちの体はこの状況に自然と適応するばかりか、「生きる力」がよみがえるようにできているのです。

私たちの体に「飢餓」というストレスが加わると、この緊急事態を切り抜けるべく、血液中にはさまざまなホルモンが増加します。すると、呼吸数や心拍数、血圧、消化器官の活動などがいっせいに低下し、全身が「休眠モード」に入ります。つまりそれは、「生き延びよう」「体を守ろう」とする力が強まった状態です。

その結果、全身の細胞で長寿遺伝子のスイッチがオンになり、生存を妨げるようなマイナス要因をどんどん取り除いていってくれると考えられるわけです。

しかし、水だけの断食には決定的な問題があります。それは、「**アシドーシス**」（血液の酸性化）です。食べ物が入ってこないと、私たちの体は主に脂肪組織に蓄積していた脂肪を燃焼させることで、生存のためのエネルギーを確保しようとします。その際、ケトン体という物質が大量につくられるのですが、この物質が酸性を示すのです。

人間の体内は弱アルカリ性で正しく働くようにできているため、アシドーシスになると、吐き気や嘔吐、脱力感、疲労感などの反応を示し、体調を崩す恐れがあります。重症の場合はショック状態や昏睡状態に陥る危険も生じます。

実際、ロシアやドイツの病院でも、再三にわたって飛び交っていたのが「アシドーシス」という言葉であり、特に断食を始めて最初の3日間ほどは、アシドーシスに伴う症状がかなり強く出ることが指摘されていました。

このため、医師の厳重な管理のもとで行わなければならず、アシドーシスがひどい場合は断食療法を中止することもあるようです。

重い病気の人が徹底的に治療を行う場合ならともかく、日常生活を普通に送っている私たちにとって、水だけの断食はとても気軽に行えるようなものではありません。むしろ、水だけの断食は病院でしかできない「命がけ」のものです。

だからこそ、私は「ミネラルファスティング」をお勧めするのです！

ミネラルファスティングは正しいケトン体ダイエット

断食中に全身60兆個の細胞がそれぞれの仕事を全うするには、エネルギー源となる糖や、代謝に欠かせない数々の栄養素が、ある程度の量は必要となります。それは、肝臓の働き=デトックスにおいて特にいえることです。

第5章で、アンチエイジングの6か条のひとつとして「長寿遺伝子」をご紹介しました。長寿遺伝子はどんな生物にも存在しているのですが、酵母菌を用いた実験では、摂取カロリーを通常の25%程度にまで制限すると、長寿遺伝子の活性が大幅に高まることが示されています。

つまり、断食の効果をできる限り引き出すためには、私たちが1日に摂取するカロリーの25%くらい（例えば1日2000kcalであれば500kcal前後）のエネルギー源と、その代謝や断食中の体内の仕事に不可欠なミネラルやビタミンなどは、むしろ「とらなければならない」ことになります。

先ほど、ケトン体という物質が断食中に体調不良をもたらす恐れがあることをお伝えしましたが、一方で、このケトン体にはメリットもあります。

第4章の最後のほうでご紹介した『誤診』という映画では、てんかん治療の切り札として「ケトン療法」というものが登場します。食事と断食を組み合わせることで体内に生じたケトン体が、脳の過剰な興奮を鎮めることが分かっているからです。実話をもとにしたこの映画でも、ケトン療法を行った子供のてんかんの症状が劇的に改善していました。

また、東北大学などの研究によると、断食中に生じるケトン体が増えれば脳内で発生するα波の割合が高まることも示されています。α波といえば、リラックスした状態で多く発生する脳波であることは、皆さんもご存知のことと思います。

最近では、特に若い女性の間で「ケトン体ダイエット」なるものも人気を博しています。要するに、炭水化物の摂取を制限することによって体脂肪が分解され、そこから生じたケトン体をエネルギー源にして減量効果を狙う……というもので、いわゆる「低炭水化物ダイエット」や「低インスリンダイエット」なども同類です。

そもそも、必須栄養素である炭水化物をむやみに制限するのは大問題であり、健康を害するのは半ば当然のことです。これまでの章でも何度もお伝えしてきたとおり、食事は良質な炭水化物食品をたくさんとるようにする。良質な高炭水化物食こそが、「細胞から元気になる食事」なのです。

その点、ミネラルファスティングは、「安全かつ理にかなったケトン体ダイエット」であるともいえます。ミネラルファスティングの専用ジュースは、水だけの断食に伴う問題を解決する意味も持ち合わせています。水以外のものを完全に絶ってしまうのではなく、専用ジュースからある程度のエネルギー源（糖分）やミネラルなどの有用成分を得ます。

こうすることで、アシドーシスのリスクを最小限に抑えつつ、体をマイルドな飢餓状態にして、生き延びるためのモードに切り替える……。いわば、断食やケトン体ダイエットのデメリットをゼロに近づけながら、そのあまりあるメリットを最大限に生かした方法こそ、ミネラルファスティングなのだというわけです。

ミネラルファスティングの鍵となる成分

ミネラルファスティングの専用ジュースは、農薬の心配がない野菜や果物を70種類以上も使用し、3年半かけてじっくり発酵・熟成させることでようやくでき上がります。また、原料の野菜や果物にもともと付着していた酵母を使って発酵させた後、モンゴルで発見された10種類以上の強力な植物性乳酸菌を添加して、さらに発酵させます。このダブル発酵による恩恵は計り知れません。

ミネラルファスティングの「ミネラル」は、原料に含まれる数々のミネラルはもちろんのこと、特別に強化した2つのミネラル、「マグネシウム」と「MSM（硫黄）」のことも意味しています。

ミネラルファスティングの重要な目的として、「脂肪を燃焼させる」「デトックスを促進する」ということがあげられます。

環境中から体内に取り込まれた有害物質は、脂肪組織に蓄積しやすいことが知られています。ミネラルファスティングを行って食べ物が入ってこない状態が続くと、体は脂肪組織を燃焼させてエネルギーを得ようとします。その際に、脂肪組織に蓄積していた有害物質が遊離し、体の外に出ていきやすくなるのです。

マグネシウムはエネルギー生産に欠かせないミネラルであるほか、Mg-ATP（マグネシウムと結合した形のATP）として全身の細胞にエネルギーを供給します。その結果、ダメージを受けた組織の修復や、内臓の機能回復、カルシウムとの体内バランスの改善、さらにはデトックスの促進などにも役立つというわけです。

ＭＳＭはメチルスルフォニルメタン（Methyl Sulfonyl Methane）の頭文字で、硫黄を中心とした物質です。硫黄といえば温泉の成分などのイメージが強いかもしれませんが、体内でも多くの重要な役割を担っているミネラルのひとつです。

ミネラルファスティングにおける硫黄の役割としては、やはり「デトックス」をあげないわけにはいかないでしょう。体内で有害物質と結合・抱合し、その無害化や体外への排出を促してくれるメタロチオネインやグルタチオンという物質は、いずれもシステインという含硫アミノ酸（硫黄を含むアミノ酸）を材料につくられていますから、硫黄があればこれらの合成がスムーズに行われます。

デトックス以外で注目すべきは、「空腹感の緩和」に役立つ点でしょう。というのも、血糖値をコントロールするホルモンのインスリンが、構成成分としてやはり硫黄を必要とするからです。空腹感に苦しむことなく気軽に行えるのも、ミネラルファスティングの大きな特徴のひとつです。

また、ミネラルではありませんが、カルニチンという成分が入っていることも大きな特徴です。ミネラルファスティング中に脂肪組織から遊離した脂肪酸は、そのままでは血液中に漂っているだけで、細胞内でエネルギー源として用いられません。カルニチンは、この脂肪酸を細胞内に取り込み、エネルギー生産ラインに乗せるという大切な役割を担っています。

こういった数々の成分のパワーを最大限に生かした専用ドリンクで行うのが、ミネラルファスティングなのです。

現代人に不可欠な「食べるために食べない」こと

皆さんは普段、何気なく当たり前のように毎日を過ごしていることと思いますが、仕事や勉強、趣味にいたるまで、心と体が本当の意味で健康でなくては、充実した生活を送ることができません。

本当の健康とは、私たちの体を構成する60兆個の細胞ひとつひとつが正しく働いている状態です。全身の細胞が正しく働けば、私たちの体にもともと備わっている自然治癒力をフルに発揮し、心身の不調を改善したり、健康状態を今以上に高めたりすることができます。

しかし、現代人は食の欧米化や環境汚染が進んだことにより、細胞が「不元気」になっています。しかも、人類の歴史は常に「飢餓」と隣り合わせだったのですが、現代になってからは「飽食」が蔓延し始めています。つまり、私たちの体は飢餓にうまく適応する仕組みを徐々に獲得してきましたが、飽食の環境には適応しきれていないため、数々の生活習慣病に直結してしまうのです。

これでは、いつまでたっても本当の健康を取り戻せません。

この状況を脱するには、まずはミネラルファスティングを行い、60兆個の細胞をリセットして、本来の機能を回復する必要があります。そして、細胞本来の力が戻ったところで、「自然で良質な食べ物を少なくとる」、そして「良質なサプリメントを活用する」ことが極めて重要になります。

普段は、マゴワヤサシイ＋玄米の「細胞から元気になる食事」を1日2食とり、良質なサプリメントで「善玉ドーピング」を行いながら、少なくとも半年〜1年に1回、できれば月に1回、3日〜1

週間程度のミネラルファスティングを行えば、長寿遺伝子のスイッチが体のいたるところでオンになり、皆さんもびっくりするほどの若返り効果や心身の健康効果を実感できるはずです。

私は、ミネラルファスティングをはじめとする「細胞環境デザイン学」のノウハウを、もっと多くの人に知ってもらいたい、広めていきたいという思いで、2008年の春頃から準備にとりかかり、2011年の9月に「日本ミネラルファスティング協会」(JMFA)を発足しました。

医療や健康産業に従事し、このような私の考えに賛同して下さる方々がJMFAの会員です。JMFAは、定期的なセミナーなどを通じて活動を続け、「正しい医療と栄養指導」が日本全体で提供されるような体制づくりを目標としています。会員のドクターからは、ミネラルファスティングが奏効したという臨床報告も数多く受けています。

近年、中国の「中医」や韓国の「韓医」が世界で高く評価されるようになっています。どちらも、伝統的な方法を用いて体の持つ自然治癒力を高め、病気や心身の不調を治そうという考え方に基づくものです。

つまり、症状を抑え込むことばかりに躍起になり、結果として細胞の自然治癒力を妨げてしまっている慣習的な現代医療に見切りをつけ、いわば「細胞から元気になる自然療法」を見直そうという風潮に変わりつつあるのです。

これはたいへん喜ばしいことではありますが、中医や韓医に続き、私は日本の伝統医学(日医)を今こそ世界に示すべきだと考えています。その中核になるのが、日本で昔からなじみの深い「発酵食品」、そして「断食」です。

味噌や納豆、漬物をはじめ、日本はアジアの中でも発酵文化が最も根付いている国であり、そのノウハウを生かさない手はありません。さらには、「日医の現代版」として、ミネラルファスティングを全国に広めていきたいのです。

私たちは誰しも、計り知れない能力を秘めています。その能力を最大限に発揮すべく、ぜひともミネラルファスティング――「食べるために食べない」という選択肢――を普段の生活に取り入れて、細胞から元気になる喜びを体感して下さい。

数々の偉業を支えていたのは「強烈なストレス」だった

フランス人のフリーダイバーであった故ジャック・マイヨールの名前は、彼の自伝的映画『グラン・ブルー』でよく知られるようになりました。マイヨールは、世界で初めて素潜りで水深100mを超えるという記録をつくりました。

水深100m地点では、通常の10倍以上の気圧が体にかかります。そして素潜りですから、往復の5分間ほど、ずっと息を止めているのです。

その驚異的な身体能力の秘訣を探るべく、潜水時のマイヨールに対してさまざまな検査が行われたことがあります。その結果、水深数十mでフリーダイビング中のマイヨールの脈拍は、なんと毎分26回にまで下がっていたことや、赤血球の数が大幅に増加していたことが確かめられています。

また、イタリアの登山家であるラインホルト・メスナーは、ヒマラヤ山脈の8000mを超える世界最高峰の14峰全てに、酸素ボンベなしで完全登頂した世界初の人物です。地上８０００m付近の酸素の濃度や気圧は平地の3分の1程度、気温は零下40℃にも達し、しかも常にすさまじい強風が吹き荒れているという、私たちには想像さえできない世界です。

そんな苛酷な環境に対し、大量の荷物を背負いながら、ときには誰の助けも借りずに登頂に成功し、再び自らの足で下山するという偉業を14回も達成するなど、まさに〝神業〟のように思えます。

過酷ということでいえば、私が親しくさせて頂いている僧侶の光永圓道《みつながえんどう》氏が成し遂げた、比叡山延暦寺の千日回峰行も全く引けをとりません。この行では、毎日、深夜から朝までの6時間で比叡山中を駆け足のようなスピードで歩き、１０００日間で合計４００００km、実に地球1周分もの距離を踏破します。その間には、飲まず（断水）・食わず（断食）・眠らず（断眠）・横たわらず（断臥《だんが》）で9日間も祈り続けるという「堂入り」なども行いながら、7年間もの荒行をこなす必要があるのです。

この修行には、途中で失敗したら自害しなければならないという不文律があります。光永氏自身、行のさなかに足に重傷を負って動けなくなってしまい、一時は死を覚悟したそうです。ところが翌日、わらじに足を入れてみると一歩を踏み出すことができ、そのまま行を続けることができたといいますから、驚くほかありません。

さて、これらのエピソードに共通するのは、いずれも「体に相当なストレスがかかっているのに、驚異的な能力を発揮している」という点です。命の危険を伴うほどであり、どのケースも私たちには到底なしえないように思えることばかりですが、実は逆にいえば、「大きなストレスがかかっているからこそ、驚異的な能力が発揮される」のです。いったいどういうことなのでしょうか？

自分の細胞にわざとストレスを与えてみる

その鍵を握るのは「ストレスタンパク質」（分子シャペロン）です。

細胞が危機に瀕するようなストレスがかかると、細胞内ではストレスタンパク質がつくり出され、細胞を守ろうとする力が通常よりも高まることが分かっています。つまり、生存に必要な数々の遺伝子が活性化するのです。マイヨールやメスナー、光永氏は、自らに負荷をかけることで無意識のうちにストレスタンパク質の合成を促し、これが長寿遺伝子をはじめ、緊急事態にのみ発動する「生きるための遺伝子」のスイッチを入れることで、別次元の生命力を獲得していたのではないかと考えられるわけです。

ストレスタンパク質の合成が促進されるのは、飢餓（低グルコース）や虚血《きょけつ》、低酸素、高温、厳寒など、生命にとって危機的な状況に陥ったときであることが知られています。例えば、低グルコース、つまりエネルギー源が入ってこない状況では、私たちの脳に大きなストレスがかかります。その結果、ストレスタンパク質が増加して脳が活性化するのです。

近年では、「加圧トレーニング」が注目を集めるようになっています。腕や脚の付け根の部分を、きつすぎない程度にゴムでしばった状態でトレーニングを行うという方法で、負荷がそれほど大きくないトレーニングでも、大きな負荷をかけたのと同じような効果が得られるのが特徴です。

これも、適度な虚血の状態を意図的につくり出すことでストレスタンパク質の合成が促され、私たちの体は生存競争に勝ち残るべく、筋力を増大させているものと考えられます。マウスを使った実験でも、いきなり30分ほど脳を虚血状態にすると、血流を再開させた際に脳の多くの神経細胞が死滅したのに対し、5分だけ虚血し、その後に改めて30分の虚血状態を保ったマウスでは、血流再開後でも神経細胞の死滅は見られず、正常なマウスの脳と区別がつかないほどであったことが確かめられています。まさに「適度な虚血」の重要性を物語っています。

ちなみに、加圧トレーニングは私も日課にしています。誰でも手軽に行えますので、「適度な飢餓」であるミネラルファスティングとあわせて、ぜひ取り入れてみて下さい。

このように、いわゆる「火事場の馬鹿力」は科学的にも証明されているのだということです。マイヨールらのような苛酷な環境を徹底してつくり出すのは現実的ではありませんが、その代わりに、全身の細胞に対して「マイルドなストレス」をわざと与えてやり、細胞がいつもとは違う気配を察知するようにすれば、私たちの生命力が高まる可能性は大いにあります。

「夜10時に寝ること」が健康につながる理由

さてここで、私たちに欠かせない睡眠のポイントにもふれておくことにしましょう。「なかなか寝付けない」「寝入ってもすぐに目が覚めてしまって……」というのが悩みの種になっている人は、どの世代でも少なくないのではないでしょうか？

睡眠には「浅い眠り」（レム睡眠）と「深い眠り」（ノンレム睡眠）の時間帯があることは、皆さんもどこかで見聞きしたことがあるでしょう。しかし、このうちのノンレム睡眠は、睡眠の深さに応じてさらに4段階に分けられること、これにレム睡眠を加えた5パターンが、1時間半（90分）の中で規則正しく繰り返されて睡眠サイクルを形成していることについては、ほとんど知られていないのではないかと思います。

ノンレム睡眠の第1段階はいわゆる「入眠期」で、ほんの数分間であり、脳ではα波が多く発生します。α波はリラックスしているときや集中しているときに生じる脳波です。その後、脳波はθ《シータ》波に変化すると共に、体温が低くなったり筋肉が弛緩したりしていきます。

第2段階は90分サイクルのうちの30〜40分を占め、全睡眠時間の約半分にも及びます。この段階では、第1段階に比べて睡眠が深くなります。

重要なのは、続く第3段階から第4段階にかけてです。というのも、この間には脳でδ《デルタ》波が発生し、睡眠が最も深くなるからです。この時間帯には成長ホルモンの分泌が増大し、「体用のタンパク質」の合成が促されるため、体調や体力の回復につながっているのです。

大人の場合、この段階は睡眠時間全体の2割程度に過ぎませんが、子供ではその倍の4〜5割にも達します。成長期の子供にとって、深い睡眠に伴う成長ホルモンの分泌がいかに重要であるかを物語っていますが、残念なことに、年齢を重ねるにつれて第3〜第4段階の時間が減っていき、なんと高齢者では完全にゼロになってしまう人さえいるといわれています。これぞまさに、「寝てもすぐに目が覚めてしまう」という状況をつくり出している真犯人ではないかと思います。

第1段階では覚醒と睡眠の狭間であり、目が覚めやすい時間であるのに対し、第4段階では、起こそうとしてもなかなか起きない状態になります。周囲の喧騒をよそにぐっすり眠り続ける子供の姿をよく目にしますが、その子供の脳ではまさにδ波が発生し、成長ホルモンが盛んに分泌されているのでしょう。

成長ホルモンの分泌がピークになるのは、午後10時から午前2時までの間であることが知られていますし、δ波が発生するのも眠ってから最初の3時間だけです。つまり、加齢と共に減少し、場合によっては完全に消失してしまうという「δ波タイム」をできる限り確保し、いつまでも若々しくいるためには、午後10時には布団に入ることが大きなポイントとなります。そうすれば、自然と早起きにもなるはずです。

もっといえば、この「δ波タイム」さえしっかりキープしておけば、「7時間前後が理想」など、単に睡眠の長さだけに注目した議論自体、もはやナンセンスだといっても過言ではありません。かのナポレオンが、1日3時間しか睡眠をとらなかったというのは有名なエピソードですが、彼自身、「δ波タイム」の睡眠時間で十分なのだということを、経験的に知っていたのではないでしょうか。

「食べること」と「寝ること」は誰もが当たり前のように行っていますが、どちらもその〝コツ〟を知っているかいないかが、心身の健康状態を大きく左右するのだということです。そして、食事と睡眠に、「適度な運動」を加えた3つの車輪によって、私たちの健康が支えられてます。

早寝早起きを心がけ、体内時計の調節に役立つ神々しい朝日を浴びながらの早朝ウォーキングなどを習慣付ければ、全身の細胞が喜ぶこと請け合いです。これも、「細胞環境デザイン学」ならではのアプローチといえるでしょう。

音楽の持つポテンシャルは計り知れない

最後に、細胞から元気になる秘訣のひとつとして、私の大好きな「音楽」に注目してみたいと思います。皆さんにも、音楽の力を改めて見直して頂きたいのです。

ある日、私がお付き合いさせて頂いている神戸の高齢者施設から、「施設内でレコードコンサートが開催できるような最高のオーディオ環境をつくってほしい」という依頼がありました。入居者に上質なレコード音楽を聴いてもらい、心からリフレッシュして健康になってほしい……とのことで、私が大のレコード好きであることを見込んでの話でした。

レコード音楽とオーディオは、私の人生になくてはならない存在です。それだけに、設置するオーディオのラインナップを考えたり、そのオーディオで鳴らすレコードを選んだりするのも、自分のオーディオルームをつくるのと同じくらい、とても楽しい作業でした。

そして、第1回のレコードコンサートに招待されたときのことです。私を含め、会場に居合わせた全ての人が、非常に不思議な体験をしました。

会場からは庭がながめられるようになっていて、その向こうには少し大きな木陰があり、たくさんの鳥が羽を休めていました。すると、レコードコンサートでベートーベンのピアノ協奏曲第5番「皇帝」の第3楽章に入ってから、突然、その鳥たちがいっせいにさえずり始めたのです。

施設のスタッフも入居者の方も、こんなことは初めてだと驚いていました。私にはまるで、「こんな心地よい音は聴いたことがない!! 何が起こってるんだろう？ もっと聴かせてほしい！」とばかりに、鳥たちが感激して騒ぎ立てているように思えた出来事でした。

中世イタリアの守護聖人であったアッシジのフランチェスコは、自然と一体化した聖人としても知られています。例えば、小鳥と会話を交わすことができ、小鳥たちはフランチェスコの説教にも耳を傾けたという伝説さえ残されているほどです。その光景は宗教画に描かれたり、ピアノ曲の題材になったりもしているのですが、私は鳥のさえずりを耳にしながら、このエピソードを思い出さずにはいられませんでした。

紀貫之《きのつらゆき》は、『古今和歌集』の序文に、「大和歌《やまとうた》（和歌）は天と地を動かし、目に見えない鬼神をもしみじみとした思いにさせる」という内容を記しています。和歌は声に出して詠んでこそのものですから、現代の音楽、特にクラシックの名曲なども これと同じように、人間だけでなく、花鳥風月、森羅万象、すべての「心」を揺り動かすパワーを秘めているように思います。

ストレス社会を救うレコード音楽の癒し

現代はストレス社会といわれます。ストレスのせいで心の病を抱える人が増えていますし、あらゆる健康トラブルを引き起こす要因にもなっています。

第2章でも、ストレス対策に役立つ栄養面からのアプローチをご紹介しましたが、これはあくまでも「ストレスに負けない体づくり」のためのものであって、残念ながら、ストレスそのものを回避したり、少なくしたりするものではありません。だからこそ、ストレス社会を健康で生きていくためには、音楽による「癒し」が必要なのではないかと思うのです。

フランスのアルフレッド・トマティス博士は、音が脳に与える影響を研究しました。その結果、不快な雑音がストレスや緊張をもたらし、集中力や思考力を妨害する一方で、モーツァルトなどクラシック音楽の名曲は、聴覚を刺激することで、体の機能を高めるさまざまな効果をもたらすことが分かりました。トマティス博士は、脳への感覚刺激の9割近くが耳から到達するものであることも明らかにしています。耳から入ってくる情報、つまり「音」が、脳に対してどれだけ大きな影響を及ぼしているかがうかがい知れます。

埼玉医科大学の研究では、被験者にモーツァルトの音楽をレコードで聴かせたところ、免疫力や消化機能が高まったり、血圧や心拍数が安定したりしたという結果が報告されています。ストレスがかかって交感神経過多になっていたのが、音楽を聴くことで副交感神経とのバランスを取り戻し、トマティス博士の研究と同様、さまざまな健康効果が得られたのだと考えられます。

以前、江本勝氏の『水からの伝言』という本が話題になったことがありました。その中に、クラシック音楽の名曲を水に「聴かせて」から氷にすると、その氷の結晶が非常にきれいな形になることが紹介されていました。また、音楽をかけた環境で農作物を栽培したり、お酒を醸造したり、家畜を飼育したりすると、それぞれの味がよくなったり、作物の収穫量が増えたりしたという話も、最近ではよく見聞きするようになりました。

これらの話を、「科学的でない」「オカルトだ」とばっさり切り捨ててしまうのは、あまりにもったいないように思います。なぜなら、人間が聴いて「心地よい」と感じる音楽からは、細胞、あるいは物質にとってプラスに作用する「振動」が発せられている可能性があるからです。

事実、私たちは音や光に呼応し、それらと一致する周波数の脳波を発しているうちに、気分がよくなっていくことも知られています。このように、音や光に対して徐々に同調した脳波を発するようになるのを「周波数同調現象」といいます。

それは何も、私たちが「音」として認識しているものだけではありません。人間の耳では聞き取れないような周波数のさまざまな振動が、相乗的によい影響を及ぼしているのだと思います。

インターネット配信の音楽やCDの音楽は、音声情報がデジタル化されるプロセスで、こういったさまざまな振動がカットされ、情報量が少なくなっています。実際、耳で聴いてもどことなく平坦で薄っぺらい感じがします。

音楽を聴くなら、何といってもアナログレコードに尽きます。レコードの針からは、複雑かつ多様な振動が発せられ、何ともいえない心地よさをもたらしてくれるからです。

クラシック音楽に限らず、全身の細胞が「心地よい」と感じるお気に入りの音楽が、誰にもきっとあることでしょう。よい音楽を、よい振動と共に——。皆さんもぜひ、レコード音楽のある暮らしで「本物の癒し」を味わってみて下さい。

その先には、家族みんなが病気にならない、明るい未来が待ちかまえていることでしょう。

家族みんなで「自然に食べ、自然に生きる」

私は2011年から、「自然に食べ、自然に生きる」というタイトルでブログを始めました（http://kyorin-yobou.net）。講師を務めた講演会の様子や、食や医療に関するニュースへの思い、日常生活での印象的な出来事など、私がそのときに感じたままを綴っています。

おかげさまで、話題に困るようなことはありません。むしろ、どの話を書こうかと迷うことのほうが多いのですが、そんな思案の合間にもつくづく、自然に食べ、自然に生きることが本当に大切で、最も基本的なことであると痛感します。

同時に、このような生き方は、今の世の中ではとても難しいことなのかもしれないとも思っています。むしろ、間違った食事を続け、自然とは程遠い生活を送っている人が圧倒的に多い上に、そういった生活が日常化し、「不自然さ」に気づいていない人のほうが多いかもしれません。

私が尊敬してやまない、真弓小児科医院（武蔵野市吉祥寺）の真弓定夫先生は、薬を出さず、注射も打たない小児科医として全国的に有名です。先ほどご紹介したJMFA主催のセミナーでも、現代の食と医療に対する提言をテーマに特別講師を務めて頂くなど、多方面でお世話になっています。

1931年生まれの真弓先生は、戦前（1945年以前）に行われていた日本の生活への回帰を一貫して呼びかけられています。それは、衣食住のほかに、出産や子育て、子供の遊び、家事や家族のあり方、地域とのかかわりなどにいたるまで、実に幅広い意味での「昔の生活」を指します。

昔の生活——それは、下に示した「長寿村での生活」にも通じます。これは、世界の長寿地域に住む人々の生活習慣や生活環境の共通点をまとめ、今の日本と比較したものです。かつての日本では、全国どこでも大差なく、このような生活を送っていたはずです。また、このような生活こそが健康長寿の礎となってきたことは、さまざまな研究でも実証されてきました。

私たちは今一度、「昔の生活」の重要性に気づくべきです。

真弓先生との歓談の際、「医療を志す途中で今のような考え方に方向転換したわけではなくて、自分が幼少の頃から経験してきたことを、

長寿村と日本の生活の比較

長寿村		日本
水や空気の質がよい	→	水や空気が汚れている
気候が厳しい	→	どこでも冷暖房が完備
肉体労働が多い	→	座業が多くて運動不足
ストレス要因が少ない	→	ストレス要因に満ちている
食糧の量に限りがある	→	常に食べすぎ
食糧の種類に限りがある	→	どんな食べ物でも簡単に手に入る
野菜や豆類の摂取が多い	→	野菜や豆類の摂取が少ない
早寝早起きが習慣付いている	→	夜更かしの生活になりがち
高齢者が大事にされる	→	高齢者が粗末にされる

今は単にそのまま伝えているだけです。１９４５年を境に国全体が変わってしまったのであって、私自身は何も変わっていないんです」と語っていらっしゃったのが、とても印象に残っています。

自然に食べ、自然に生きることを、肩肘張らず、ごく当たり前のこととして続けられている真弓先生の姿に、私もかくありたいと思うばかりです。

同時に真弓先生は、メディアからまことしやかに流れてくる情報とは距離を置き、自分で考えて自分で行動することの重要性についても強く主張されています。これも全く同感で、自然に食べ、自然に生きていくための不可欠なポイントであるように思います。

２０１１年3月の東日本大震災を経験した今、人生いつ何時、何が起こるか分からないということを改めて認識したのは、きっと私だけではないでしょう。だからこそ、いつこの世を去ってもいいように、その一瞬一瞬を大切にしながら悔いなく人生を全うしたいものです。「いかに死ぬか」は「どう生きるか」。表裏一体です。

赤ん坊が生まれたときに発する泣き声は、「とうとうこの世に生まれてきてしまった」という、これから始まる人生への不安や恐怖を表しているといった人がいます。確かに、人生いいことばかり続くわけではありませんが、そうかといって悪いことばかりでもありません。むしろ、自然に則した生活を送っていれば、つらい出来事の中にも意味や価値を見出し、些細なことに喜びや幸せを感じられるようになるはずです。

ご家族の皆さん、そしてこの日本に住む私たち全員で、ぜひとも自然に食べ、自然に生きていきましょう！

著者プロフィール

山田　豊文 (やまだ・とよふみ)

杏林予防医学研究所所長。米国公益法人ライフサイエンスアカデミー理事長。
細胞の機能を、細胞自身が求める極限にまで高めるような栄養素（環境）を提供することにより、人は誰でも最高に健康に生きることができる。それこそが予防医学・治療医学のベースになるという独自の理論「細胞環境デザイン学」を確立。また、医師や歯科医師を中心とした日本ミネラルファスティング協会を主宰し、自身の理論を啓蒙すると共に、幼児教育、医療、美容、スポーツなど、さまざまな分野でもこの理論を展開し、各界の著名人から支持を得ている。
主な著書・監修書に『細胞から元気になる食事』（新潮社）、『食べない人は病気にならない』（幻冬舎）、『病気がイヤなら「油」を変えなさい！』（河出書房新社）、『脳がよみがえる断食力』（青春出版社）、『マンガ　読んだらヤセる本』（サンマーク出版）などがある。

・杏林予防医学研究所　http://www.kyorin-yobou.com/
・予防医学ニュース　http://kyorin-yobou.net

家族《かぞく》みんなが病気《びょうき》にならない食《た》べ方事典《かたじてん》

2013年2月15日　初版第1刷
2016年4月5日　第2刷

著　者――――山田豊文《やまだとよふみ》
発行者――――坂本桂一
発行所――――現代書林
〒162-0053 東京都新宿区原町3-61 桂ビル
TEL/代表 03(3205) 8384
振替 00140-7-42905
http://www.gendaishorin.co.jp/
デザイン・図版――――佐藤ゆかり
イラスト――――よしとみあさみ

印刷・製本　広研印刷㈱
乱丁・落丁本はお取り替えいたします。

定価はカバーに
表示してあります。

ISBN978-4-7745-1392-8 C0047